RETTE DEINE BRUST

(Keep Your Breasts)

Wie man dem Brustkrebs auf natürliche Art und Weise vorbeugt

VON

SUSAN MOSS

Vier Flamingos ● Rheine

Impressum
Deutsche Erstausgabe Juli 1999
Copyright © 1996 by Susan Moss
Titel der amerikanischen Orginalausgabe:
„Keep Your Breasts"
Copyright © 1999 der deutschsprachigen Ausgabe
by Vier Flamingos Verlag
Münsterstr. 86, D- 48431 Rheine

Umschlaggestaltung: Burkhard Sievers, Rheine
Layout und Satz: Axel Berendes, Burkhard Sievers
Übertragung aus dem Amerikanischen:
Ulla-Brigitte Albrecht, Ontario
ISBN: 3-928306-23-5

Umschlag, Vorderseite:	„Night Sky", Öl auf Leinwand, 7' x 6', 1991 - Susan Moss
Umschlag, Rückseite:	„Green Peace", (für Kimberly) Öl auf Leinwand, 6' x 5', 1993 - Susan Moss

RETTE
DEINE
VON
SUSAN MOSS-BRUST

Brustkrebs auf
natürliche Art
und Weise
vorbeugen

Vier Flamingos ● Rheine

Leserstimmen anläßlich der fünften Auflage

„Ich kann kaum erwarten, dies Buch zu lesen"
(Dean Ornish, Autor von Revolution in der Herztherapie)

„Wir möchten Sie wissen lassen, Sie haben zu unserem Wunder
beigetragen"
(Brett Butler und Frau Eveline, Krebsüberlebender und
Centerfielder der "L. A. Dodgers")

„Gratulation! Sie habe einen großen Beitrag für die Menschheit
 geleistet"
(John Burge, Krebsautor)

„Was für ein Geschenk für die Frauen"
(Meryl Streep, US - Schauspielerin)

„Ich halte dieses Buch für eines der besten Bücher (über Krebs),
das ich gelesen habe"
(Dr. James R. Privitera, ameriaknischer Krebsspezialist)

„Jede Frau, die irgendeine Form der Brustkrebsbehandlung erwägt,
sollte dieses wunderbare Buch gelesen haben"
(Deepak Chopra, Autor von „Path to Love")

„Wir planen, dieses Buch in unsere Bibliothek aufzunehmen, die von
unseren Wissenschaftlern und der gesamten Universität genutzt wird"
(Christine Wade, Forschungsleiterin am „College of Physicians
and Surgeons" der Columbia Universität, New York)

Sie schreiben sehr lebendig und Sie erzählen eine wichtige Geschichte. Danke dafür, daß Sie ihre Geschichte geschrieben haben und Dank dafür, daß Sie sie leben."
(John Robbins, Autor von „Reclaming Your Health")

„Es ist bemerkenswert, daß Ihr Buch bereits die fünfte Auflage erreicht hat. Ich wünsche Ihnen alles Gute und weiterhin viel Erfolg"
(Dr. David McFadden, leitender Chirurg der "University of California, Los Angeles, UCLA)

„Keep Your Breasts" ist ein wunderbares Buch darüber, wie man natürlich dem Brustkrebs vorbeugen kann. Auf der Grundlage ausführlicher Forschung beschreibt es die Ängste, die Susan überwinden mußte und wie sei es schaffte, ihr Leben und ihre Gesundheit in den Griff zu bekommen, anstatt sich zum Opfer ihrer Tumore zu machen.
Mit Humor und Einfühlungsvermögen geschrieben beschreibt dieses Buch auch die drohende Zerstörung, die mit etablierten und empfohlenen medizinischen Behandlungsverfahren einhergehen. Jede Frau sollte dieses Buch besitzen"
(Bertra Dordoni, N.D., Autorin von "I Have a Choice?!)

„Auch wenn dies übertrieben scheint, möchte ich Ihnen mit ganzem Herzen für Ihr Buch danken. Es muß viel Mut und Einsicht, aber auch Zeit und Geduld gekostet haben, diese wichtigen Informationen, die sich in Ihren persönlichen und beängstigenden Erfahrungen zeigen, anderen Frauen zugänglich gemacht zu haben.
Ich erhielt dieses Buch einige Wochen, nachdem ich mich selber meiner eigenen Furcht vor Brustkrebs und dem eigenen emotionalen Zusammenbruch stellen mußte, und es hat mir sehr geholfen"
(Francis R. Ferruci, Schriftstellerin, Los Angeles)

Inhaltsverzeichnis

VORWORT

von Dr James R Privitera

Trotz verfeinerter diagnostischer und therapeutischer Methoden nehmen Sterbefälle durch Brustkrebs und andere weitverbreitete Formen von Krebs weiterhin zu. Althergebrachte Maßnahmen wie operative Eingriffe, Bestrahlung und Chemotherapien kommen immer noch extensiv zur Anwendung. Viele Patienten werden mit der selben giftigen Chemotherapie behandelt, die schon vor dreißig Jahren verabreicht wurde.

Susan Moss stellt nicht nur das gesamte Spektrum diagnostischer Tests und Behandlungsformen ganz hervorragend dar, sondern auch die vielfältigen Ursachen und die so wichtige persönliche Sicht der Dinge. Sie hat die unheimliche Begabung, die Fakten von ihrem eigenen Status als „Krebspatientin" zu trennen!

Jede Frau, die einen Knoten in der Brust hat, und jeder, dem mitgeteilt wurde, daß er möglicherweise Krebs hat, sollte dieses Buch auf jeden Fall lesen; es unterscheidet sich von anderen insofern, als es die Ursachen von Krebs, Testverfahren, Pathophysiologie detailliert darstellt und voll aktueller Informationen ist.

Dieses Buch ist eines der besten, das ich je gelesen habe. Ich praktiziere ganzheitliche Medizin seit über zehn Jahren.

DANKSAGUNG

Vielen Dank, Dr. Furr, daß Sie eine Panik in mir ausgelöst haben, die mir half zu verstehen, daß ich mein eigenes Leben retten mußte! Danke für den Vorschlag, das Gesundheitsprogramm anderen zur Verfügung zu stellen.

Dr. David B. Clark führte mich in das Universum des Blutes ein und verbrachte viele Stunden mit der Darstellung seiner komplizierten Funktionen.

Der Literaturagent Winnifred Golden diente als wertvoller Wegweiser, ebenso wie der Dichter Michael Lenhart.

Die Herausgeberin Judith Regan, die ich aufgrund der Großzügigkeit des Schriftstellers Paul Ciotti kennenlernte, ermutigte mich fast ebenso sehr, wie sie Howard Stern ermutigte!

Chuen Ng brachte mir geduldigst Computerkenntnisse bei. Mein besonderer Dank gilt dem Personal der Biomedizinischen Bibliothek der UCLA, den Angestellten der Occidental College Library und des Computerzentrums.

Die Autorin Marion Philadelphia und der Drehbuchautor Arthur Sellers lasen das Manuskript und verbesserten es mit einer Vielzahl von wertvollen Vorschlägen.

Unerschöpfliche Ermutigung erfuhr ich durch die Autorin Nancy Brinker, den Ernährungsberater John Finnegan, Dr. Susan Love, Dr. Vicki Hufnagel, Meryl Streep, meine Nichte Bridget Moss, meinen weisen, „gesundheitsfanatischen" Vater und meine unterstützende Mutter, Amy Moss.

Dank an einen nicht verwandten „Verwandten", Ralph Moss, für seine Informationen über Krebs.

Dank an Pam Kelly für ihren Unterricht in freiem Sprechen, und für die Gelegenheiten, in ihrer Klasse am UCLA zu üben. Die zahlreichen Unterhaltungen mit Irene Lackey halfen mir dabei, meine Gedanken zu sortieren.

Dank an Ed Siegler für Freundschaft, Ermutigung, und Rechtsberatung. Und letztendlich, um den Vorhang fallen zu lassen, danke ich dem Schauspieler Steve Martin für seine unheimliche und unglaubliche Fähigkeit, mich dazu zu bringen, daß ich mich gesund lache!

EINLEITUNG

Vielleicht kann man den Ursprung von allem in meinen Genen begründet sehen: die Kunst, die Psychologie, der Brustkrebs. Niemand entkommt der Familie. Da war meine Großmutter, Malerin, Dichterin und Kunstsammlerin, die in einem Konzentrationslager umkam, bevor ich sie kennenlernen konnte. Sie wurde zu meiner geistigen Wegweiserin. Überbleibsel ihrer Cousinen der Familie Perls - Kunsthändler und ein Psychologe - lagen in diesen mikroskopisch kleinen Körperteilchen begraben. Auf der Seite meines Vaters gab es Tante Rosa, die Brustkrebs und eine daran anschließende Mastektomie durchlebt hatte, über die sie jahrelang nicht sprach - ein weiterer unheilvoller Fleck auf meiner genetischen Struktur.

Das Programm war tief in meinem biologischen Computer angelegt. Ohne viel über meine Verwandtschaft zu wissen, wählte ich im College Kunst und Psychologie als Hauptfächer. Gemeinsam mit Dr. James Nichols, meinem Professor in Psychologie, gründete ich eine Anlaufstelle für Suizidprävention in der kleinen Universitätsstadt, in der ich lebte. Er wollte, daß ich die Psychologie zu meinem Beruf mache. Wenn er auf dem Campus, wo ich zeichnete, an mir vorbeifuhr, schüttelte er den Kopf. „Vergiß' nie deine psychologische Ausbildung", ermahnte er mich dann.

Ich wurde Künstlerin. Die Psychologie wurde in den Hintergrund verbannt. Eines schönen Tages würde sich vielleicht eine dringende Verwendung dafür finden.

Dieser Tag ist gekommen. Ich tausche, zumindest zeitweilig, den Pinsel gegen einen Stift, um über Brustkrebs zu schreiben. Mein Ziel:

Ein Handbuch über die Prävention von Brustkrebs, das allen Frauen zugänglich ist.

Während ich damit beschäftigt war, mit Farbe und Zeichenstiften großflächige Leinwände und Papier zu bearbeiten und die Ergebnisse auf Ausstellungen im ganzen Land zu zeigen, hatte ich nie die Zeit, über die Krankheit nachzudenken. Tatsächlich brachte ich sie nie mit meiner Person in Verbindung. Krebs war etwas, das 'anderen Leuten' zustieß.

Als ich mich dem Alter näherte, in dem Brustkrebs gewöhnlich auftritt (47-53), dämmerte es mir schließlich, daß ich der Risikogruppe angehörte. Also begann ich, das Thema zu erforschen. Ich liebe Erfahrungsberichte. Ich las Jill Irelands und Gilda Radners autobiographische Erzählun-

11

gen über Krebs. Diese Frauen hatten alles: Talent, Schönheit, eine erfolgreiche Karriere und liebevolle Ehemänner. Sie schafften es sogar, fesselnde, eindringliche Bücher zu verfassen. Als sie erkrankten, konnten sie sich die beste medizinische Versorgung leisten: Die hervorragendsten Ärzte, die renommiertesten Kliniken, die allerneuesten Behandlungsmethoden. Und dennoch: Als ich diese Bücher las, war Gilda Radner schon dem Eierstockkrebs erlegen, und Jill Ireland war dabei, den Kampf gegen den Brustkrebs zu verlieren. Beide Frauen waren noch jung, in den besten Jahren. Was stimmte an diesem Bild nicht?

Nachdem ich diese Bücher gelesen hatte, schien mir Krebs geheimnisvoller denn je. Die moderne medizinische Forschung war offenbar nicht in der Lage, Licht in die Dunkelheit zu bringen; fest stand, daß die von der Wissenschaft gebotenen entstellenden und vergiftenden Behandlungsverfahren in weniger als der Hälfte der Fälle Erfolg zeigte. Der Zustand einiger Patienten verschlechterte sich - das Trauma der Behandlung verkürzte in Wirklichkeit ihr Leben. Meine Tante hatte ihre schwere Prüfung überlebt, wenngleich mit nur einer Brust. Bei manchen Patienten schien die Operation erfolgreich zu sein. Warum half die Behandlung den einen, nicht aber den anderen? Und gab es einen alternativen Weg?

Mein Vater hatte sich schon geraume Zeit mit ganzheitlicher Medizin befaßt. Er hat mich schon immer inspiriert und beeinflußt. Medikamente und ein operativer Eingriff waren bei der Behandlung des Asthmas und seiner Probleme mit den Nebenhöhlen ohne Erfolg geblieben. Er fand heraus, daß er gute Ergebnisse mit Vitaminen, Reform-hauskost und Meditation erzielte, mit deren Hilfe er seine Nerven beruhigt. Er sagt, daß er seine Entscheidung bereut, mich als Sechsjährige einer Mandeloperation ausgesetzt zu haben. Heute ist er davon überzeugt, daß hohe Dosen an Vitamin C das Problem meiner Kränklichkeit gelöst hätten. Das ist die einzige Operation, die ich jemals hatte. Das unbeschreibliche Leiden und die Qual, die ich während und nach dieser Operation wegen meiner wunden und schmerzenden Kehle durchmachte, haben mich davon abgebracht, einen Klinikaufenthalt als Lösung meiner gesundheitlichen Probleme zu betrachten.

Ich war auch nach der Mandelentfernung ein kränkliches Kind.

Ich hatte später in meinem Leben Gelegenheit, die Ansichten meines Vaters auf die Probe zu stellen. Nachdem ich 10 Jahre lang Acrylfarben

verwendet hatte, war ich so vergiftet, daß ich einen Knoten in den Lymphgefäßen meines Nackens bekam. Ich litt unter Kurzatmigkeit, Appetitlo-
sigkeit und extremer Müdigkeit. Mein Gewicht purzelte pfundweise. Ich
war für ein Jahr in ambulanter Behandlung an der University of California
in Los Angeles (UCLA). Gleichzeitig mit der medizinischen Behandlung -
eine Untersuchung mit dem axialen Computertomographen, die den Knoten aufzeigte, die Anweisung des Arztes, Farben aufzugeben, die Dämpfe
entließen, und seine Warnung, daß eine operative Entfernung des Knotens
unumgänglich sei, wenn er sich nicht auflöse - begann ich ein vereinfach-
tes Gesundheitsprogramm.

Mein Vater kaufte mir einen Entsafter. Jeden Abend entsaftete ich
Karotten. Ich joggte am Strand. Ich rieb den Knoten mit einer frisch aufgeschnittenen Zitrone ein. Nachdem ich die Visualisierung in einem Zei-
tungsartikel über die Arbeit von O.Carl Simonton entdeckt hatte, begann
ich, meine eigene Version dieses magischen Werkzeugs zu schaffen, und
wendete sie jeden Morgen an. Während ich Musik mit kraftvollem Rhythmus auflegte, stellte ich mir vor, wie kleine Männchen in weißen Kitteln in
meinem Hals hinabstiegen, bewaffnet mit einem langen Seil, das sie um
den Knoten wickelten. Danach zog ich in meiner Vorstellung im Rhythmus der Musik das Seil nach oben, durch den Hals und meinen Mund.
Zur großen Überraschung meines Arztes wurde ich den Knoten innerhalb
eines Jahres los. Ich machte die Entdeckung, daß sich Knoten im Körper
auflösen - vorausgesetzt, der Körper ist gesund und entgiftet, und der Geist
entschlossen und positiv eingestellt.

Ein gesunder Körper stößt Tumore ab - sogar Krebstumore. **Bei dieser Aufgabe ist es von äußerster Wichtigkeit, daß Körper und Geist zu-
sammenarbeiten.**

Jahre später konnte ich mit eigenen Augen die Brutalität der medizinischen Krebsbehandlung beobachten, als meine gute Freundin Kimberly
im Alter von 34 Jahren einen Knoten in ihrer Brust fand. Trotz frühzeitiger
Erkennung und sofortiger Behandlung - Mastektomie, Chemotherapie und
Bestrahlung - breitete der Krebs sich weiter aus. Die Behandlung war schlimmer als die Krankheit und zerstörte ihre Gesundheit und Schönheit. Sie
wurde nicht vom Krebs geheilt.

Als der Tag gekommen war, an dem meine Gene in Aktion traten
und ich mit meiner eigenen Krise konfrontiert wurde - zwei Tumore, einer

in meiner Brust, einer in meiner Gebärmutter, und die damit einhergehende chronische Krankheit - merkte ich, daß ich mir schon eine Meinung über Krebs und die momentanen Behandlungsmethoden gebildet hatte; eine recht feste Meinung noch dazu. Ich hatte die medizinische Behandlungsweise gesehen und darüber gelesen. Was auch immer Krebs war, das Geheimnis war vom medizinischen Establishment nicht gelüftet worden. Es mußte eine anderen Weg geben. Und falls es ihn gab, würde ich ihn finden. Immerhin hatte ich ja schon einige positive Erfahrung darin, mit einem Knoten in meinem Körper fertig zu werden.

Es gehört Mut dazu, gegen das System anzugehen. Es ist weit mehr als das bloße Eingehen eines Risikos, wenn man auf tollkühne Weise sein Leben aufs Spiel setzt und sich selbst zum menschlichen Versuchskaninchen macht. Aber Dr. Simonton, der die Inspiration hinter meinen Bemühungen war, schrieb, daß das Glaubenssystem der Patientin und derer, die sie umgeben, von äußerster Wichtigkeit sind.

Ich glaube, daß mein Körper sich selbst heilen könnte, wenn ich einen Brust- und Gebärmuttertumor mit eigener Willenskraft bezwingen und einem selbstgeschneiderten Gesundheitsprogramm gehorchen würde. Welchen Krankheitsprozeß ich auch immer durchlaufen würde - und ich durchlief einen sehr traumatischen -, ich würde meinem Körper die Erfahrung zugestehen. Ich wollte bei meinem Kampf ausschließlich natürliche Mittel verwenden, um mein Immunsystem zu kräftigen, anstatt mich auf die verstümmelnde und giftigen Methoden der medizinischen Intervention einzulassen, die oft den Patienten zerstörten. Mir war klar, daß ich sterben könnte. Indem ich die medizinische Behandlung ablehnte, opferte ich vielleicht mein Leben. Trotzdem fühlte ich mich stark genug, den vor mir liegenden Kampf aufzunehmen - wie auch immer er aussehen mochte. Ich glaubte, daß ich mich selbst heilen könnte, wenn ich nur vollstes Vertrauen in meinen Körper setzen und ihn nach Kräften unterstützen würde. Sowohl Dr. Wayne C. Furr, mein Arzt, als auch der Krebsspezialist Dr. James Privitera haben bestätigt, daß es sich bei der Symptomatologie der Krankheit, die ich durchmachte, tatsächlich um Krebs handelte.

Mein Gesundheitsprogramm mußte so umfassend wie möglich sein. Ich mußte mehrere Theorien in meinem Plan einbeziehen: Krebs hatte nicht nur eine psychologische Basis, sondern spiegelte auch Ernährungsgewohnheiten wieder; ebenfalls eine Rolle spielte, wie gesund und

„in Form" ich war. Krebs schien vor allem eine spirituelle Krankheit zu sein. Mein Immunsystem konnte nur so stark sein wie mein Glaubenssystem. Meine Verantwortung an der Entstehung der Krankheit mußte durchleuchtet werden, um den Gesundungsprozeß in die richtigen Bahnen zu lenken. Tatsächlich glaubte ich nicht daran, daß alles ausschließlich auf genetische Programmierung zurückzuführen war. Ich mußte der Realität meines Lebens entgegentreten und herausfinden, wie ich mich selbst anfällig für Krankheiten gemacht hatte. Ich mußte die Ursache finden. Um das zu erreichen, mußte ich mein tiefstes Inneres ausleuchten - gewissermaßen eine psychologische Reise antreten.

Fritz Perls, mein Cousin dritten Grades, war einer der Begründer der Gestalttheorie. Er glaubte, daß Neurosen und diverse Krankheiten ihren Ursprung in unterdrückten Gefühlen, z.B. Wut, haben. In seinen Augen hatten die Betroffenen den Kontakt zu sich selbst verloren. Seine Patienten wurden dazu ermutigt, im „Hier und Jetzt" zu leben, ihre Gefühle wahrzunehmen und darauf zu hören. Aber es mußte erst soweit kommen, daß ich zwei Tumore hatte und mein Arzt schrie, ich solle mich endlich einer Operation unterziehen, bis ich erkannte, daß seine Schriften auch für mich Gültigkeit hatten.

Nachdem ich mich sehr hartnäckig der medizinischen Behandlung verweigert hatte, gab mein Arzt mir einen Spielraum von zwei Monaten und staunte nicht schlecht, als sich beide Tumore in der zugestandenen Zeit „spontan zurückentwickelten". (Es dauerte weitere 7 Monate, um vollständig zu gesunden). Als er sich von seinem anfänglichen Schock erholt hatte, regte er an, mein Programm anderen Menschen mitzuteilen. „Drehen Sie ein Video," schlug er vor. „Ich werde es in meiner Praxis zeigen."

Aber zuerst mußte ein Buch für Frauen geschrieben werden. (Auch Männer können davon profitieren, obwohl sie wesentlich seltener an Brustkrebs erkranken). Ein Buch, das nicht nur von meinem, sondern auch dem Mut anderer angesichts einer chronischen Krankheit handelt. Ein Buch über Eigenverantwortlichkeit. Ein Buch, das dem Leser nahelegt, nicht nach einem äußerlichen Heilmittel zu suchen, sondern das Augenmerk auf das Innere zu richten, um zu gesunden; sich auf die komplexen Heilmechanismen des Körpers zu verlassen, ihnen zu vertrauen und sie zu unterstützen. Das Buch soll einen Überblick darüber geben, wie man dieses innerliche Gesundungssystem fördern kann, das so routiniert den Körper heilt. Wenn wir den Umgang damit lernen, können wir jede Krankheit heilen, sogar Krebs. Denn was sonst ist eine „spontane Remission" als der Erfolg der körpereigenen Heilkräfte?

Heute bin ich der Ansicht, daß man dem Brustkrebs vorbeugen kann. Ich glaube, daß man den Brustkrebs recht wirkungsvoll behandeln kann, indem man ausschließlich natürliche Mittel zur Anregung der Selbstheilungskräfte einsetzt.

Die Statistiken sind beängstigend. Eine Studie der Universität Toronto, Kanada, schätzt, daß in diesem Jahr weltweit 1 1/2 Millionen Frauen vom Brustkrebs betroffen sein werden; 30 - 50 Prozent dieser Frauen werden an der Krankheit sterben. Als ich zu schreiben begann, wurde im Schnitt eine von zehn Frauen in den U.S.A. vom Brustkrebs befallen. Auf halbem Wege war es dann eine von neun Frauen! Während ich, nur zwei Jahre später, dieses Projekt zu Ende bringe, wird von einem Verhältnis von eins zu acht berichtet. Bald werden **alle** Frauen verstärkt für diese potentiell tödliche Krankheit anfällig sein. Im vergangenen Jahr starben 46 000 amerikanische Frauen an Brustkrebs. Inzwischen konkurriert die Krankheit mit dem Lungenkrebs als häufigste Todesursache bei Frauen im Alter zwischen 35 - 50.

Doch die Angst kann jetzt durch einen Plan zur Selbsthilfe ersetzt werden. Ich bin der Ansicht, daß eine Umkehrung dieses negativen Trends erreicht werden könnte, wenn sich Frauen mein Programm zu Herzen nehmen würden - jede Frau kann es modifizieren und auf ihr persönliches Leben zuschneidern. Frauen, die mit den Informationen ausgestattet sind, die ich während meines Kampfes und eines Jahres in der Biomedizinischen Bibliothek der UCLA zur Bestätigung meiner Schlußfolgerungen gesammelt habe, könnten das Risiko, ein weiteres Todesopfer zu werden, drastisch verringern. Bei Frauen, die schon einmal erkrankt waren, könnte das Programm vielleicht ein Wiederauftreten verhindern.

Während meiner Nachforschungen stieß ich auf andere Frauen, die sich, mit oder ohne den Einsatz medizinischer Intervention, selbst geheilt hatten. Ihre Geschichten sind eine willkommene Bereicherung.

Alternative, ganzheitliche Medizin, früher in eine Ecke des Reformhauses verbannt, erlebt gerade einen Aufschwung. Das nationale Gesundheitsinstitut der USA hat vor einiger Zeit eine Abteilung für Alternative Medizin eingerichtet. Ich glaube, daß ganzheitliche Medizin die Medizin der Zukunft ist. Amputationen, die Vergiftung mit toxischen Medikamenten und das Verbrennen des Körpers mit Bestrahlung als Heilmittel für die Krankheit werden dann als archaische, mittelalterliche Kuriositäten der Vergangenheit angehören.

Es ist an der Zeit, uns mit Wissen zu bewaffnen. Dieses Buch handelt davon, wie man seine Brüste behält - und seine Gesundheit.

Kapitel 1
Keine Zeit für Tränen

Der Alptraum einer jeden Frau entfaltete sich im harten Licht der Wirklichkeit an einem Dezembertag im kleinen, sterilen Untersuchungsraum meines Gynäkologen. Nur eine Routineuntersuchung, dachte ich. Aber die Stimmung wurde bedrohlich, als er einen steinartigen Knoten in der linken Brust neben der Brustwarze fand und sehr erschrocken darauf reagierte. Er stieß einen bestürzten Laut aus - als habe er eine heiße Herdplatte angefaßt.

Auf seine Anordnung hin ertastete ich mit Zeige- und Mittelfinger der rechten Hand den Knoten. Ich spürte die steinharte, runde Masse, einer Murmel ähnlich, auf der nach innen gerichteten Seite meiner Brust neben der Brustwarze. Wurden meine schlimmsten Ängste Wirklichkeit? Hatte ich Krebs? Müßte ich mich einer Brustamputation unterziehen? Würde ich sterben?

Ich reagierte zuerst mit Verdrängung. Mir konnte etwas derartiges doch nicht passieren! Ich versicherte ihm, daß ich immer eine knotige Brust habe und dies nichts außergewöhnliches sei. Ich habe kleine, feste Brüste. Schon immer hatten sie sich knotig angefühlt, egal, ob ich oder ein Arzt sie abgetastet hatten.

Er war nicht überzeugt. Er erklärte, daß er viel Erfahrung im Ertasten von Brustknoten habe, und dies kein gewöhnlicher Knoten sei. Er wollte den Knoten auf der Stelle näher untersucht haben. Seine Besorgnis steigerte sich noch, als er einen weiteren Tumor im oberen linken Teil meiner Gebärmutter fand.

Ich handelte gegen meine Überzeugung, indem ich einer Mammographie zustimmte; in der Vergangenheit hatten mich ernsthafte Bedenken gegen diese Prozedur immer davon abgehalten. Davon abgesehen, daß Röntgenstrahlen schädlich sind - auch niedrige Dosen akkumulieren und haben dann einen nachteiligen Effekt - liegt die Trefferquote von Mammographien nur bei 85 Prozent. In 15 Prozent der Fälle sind sie nach Annemarie Zinniger, American College of Radiology nicht akkurat.[1]

---

[1] Mit dem Bluttest AMAS kann Krebs zu 95% festgestellt werden. In Amerika kann man unter der Tel. Nr.:001-800-922-8378 mehr Information dazu erhalten)

Meine Freundin Kimberly hatte 1989 eine Mammographie. Das Ergebnis war negativ, und dennoch zeigte eine anschließende Biopsie, daß sie Krebs hatte.

Aber ich folgte trotzdem dem Rat des Arztes, und eine Assistentin vereinbarte einen Termin für mich im hiesigen Krankenhaus.

Da meine linke Brust erkrankt war und meine Brüste klein sind, war die Mammographie eine qualvolle und schmerzhafte Tortur. Eine medizinisch - technische Assistentin quetschte, preßte und zwängte meine Brüste zwischen zwei Metallplatten. Ich schrie Zeter und Mordio vor Schmerz. Die Assistentin mußte die Prozedur wiederholen, da die Platten nicht klar genug waren - zur körperlichen Verletzung kam damit auch noch die Beleidigung. Obwohl es nicht zu ihrem Aufgabengebiet zählte, deutete sie an, daß etwas mit meiner linken Brust nicht in Ordnung sein könne, da die Schmerzen gewöhnlich nicht so unerträglich seien. Noch Monate nach dieser routinemäßigen Mammographie hatte ich starke Schmerzen in beiden Brüsten.

Der Mammographiebericht war negativ.

Dennoch erhielt ich innerhalb einer Woche einen Anruf von meinem normalerweise gelassenen und beherrschten Arzt. Mit dem Tonfall äußerster Dringlichkeit sagte er: „Ich möchte, daß Sie sich operieren lassen!"

Wieso ließ er die schmerzhafte Prozedur, die ich durchgemacht hatte, außer Betracht? Es schien, als ob er deren Resultate ignoriere.

„Nein!"

Ich hielt meinen ablehnenden Standpunkt auch während des restlichen Telefonats bei.

Nach mehreren Versuchen, mich umzustimmen, gab er auf. „Nun, dann kommen Sie in meine Praxis zu einer Gewebsentnahme."

„Nein!"

Ich hörte mich vermutlich an wie eine gesprungene Schallplatte. Mich stieß die Vorstellung ab, in die Brust zu schneiden, um deren Gesundheitszustand festzustellen.

Später erklärte mir der Krebsspezialist Dr. James Privitera die Theorie, nach der unser Körper die Krebszellen mit einer Proteinhülle umgibt und so ein harter Knoten entsteht; das Schneiden oder Einstiche in die Brust öffnen diese Kapsel mit der Folge, daß bösartige Zellen in den Blutstrom gelangen und sich verbreiten. Ich hatte nicht vor, es so weit kommen zu lassen. Ich würde schon einen Weg finden, einen Knoten loszuwerden, auch wenn er bösartig war. Immerhin wäre es nicht das erste Mal. Ich hatte Übung darin, meinen Körper mit Hilfe physischer Entgiftung und mentaler Vorstellungskraft zu heilen.

Als Künstlerin ist mir das Konzept der Visualisierung sehr vertraut. Wenn ich eine unbemalte Leinwand, ein weißes Blatt Papier betrachte, stelle ich mir als ersten Schritt immer Dinge vor, die nicht vorhanden sind. Dann lasse ich sie entstehen. Für diese Aufgabe benötige ich Glauben, eine gewisse Erwartungshaltung, und das Vertrauen, daß ich die Leistung vollbringen kann. Sich vorzustellen, wie der Knoten sich in Nichts auflöst, schien derselbe Prozeß zu sein - nur umgekehrt. Ich hatte 1979 mit dieser Methode experimentiert. Damals hatte es funktioniert. (In Kapitel 8 werde ich erklären, wie ich mit Hilfe der Visualisierung meinen Körper geheilt und ihn rein und tumorfrei gehalten habe).

Ich war zuversichtlich, daß ich jeden Tumor - auch einen Knoten in der Brust und ein Gebärmuttergeschwür - aus eigener Kraft beseitigen konnte. Wenn ich schon an Krebs erkrankt war, wollte ich doch nicht, daß die Diagnose wie ein Damoklesschwert über mir schwebte. Ich würde eben härter daran arbeiten müssen.

Als mein Arzt meine Entschlossenheit erkannte, gab er auf.

„Nun, so kommen Sie wenigstens in 2 Monaten in meine Praxis für eine weitere Brustuntersuchung."

„Okay," antwortete ich. „Das werde ich tun. Ich werde Ihre Assistentin anrufen und einen Termin vereinbaren."

Völlig aufgewühlt legte ich den Hörer auf. Was, um Himmels Willen, machte ich da? Riskierte ich mein Leben, indem ich mich gegen das medizinische Establishment auflehnte? In meinen Augen bewirkt eine Operation nicht die Heilung einer Krankheit. Meiner Ansicht nach dienen 90 Prozent aller Operationen hauptsächlich dem Zweck, die zur Aufrechterhaltung des aufwendigen Lebensstils eines Arztes nötigen Geldmittel einzubringen. Wenn man sich einen Pickel aus dem Gesicht entfernen läßt, heilt das nicht die Akne. Ein anderer Pickel wird an derselben oder einer benachbarten Stelle oder sonstwo auftauchen. Das Abschneiden der Beulen heilt niemanden von Windpocken. Beulen, Knoten und Tumore im Körper sind Symptome einer Krankheit und /oder Zeichen seiner Degeneration. Das Entfernen dieser Symptome führt nicht immer zum Erfolg. Die Ursache des Problems wird dabei nicht angegangen. Mein Problem war nicht alleine ein operabler Brust- und Gebärmuttertumor. Eine Operation würde nicht auf magische Weise meine Lebensumstände ändern. Welche Probleme ich auch in meinem Leben hatte - meine Ernährungsgewohnheiten, meine Umgebung, mein Gefühls- und Berufsleben - sie würden in demselben Maß auch nach der Operation existieren.

Und dennoch schlichen sich Zweifel ein. Wie von medizinischen Experten betont wird, ist die Früherkennung entscheidend - meine Tumore waren „früh erkannt" worden. War ich dabei, mein Leben zu verspielen?

Ich erinnerte mich an Betty Rollins Buch über Brustkrebs, das den Titel "First You Cry" trägt. Ich hatte jeden Grund, zusammenzubrechen und den Tränen freien Lauf zu lassen. In der Tat war mir danach, zu brüllen wie ein Baby. Ich war entsetzt! Aber ich konnte es mir nicht leisten zu weinen. Ich konnte keine Energie an Selbstmitleid verschwenden. Während meines gesamten Lebens als Künstlerin war ich ein unabhängiger, selbstsicherer Mensch gewesen. Ich trat einer Herausforderung immer mit all meiner Entschlossenheit und kreativer Energie entgegen. Ich konnte mir nie den Luxus erlauben, in Selbstmitleid zu versinken oder mir in der Opferrolle zu gefallen. Jetzt lag die Aufgabe der Selbstheilung deutlich vor mir, und ich mußte die Ärmel hochkrempeln und mich in die Arbeit stürzen.

Ich dachte an meine Freundin Kimberly. Sie hatte sich der Operation unterzogen. Ihre Krankheit war früh erkannt worden; drei Tage, nachdem sie den Knoten entdeckt hatte, hatte sie ihren Arzt aufgesucht und sich auf der Stelle operieren lassen. Ihre wunderschöne Brust wurde entfernt. Massive Dosen zytotoxischer Chemotherapie wurden ihr so lange verabreicht, bis von ihrem üppigen rötlich blonden Haarschopf nichts mehr übrig war. Sie wurde bestrahlt, bis sich ihre Haut durch die Verbrennungen beinahe schälte. Zwei gebrochene Rippen waren das Resultat exzessiver Bestrahlung. Im Alter von 34 Jahren begann sie ihr Leben als „Krebspatientin mit einem malignen Brusttumor", und jetzt, 3 Jahre und 300 000 Dollar an Arztrechnungen später, bekämpft sie die Krankheit, die Metastasen in den Lungen gebildet hat, immer noch.

Diese Behandlung war einfach nicht mein Ding. Ich mußte eine natürliche Alternative finden, eine, die weder verstümmelte noch schadete.

Ich hatte zugeschaut, wie Kimberly drangsaliert und zerstört, ihrer Schönheit und Weiblichkeit beraubt worden war, und zwar nicht von der Krankheit, sondern vom medizinischen Berufsstand und deren „Behandlungen". Ich empfand Wut gegenüber dem medizinischen Establishment. Sie gab meiner Entschlossenheit, mir diese Prozeduren zu ersparen, neue Nahrung. Warum fuhr man fort, sie weiterhin mit Chemotherapie und Bestrahlung zu behandeln, wo diese doch offensichtlich nicht bei ihr anschlugen?

Ich besuchte die örtliche Bücherei und Buchläden und brachte stapelweise Bücher nach Hause, die sich mit dem Thema der ganzheitlichen und natürlichen Krebsbehandlung beschäftigten. Irgendwo mußte ich die Wahrheit finden, mit deren Hilfe ich aus eigener Kraft gesunden konnte. Ich las Bücher von Rose Kushner, Carole Spearin McCauley, Alice Hopper Epstein, O. Carl Simonton, Michio Kushi, Eydie Mae Hunsberger, Bernie Siegel und Norman Cousins. Diese Bücher, die voller Informationen über Krebs und die verschiedenen ganzheitlichen Ansätze waren - angefangen von Rohkost bis hin zum Lachen als Stimulans des Immunsystems - dienten mir als elementare Referenzquellen.

Als ich anfing zu lesen, traf mich die schreckliche Wahrheit mit voller Kraft. Ich gehörte **tatsächlich** der Risikogruppe an! Zum Beispiel war in "The Boston Woman's Health Collective" das Alter nachzulesen, in dem die meisten Frauen von der Krankheit befallen wurden - 47 bis 53 Jahre. Als mein Arzt den Knoten fand, war ich 46 1/2 - fast genau im betreffenden Alter. Brustkrebs schien mit den Wechseljahren zusammenfallen. Mein Körper durchlief eine Veränderung, obwohl sich keine weiteren Symptome zeigten. Außerdem gehörte man der Risikogruppe an, wenn man jüdischer und/oder europäischer Herkunft war, weder Kinder noch einen Partner hatte, und Fälle von Brustkrebs in der Familie aufgetreten waren, und zwar bei der Mutter, bei Schwestern oder Tanten. Viele der betroffenen Frauen waren oft geröntgt worden, hatten die Antibabypille oder „die Pille danach" genommen, und waren in der Kindheit unglücklich gewesen. Ein weiterer psychologischer Faktor schien das Bild zu ergänzen: Es fiel diesen Frauen schwer, Wut auszudrücken, und obwohl sie nach außen hin fröhlich und beherrscht wirkten, waren sie innerlich aufgewühlt von Unruhe und Gefühlen. Auch ein hoher Cholesterinspiegel und Übergewicht schienen eine Rolle zu spielen.

Alle diese Faktoren trafen auf mich zu!

Ich blickte in den Spiegel und sah mich in einer gestreiften Gefängnis-uniform, auf der statt einer Nummer das Wort „Risikogruppe!" zu lesen war.

Meine Pubertät war normal verlaufen; meine Periode begann im Alter von 14 Jahren (ein erhöhtes Risiko besteht, wenn die Periode mit 12 Jahren oder früher eintritt). Tante Rose hatte die Krankheit erst im Alter von 80 Jahren bekommen und hatte 20 Jahre lang eine Östrogenersatz-therapie gemacht (Risikogruppe: Frauen, deren Verwandte ersten Grades vor den Wechseljahren an Brustkrebs erkrankt waren). Langjähriger Gebrauch von Östrogenen wird mit einem stark erhöhten Brustkrebsrisiko in Zusammenhang gebracht. (siehe Kapitel 2).

Aber dafür erhöhten andere Faktoren mein Risiko. Als Künstlerin arbeitete ich täglich mit karzinogenen Materialien; das hatte mir schon früher gesundheitliche Probleme bereitet. Als ich tagsüber Acrylfarben ver-sprüht und abends Smog eingeatmet hatte, war ich an einer Bronchitis erkrankt, die sich über 6 Monate hinschleppte. Seither habe ich schädliche Dämpfe vermieden, verwende aber weiterhin eine Vielzahl metall- und auch bleihaltiger Pigmente. Dazu kommt, daß ich täglich im smoggeplagten Zentrum von Los Angeles (Kalifornien) arbeite. Auch das hatte mir Probleme in der Vergangenheit bereitet, nämlich schwere Allergien.

Langsam formte sich ein Bild in meinem mit Büchern vollgestopften und sorgengeplagten Kopf; das Bild einer leicht übergewichtigen, kinder-losen, jüdischen Frau im mittleren Alter mit finanziellen Schwierigkeiten und Knoten und Geschwüren im Leib. Kein Wunder, daß ich Probleme hatte! Ich gehörte nicht nur der Risikogruppe an; ich steuerte direkt auf eine Katastrophe zu, wenn ich nicht einen Weg fand, mein Leben zu ändern.

Es war mir inzwischen klar, weshalb sich meine Gesundheit im letzten Jahr verschlechtert hatte. Ich hatte einige Rückschläge erlebt, die sich zu einem hohen Stresswert summierten, wenn ich sie in eine Stress - Skala eintrug.

Durch die Rezession war der Verkauf meiner Bilder stark zurückge-gangen. Trotz diverser Ausstellungen in New York, La Jolla and Los Angeles hatte ich nur eine kleine Arbeit verkauft. Diese Arbeit, Öl auf Papier, war in La Jolla von einem Besucher aus dem Osten gekauft worden, und mein Händler hatte mehr als den vereinbarten Teil des Preises zurückbehalten, um die Versandkosten zu decken. Ich führte eine tumultöse und emotional sehr wechselhafte Gelegenheitsbeziehung mit einem hochintelligenten und faszinierenden Mann. Da er emotional nicht stabil und unfähig war, eine feste Beziehung einzugehen, hielt er mich auf Armeslänge, indem er mir ständig seine anderen Freundinnen in Erinnerung brachte. Ich fühlte mich mißbraucht und deprimiert. Ich entsann mich, daß ich in der Zeit, als ich den Knoten im Nacken hatte, ebenfalls in einer Beziehung mit einem emotional gestörten Mann lebte, der Gefühle der Ausgeschlossenheit, Eifersucht und Unsicherheit auslöste.

Der Vertrag mit meinem Kunsthändler in Los Angeles war aufgelöst worden. Damit endete nicht nur eine langjährige, erfolgreiche Zusammenarbeit, sondern auch eine enge Freundschaft, und dieser Schlag war auch deshalb besonders hart, weil er meinen Lebensunterhalt betraf.

Ich mußte mein Leben in die Hand nehmen und es ändern. Zu viele negative Beziehungen, zu viel Streß, zu viele Probleme raubten mir meine Gesundheit. Ich würde meine Ärmel hochkrempeln, einen Gesundheitsplan für mich aufstellen und ihn rigoros befolgen. Negative Beziehungen mußten gelöst, der Streß beendet werden. Auf der Stelle mußte ich eine Entgiftungsdiät und ein rigoroses Sportprogramm beginnen. Mit frischem Mut ging ich meinen kämpferischen Plan an.

Aber die Zweifel schlichen sich weiterhin ein. Ging ich ein zu großes Risiko ein? Würde ich trotz Früherkennung einfach an einem „Ausbleiben medizinischer Intervention" sterben? War ich willensstark und eigensinnig, oder einfach nur dumm? Hatte ich gewaltigen Mut, oder beging ich einen riesigen, tragischen Fehler? Würde sich die Mißachtung der Anweisungen meines Arztes, mich einer Operation zu unterziehen, als fatal erweisen? Würde auf meinen Grabstein schlicht stehen: „Wir haben sie gewarnt"?

Nach einer langen, aufreibenden Debatte mit mir selbst beschloß ich, den natürlichen Weg einzuschlagen und meinem eigenen Gesundungsplan so energisch wie möglich zu folgen. Ich gab dem Plan zwei Monate Zeit, Erfolge zu zeigen.

Kapitel 2

Wodurch werden Knoten, Zysten und Tumore in der Brust verursacht? -

Der Sieg der Schwachen über die Geschwächten

Brüste sind das stolze Geburtsrecht jeder Frau. Ästhetisch wunderschön und von einer hypnotisierenden Form, sind sie das Glanzlicht der weiblichen Anatomie und werden gefeiert, seit Adams Blick zum ersten Mal auf Eva fiel.

Abbildung 1 zeigt die Skulptur eines sehr frühen Künstlers - eines Höhlenbewohners. Die Skulptur wurde in Österreich gefunden.

Diese winzige, nur etwas über 10 cm große Fruchtbarkeitsfigur betont die riesigen, frei hängenden Brüste seines Modells; vernachlässigt werden dafür das Gesicht, die unteren Extremitäten und die Füße. Durch die Ausschlußmethode können wir erkennen, was den Höhlenbewohner an seinem wirklichen oder imaginären Modell interessiert hat. Seit Jahrhunderten ist der Mann von Brüsten fasziniert, und sie halfen uns Frauen, den Mann unserer Wahl für uns einzunehmen und sein Interesse zu erhalten. Ein von Natur aus nomadischer Mann wird schon deshalb nach Hause zurückkehren, um sich an den Brüsten seiner Gefährtin zu erfreuen.

Neben ihrer natürlichen Aufgabe, nämlich dem Nähren und Stillen der Kleinen mit Muttermilch (dem besten Rezept, das jemals für Kinder erfunden wurde), hat die Brust mit ihrer ausgesuchten Schönheit uns auch dabei geholfen, in der Geschäftswelt Berufe als Schauspielerinnen, Tänzerinnen und Mannequins zu bekommen. Die Macht ihres visuellen Einflusses spiegelt sich in Gesetzen wieder, die ihre öffentliche Zurschaustellung untersagen, und schafft eine solche Nachfrage, daß Männer Schlange stehen und dafür bezahlen, um sie zu sehen.

Wir müssen die weibliche Brust nur mit der anderer Kreaturen aus der Tierwelt vergleichen, um zu erkennen, wie gut wir davongekommen sind. Denken Sie nur an das Melken einer Kuh, oder stellen Sie sich vor, wie die Zitzen einer Katze oder eines Hundes aussehen, wenn sie Junge säugen. Diese 'Milchbeutel' können schlichtweg nicht mit den beeindruk-

Abb. 1 Venus von Willendorf

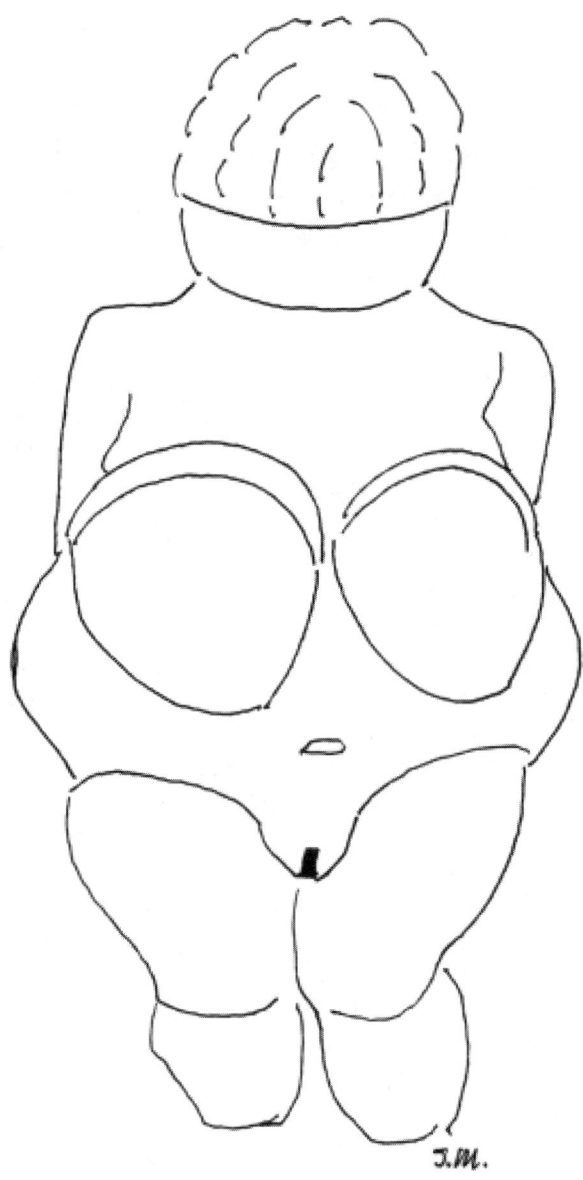

kenden Reizen des menschlichen Gegenstücks verglichen werden.

Da wir so viel Glück hatten, liegt es nur in unserem eigenen Interesse, sich mit ihrer Anatomie und ihren Funktionen während des monatlichen Zyklus vertraut zu machen; immerhin bereitet die Brust sich jeden Monat auf die mögliche Geburt eines Kindes vor. Wir sollten lernen, wie man eine gründliche Brustuntersuchung selbst durchführt, um zwischen den normalen Knoten und einem steinharten Knoten, der eventuell ein Hinweis auf Brustkrebs ist, unterscheiden zu können. Mit Hilfe von Wissen sollten wir lernen, auf unsere Brust achtzugeben, so daß wir sie ein ganzes Leben lang genießen können - eine lebenslange Garantie sozusagen, die wir alle als grundlegendes Menschenrecht haben sollten. Wenden wir uns deshalb der gesunden weiblichen Brust zu. (Abb.2). Die Brust ist eigentlich eine modifizierte Schweißdrüse. Ihr Ursprung bildet eine Furche im Fötus. In der Pubertät entwickelt sie sich dann durch hormonale Östrogensignale der Eierstöcke.

Die Verzweigung des Kanalsystems, durch das Milch zu den Brustwarzen transportiert wird, entsteht. Durch Stütz- und Fettgewebe kommt die plastische Gestalt zustande. Für die etwas dunklere Farbe der Warzenhöfe ist das Östrogen verantwortlich. Die Brust bildet sich nicht nur auf der Körpervorderseite aus, sondern legt sich um die Rippen herum, wo sie in einem Ausläufer unter dem Arm endet. Die Lymphknoten und -gefäße transportieren weiße Blutkörperchen, sogenannte Lymphozyten, welche die Brust von Verunreinigungen, Viren, Infektionen und Krebszellen befreien. Das Lymphsystem ist das Abfallsystem des Körpers. Die Lymphknoten der Achselhöhle sind für gewöhnlich zuerst von Brustkrebs betroffen, und dort werden die Zellen auch entweder „entschärft" oder aber verbreitet[1] Deshalb ist es bei der vereinfachten Selbstuntersuchung in drei Schritten, die ich in diesem Kapitel vorstelle, auch wichtig, nach Schwellungen oder Knoten unter dem Arm zu tasten.

Die Zellen sind traubenförmig in sogenannten Alveolen angeordnet. Diese münden in die Milchkanäle. Die tiefgreifende hormonale Stimulierung im Falle einer Schwangerschaft regt eine massenhafte Zellvermehrung an. Wiederum unter der Aufsicht von Östrogen vergrößern die Brüste sich

---

1: Cowles, Jane; Informed Consent, McCann and Georghehan 1976

29

Abb. 2: Normale, weibliche Brust

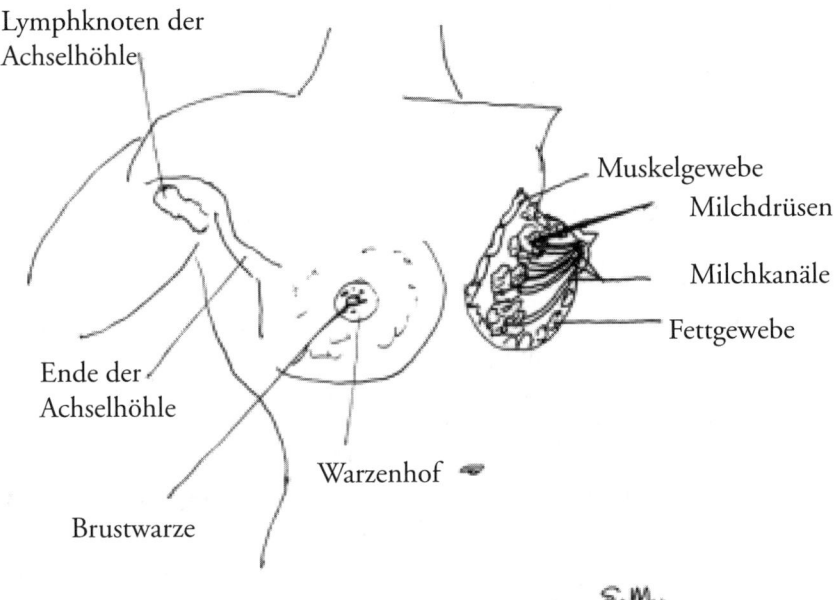

Lymphknoten der
Achselhöhle

Muskelgewebe
Milchdrüsen

Milchkanäle

Fettgewebe

Ende der
Achselhöhle

Warzenhof

Brustwarze

S.M.

gewaltig und die Farbe der Brustwarzen verdunkelt sich noch mehr. Nach dem Stillen eines Babys, ihrer eigentlichen Aufgabe, können sich die Brüste wieder verkleinern. Mit dem Älterwerden können sie ihr Volumen und ihre Geschmeidigkeit verlieren, oder sich aber vergrößern, wenn Brustdurch Fettgewebe ersetzt wird. Die fortschreitende Verkleinerung während der Wechseljahre ist zum Teil auf die reduzierte Östrogen- und Progesteronproduktion zurückzuführen. Dennoch unterscheidet sich eine Frau von der anderen und kann in sehr individueller Weise auf ihre Zyklen reagieren.

Die Brust wird von zwei übereinanderliegenden Muskeln, dem großen und kleinen Pektoralismuskel, gestützt; auch sie werden von den Lymphknoten gereinigt. Bei der um die Jahrhundertwende zur Behandlung von Brustkrebs erfundenen radikalen Halsted - Mastektomie werden auch diese Muskeln gemeinsam mit einigen Lymphgefäßen und der Brust entfernt. Die Ausschneidung dieser Muskeln, die vom Arm für eine Vielzahl verschiedener Bewegungsabläufe benötigt werden, verursachte nicht nur durch Bewegungseinschränkungen große Probleme, sondern auch durch die unvermeidliche konkave, eingesunkene Gestalt.

Die Brüste verändern sich ständig. Sie sind mehr als bloße Milchfabriken. Ihre Rolle in der Liebe und Ernährung ist von äußerster Wichtigkeit. Brüste sind emotionale und wunderschön geformte Körperteile. Wir brauchen unsere Brüste, da sie ein wesentlicher Bestandteil unserer Weiblichkeit sind. Wie können wir Probleme vermeiden? Wie können wir unsere Brüste jugendlich, elastisch und frei von Krankheit halten?

BRUSTKNOTEN

Wenn wir unsere Brust ein Leben lang behalten wollen, sollten wir sie regelmäßig nach Knoten untersuchen. Für gewöhnlich sind viele Brüste knotig, besonders direkt vor, während und nach der Menstruation. Findet man einen Knoten, ist das noch kein Grund zur Panik, da 8 von 10 Knoten gutartig und harmlos sind. Ein Knoten bedeutet nicht immer gleich Krebs. Dennoch sollten wir unsere normalen Knoten kennen, da wir dann beim Auftauchen eines "ungewöhnlichen" Knotens sofort den Arzt konsultieren können.

Auch wenn Sie einen Knoten finden sollten, können Sie ihn immer noch aus eigener Kraft loswerden. (Das ist das Thema dieses Buches, und darin unterscheidet es sich von anderen Büchern dieser Art). Eine Operation ist nicht unsere einzige Zufluchtsmöglichkeit.

Tatsache ist, daß der Körper über gewaltige Selbstheilungskräfte verfügt. Es gibt mindestens 10 verschiedene Arten weißer Blutkörperchen, die wir zur Vernichtung von Krebszellen anregen können.

Hier also ist eine einfache Brustuntersuchung in drei Schritten. Ich habe sie aus mehreren Untersuchungsmethoden zusammengestellt und eigene Ideen hinzugefügt. Führen Sie sie einmal wöchentlich durch, und öfter, falls Sie meinen, daß es ein Problem gibt. Sie können sie in Ihr Trainingsrogramm einbauen, in der Sauna oder unter der Dusche des Fitnessclubs durchführen, oder zu Hause vor dem Spiegel.

ERSTER SCHRITT: VISUELL Stellen Sie sich mit freiem Oberkörper vor den Spiegel. Betrachten Sie Ihre Brüste und nehmen Sie jede Veränderung wahr. Sieht eine Brust anders aus als die andere? Vielleicht sind Sie mit einer Schlupfwarze auf die Welt gekommen; sollte sie sich allerdings ganz plötzlich entwickeln, könnte das Krebs signalisieren. Auch eine rote, entzündete oder außergewöhnlich geschwollene Brust könnte ein Zeichen dafür sein, daß die Brust mit Krebs kämpft. Achten Sie auf Ausfluß aus der Brustwarze. Das kann normal sein; aber blutiger Ausfluß könnte auf Probleme hindeuten.

ZWEITER SCHRITT: PHYSISCH. Heben Sie einen Arm; mit Zeige- und Mittelfinger der anderen Hand tasten Sie die Brust kreisförmig ab. Vergrößern Sie die Kreise immer weiter, bis Sie Ihre ganze Brust abgetastet haben. Achten Sie auf außergewöhnliche Knoten. Tasten Sie auch die Achselhöhle ab, da Knoten in dieser Gegend ein Problem aufzeigen können. Sie können diese Untersuchung auch im Liegen durchführen.

DRITTER SCHRITT: MENTAL. Entspannen Sie sich. Tasten Sie im Geist das Innere der Brust ab. Spüren Sie ein Ziehen oder Runzeln, oder irgendwelche Schmerzen? Wandern Sie die gesamte Brust in der Vorstellung ab, um den „normalen" Zustand Ihrer Brust kennenzulernen. Verwenden Sie Ihr Gehirn als imaginäres Suchgerät. Fällt Ihnen etwas ungewöhnliches auf? Ist eine Brust heiß oder haben Sie scharfe, stechende Schmerzen? Spüren Sie ein Kneifen? Eine Starre oder ungewöhnliche Verhärtungen? Heben Sie leicht Ihren Arm aus dem Ellbogen heraus und prüfen Sie auf Versteifungen. Sie können sich einen weißen Laserstrahl vorstellen; diesen richten Sie auf Ihre Brust und reinigen sie mit Hilfe des Lichts. Bewegen Sie sich durch Ihre Brust wie bei einem imaginären Hausputz.

Damit ist die Brustuntersuchung beendet.

Diese Version der Brustuntersuchung unterscheidet sich von anderen, da ich sie um diesen sehr wichtigen dritten Schritt erweitert habe. Diese Suchtechnik mag ungewöhnlich scheinen, aber denken Sie nur einmal daran, wie Sie auf abnormale Geräusche Ihres Wagens achten. Ein winziges, seltsames Klicken, und schon bringen wir den Wagen in die Werkstatt. Im Gegensatz dazu fand ich oft nicht die Zeit, auf den eigenen Körper zu achten. In der Eile und dem Streß des modernen Lebens versucht unser Körper vielleicht, uns mitzuteilen, daß etwas nicht stimmt. Unser Körper ist möglicherweise am Zusammenbrechen, aber wir haben nicht die Zeit, ihn zu beachten. Wir ignorieren ihn.

DIE NATUR LÄßT UNS WISSEN, WENN ETWAS NICHT IN ORDNUNG IST. ABER WIR MÜSSEN UNS DIE ZEIT NEHMEN, AUF SIE ZU HÖREN.

Es gibt viele Arten an Knoten, auf die wir stoßen könnten. Die meisten davon sind gutartig. (Viele Frauen haben eine knotige Brust, oder haben zu bestimmten Zeiten des Monats Knoten). Eine Art der harmlosen Knoten ist das Fibroadenom; diese Knoten bestehen aus faserigem und Drüsengewebe und sind gummiartig, beweglich und schmerzlos. Zysten sind gefüllt mit einer wäßrigen Flüssigkeit und sind gutartig. Duktale Papillome wachsen in den Kanälen nahe der Brustwarze. Die Milchkanäle können auch mit Fett verstopfen und bilden so Knoten, oder sie verstopfen während des Stillens.

Ein bösartiger Knoten ist gewöhnlich hart, steinartig und sitzt fest an einer Stelle. Er kann in den Zellen entlang der Milchkanäle auftauchen oder in den Lappen, in denen die Milch produziert wird.

Ich habe mir selbst bewiesen, daß es möglich ist, einen Knoten ohne Zuflucht zur Operation loszuwerden. Wenn wir nur wissen wie, kann das Operieren vermieden werden.

Es ist wichtig, daß wir unseren Körper kennen. Dann werden wir die normalen Knoten einer „fibrozystische Brusterkrankung" nicht mit Krebstumoren verwechseln.

WAS VERURSACHT KNOTEN IN DER BRUST?

Man hat die Ursachen für Knoten und Geschwüre der Brust noch nicht vollständig ergründet. Aber wir haben sehr deutliche Hinweise. Lassen Sie uns also eine Liste der möglichen oder bewiesenen Feinde der Brust aufstellen.

1. Rauchen.
2. Alkohol- und Drogenmißbrauch.
3. Exzessive Fettmengen in der Nahrung.
4. Übergewicht (sogar die „normalen 5 Pfund").
5. Raffinierter Zucker und weißes Mehl, und die Produkte daraus.
6. Koffein (Schokolade, Kaffee, Coca-Cola).
7. Antibabypille.
8. Östrogenersatztherapie.
9. DES; in den USA als Medikament zur Vorbeugung von Fehlgeburten nicht zugelassen, aber als Mastbeschleuniger dem Futter von Hühnern und Kühen beigesetzt oder implantiert.
10. Chemikalien, Zusätze und Kunststoffe, die auf Früchte und Gemüse gesprüht werden (jawohl, Kunststoffe!)
11. Brustimplantate aus Silikongel.
12. Konservierungsmittel in der Nahrung, Nitrate.
13. Smog und karzinogene Stoffe in der Umwelt.
14. Strahlung.
15. Physikalische, chemische oder mechanische Verletzung oder Reizung.
16. Ernährung mit hohem Anteil an tierischem Eiweiß.
17. Ungewöhnlich starker Streß.
18. Emotionaler Verlust.
19. Lang anhaltende Gefühle der Hilf- und Hoffnungslosigkeit .
20. Unglückliche Kindheit, die zu Problemen im Erwachsenenalter führt.
21. Einige Viren.
22. Depression.

Obwohl Brustkrebs doppelt so häufig in Familien auftritt , in denen die Mutter, Großmütter, Schwestern oder Tanten daran erkrankt waren; weisen laut einer Vorlesung von Dr. Susan Love an der UCLA im September 1992 70-80% der Brustkrebspatienten keine Risikofaktoren auf. An anderer Stelle werde ich in diesem Kapitel detaillierter auf die Liste der möglichen Ursachenfaktoren eingehen. Aber lassen Sie uns zuerst untersuchen, was passiert, wenn der schlimmste Fall eintritt und sich der Brustkrebs entwickelt.

Wir stellen uns unter Krebs immer einen bösartigen, mächtigen Killer vor, der den gesunden Körper mit brutaler Kraft überwältigt. In Wirklichkeit ist die Krebszelle aber eine schwache, falsch geleitete, mißgestaltete und beschädigte Zelle; ihre Programmierung ist aus dem Tritt geraten. Ein gesunder Körper produziert alle 120 Tage Billionen neuer Zellen , um sich mit einem frischen Vorrat zu versorgen. Einige dieser Zellen sind vielleicht unreif oder haben ein bizarres Aussehen. Diese Zellen werden schnell von weißen Blutzellen, z.B. den durch den Körper zirkulierenden Makrophagen, geschnappt und unschädlich gemacht. Der Kapitän dieser Suchtruppe aus weißen Blutkörperchen ist unser Gehirn. Bewußt oder unterbewußt beeinflussen wir diese Patrouille tatsächlich mit unseren Einstellungen und Gefühlen.

Angenommen, wir haben ein Gift in Form eines Nahrungszusatzes gegessen und es resultiert eine Zellschädigung daraus. Die DNA im Zellkern wird geschädigt. Die mikroskopisch kleinen Partikel der DNA, die sogenannten Gene, tragen die genetische Information, die der Zelle mitteilt, was sie zu tun hat. Das Onkogen („onco" kommt aus dem griechischen und bedeutet „Tumor") ist unter Umständen so geschädigt, daß sich die Programmierung ändert, und zwar von „Wachsen" zur skrupellosen und unkontrollierten Vermehrung; die Folge ist eine Überhandnahme ohne Rücksicht darauf, welchen Raum andere Zellen oder Organe benötigen.

Diese anfangs kraftlose Zelle verwandelt sich dann in einen kleinen Hitler - ursprünglich ein schwacher, in der Kunstschule gescheiterter Mensch, der auszog, um durch schnelle Ausbreitung und Zerstörung die Macht über den Körper zu erlangen. In einem gesunden Körper werden regelmäßig Krebszellen produziert und ebenso regelmäßig wieder vernichtet, bevor sie eine Kolonie oder das Fundament eines Tumors bilden können. Wir bekommen Krebs nicht von anderen Menschen. Wir machen ihn selbst - und wir alle haben die Fähigkeit in uns, ihn zu zerstören. Implantationsstudien haben gezeigt, daß Krebszellen von einem gesunden Körper abgestoßen werden.

Aber angenommen, wir sind nicht auf der Höhe unserer Kraft. Vielleicht lief in unserem Leben nicht alles so, wie es sollte. Vielleicht spüren wir die Vergeblichkeit unseres Strebens nach Glück. Zu viele Dinge liefen verkehrt. Wir fühlen uns hilf- und hoffnungslos angesichts unserer Lage. In diesem Moment bewegen wir uns auf gefährlichem Grund. Zeitweilig kommt es uns möglicherweise so vor, als sei das Leben nicht lebenswert. Unbewußt blockieren wir so die Wachmannschaft aus weißen Blutkörperchen, die uns beschützt. Extremer Pessimismus verlangsamt die Aktivität des Immunsystems oder setzt sie gar außer Kraft. Auch durch krebsauslösende Chemikalien, Drogen, Alkohol oder Zigarettenrauch kann die Schutztruppe überwältigt werden. Wir müssen sie mit einer gehaltvollen Ernährung und einer positiven Einstellung pflegen. Tun wir das nicht, setzen wir uns einem Risiko aus.

Nehmen wir also an, daß unsere Schutzpatrouille aus dem einen oder anderen Grund nicht mit voller Kraft arbeitet. Eine bizarre Zelle unserer Milchdrüsenkanäle oder -lappen findet eine geschwächte Stelle, wo sie sich niederläßt. Diese Zelle packt die Gelegenheit sofort beim Schopf. Es ist eine grobe und asoziale Zelle, die nur auf den eigenen Vorteil bedacht ist. Gewöhnlich sind die von Natur aus rastlosen und nomadischen Zellen sehr höflich. Wenn sie aufeinandertreffen, treten sie beiseite. Diese Höflichkeit geht auf die Aktivität eines flötenartigen Membransensors zurück. Die Krebszelle jedoch hat eine gierige, egoistische und zerstörerische Neigung. Ihr Zellkern sieht grotesk aus und ist vergrößert und deformiert. Falls diese Zelle von einem geschwächten Immunsystem übersehen wird, setzt eine rasche Vermehrung ohne Rücksicht auf die Sphäre anderer Zellen ein. Kann man schließlich einen steinartigen Knoten in der Brust ertasten, so enthält dieser schon eine Milliarde Zellen. Die Zelle hat dann dreißig „Verdopplungen" hinter sich („Verdopplung" bedeutet, daß aus einer Zelle zwei werden, aus zwei vier, etc.). Der Krebs ist auf seinem zerstörerischen Weg. Nach 43 Verdopplungen könnte die Patientin tot sein.
(2)

Diese Tatsache veranschaulicht die Unbarmherzigkeit und das rasche Fortschreiten der Krankheit. Dennoch unterscheidet sich die Wachstumsgeschwindigkeit von Individuum zu Individuum. Man kann jahrelang mit einem langsam wachsenden Tumor leben, den das Immunsystem in Schach hält.

Aber das erklärt die Betonung der Früherkennung und die Aufregung der Ärzte, wenn sie einen Knoten finden. Sie haben allen Grund dazu, alarmiert zu sein.

2: Cowles, Jane; Informed Consent, McCann and Georghehan 1976

Diese eine Zelle, die unserem Spähtrupp durch die Lappen ging, vermehrt sich zu einem Tumor und beginnt mit dem Aufbau einer eigenen Blutversorgung. Danach legt sie „Filialen" an, indem sie Metastasen bildet - neue Versionen der verkrüppelten Zelle werden zum Nachbarn, der Lunge, gesendet, oder gelangen über den Blutkreislauf oder die Lymphgefäße zu entlegenen Körperteilen; so werden zum Beispiel in der Leber oder in den Knochen neue Kolonien angelegt. An diesen neuen Stellen setzen sie auf ähnliche Weise ihr überfallartiges und verheerendes Werk fort.

Eine Frau, die einen bösartigen, harten Brustknoten ignoriert, durchläuft möglicherweise die folgenden Stufen: Die Krebszellen strömen aus dem Knoten und befallen die Haut; sie verschmelzen zu einem zerstörerischen Leim. Die Brust schwillt an, wird steinhart und rot. (Ich machte diese Phase tatsächlich durch. Außerdem wurde mein linker Arm sehr steif und ließ sich schwer anheben; das war ein Zeichen, daß die Lymphknoten der Achselhöhle betroffen waren).

Setzt sich das Krebswachstum fort, wird die Haut zerstört. Nur eine schwärende Wunde bleibt übrig. Sie ist faulig, entzündet, und riecht verdorben. Die Wunde sondert Eiter ab und blutet manchmal. In diesem Stadium leidet die Patientin wahrhaftig. Ihre Brust verrottet. Es ist nicht auszuschließen, daß die Patientin in diesem Zersetzungsstadium in ein Koma fällt.[3]

Glücklicherweise konnte ich den Krankheitsverlauf umkehren, bevor es so weit kam, aber meine Brust fing an zu verfaulen. Es ist ein unglaublicher Gestank, ein Geruch, den ich nie vergessen werde.

Hat der Krebs erst einmal in anderen Körperteilen Metastasen gebildet, erschwert sich der Überlebenskampf. Der Krebs beginnt, andere lebenswichtige Organe zu befallen und zu zerstören. Die Patientin kann an Kachexie sterben. Brustkrebs ist eine grauenhafte Krankheit. Deshalb ist es im besten Interesse aller Frauen, diese "Verbotsliste" in ihr tägliches Leben zu integrieren.

1. Rauchen: Die letzte Studie der Weltgesundheitsorganisation führt jährlich 1,8 Millionen Sterbefälle in den industrialisierten Ländern auf das Zigarettenrauchen zurück. Das Rauchen zerstört die Selbstreinigungsmechanismen der Lungen, indem es die feinen Flimmerhärchen lähmt, die

---

3: Cowles, Jane; Informed Consent, McCann and Georghehan 1976

sie von Fremdkörpern befreien. Diese Lähmung ist die Hauptursache von Lungenkrebs. In den meisten Fällen kann Lungenkrebs nicht geheilt werden, obwohl der Tod manchmal durch Operationen, Bestrahlung und Chemotherapie bis zu einem Jahr hinausgeschoben werden kann.

Eine Studie an 70jährigen, erstmals an Brustkarzinomen erkrankten Frauen zeigte, daß das Zigarettenrauchen definitiv mit der fibrozystischen Brusterkrankung (gutartige Brustgeschwülste) in Zusammenhang steht (Bericht im "American Journal of Epidemiology", Jan.-Feb.1990). Ein weiterer Artikel in derselben Zeitschrift berichtete von vermehrten Belegen dafür, daß das Rauchen sich zweifellos auf Vorgänge und Krankheiten auswirkt, die mit Östrogen zu tun haben (Susan Y. Chu, Nancy E. Stroup et al.: "Cigarette Smoking and the Risk of Breast Cancer"). Rauchende Frauen kommen früher in die Wechseljahre und haben ein erhöhtes Risiko, an Osteoporose und skeletaler Atrophie zu erkranken. Eine Studie an amerikanischen Frauen im Alter zwischen 20 und 54 Jahren zeigte, daß diejenigen Frauen, die irgendwann in ihrem Leben Raucherinnen waren, eher Brustkrebs bekamen als Frauen, die nie geraucht hatten. Es gab nur geringe Unterschiede zwischen jetzigen und früheren Raucherinnen. Der Zusammenhang zwischen Rauchen und Brustkrebs schien stärker, je jünger die Frauen waren[4].

Bei älteren Frauen, welche die Menopause hinter sich hatten, wurden die antiöstrogenen Effekte des Rauchen durch andere krebsauslösende Wirkungen des Rauchens wieder ausgeglichen. Das Passivrauchen als möglicher Risikofaktor wird ebenfalls verstärkt untersucht. Zigaretten enthalten Teer, eine bekannterweise krebsauslösende Substanz.

Durch Zigarettenrauch verursachtes Kohlenmonoxid raubt den Zellen den so nötigen Sauerstoff. Eine Theorie über diese bizarren Zellen lautet, daß deren Mißbildung auf wiederholten Sauerstoffmangel zurückzuführen ist.

Des weiteren werden Zigaretten mit Formaldehyd konserviert, einem bekannten Gift. Die Brüste sind die Nachbarn der Lunge. Oftmals verbreitet sich Brustkrebs zuerst in den Lungen. Es scheint dann nur logisch, daß Schädigungen der Lunge sich auch bald auf die Brust ausweiten werden. Selbstverständlich kann Ihre Brust bei der Beerdigung noch heil

4. Weinstein, Bernard; Cancer Prevention: Recent Progesss and Future Opportunities, Cancer Research (supp) 51, 5080 – 5085, 15. Sept. 1991

sein, wenn Sie zuerst an Lungenkrebs sterben.

2. Alkohol- und Drogenmißbrauch: Alkohol wird einwandfrei mit einem tödlichen Hautkrebs, dem sogenannten Melanom, in Verbindung gebracht. Was den Brustkrebs und Alkohol betrifft, war der Zusammenhang laut einer im "American Journal of Epidemiology" veröffentlichten Studie am stärksten bei Frauen, die täglich ein Glas Bier tranken, und am schwächsten bei Frauen, die täglich ein Glas Wein tranken. In einer Untersuchung an 90.000 Krankenschwestern war ein exzessives Risiko häufig bei relativ geringem Verbrauch - drei bis neun alkoholische Drinks pro Woche - zu beobachten [5].

Drogen dämpfen die Immunabwehr, was zu Krankheit und möglicherweise Krebs führt. Wir benötigen permanent ein kraftvolles Immunsystem, um sowohl Viren als auch deformierten Zellen Widerstand zu leisten. Weshalb also ein Risiko eingehen?

3. Exzessive Fettmengen in der Nahrung: Das "Time" - Magazin berichtete am 14.Jan.1991, daß fettreiche Nahrung dem Wachstum von Brustdrüsentumoren bei Versuchstieren Vorschub leistet. Länder mit fettarmen Ernährungsgewohnheiten weisen die niedrigsten Brustkrebsraten auf (Japan hat ein Achtel der Brustkrebsrate der USA.) Die höchsten Brustkrebszahlen finden sich in Ländern, deren Einwohner sich fettreich ernähren: die USA, Großbritannien, und die Niederlande; dagegen haben Japan, Singapur und Rumänien die wenigsten Fälle von Brustkrebs - sie ernähren sich fettarm. Gewöhnen sich japanische Frauen amerikanische Eßgewohnheiten an, schnellt ihre Brustkrebsrate in die Höhe. Japanische und amerikanische Forscher sind vom Zusammenhang zwischen fettreicher Nahrung und erhöhtem Risiko überzeugt.

4. Übergewicht (sogar die „normalen 5 Pfund"): Ein Witwer, den ich traf, erzählte, daß er deprimiert sei, weil seine Frau kürzlich an Gebärmutterkrebs gestorben war. Als ich ihn fragte, ob sie übergewichtig war, sagte er: „Nur die üblichen 5 Pfund." Einmal lud er mich ein zu einem Abendessen im Kreis seiner Freunde ein, und bereitete eine extrem fettreiche Mahlzeit zu (zu Lebzeiten seiner Frau hatte immer er gekocht). Ein hoher Anteil an Körperfett wird sowohl mit Brust- als auch mit Gebärmutterkrebs in Verbindung gebracht. Eine Frau muß nicht überge-

---

5: Blot, Willam J, Alcohol and Cancer, Cancer Research (Suppl) 2119 – 2123, 1. April 1992

wichtig sein, um einen hohen Anteil an Körperfett zu haben. Erhöhtes Körpergewicht steht in Zusammenhang mit nach der Menopause auftretendem Brustkrebs und endometrialen Krebsarten (Bernhard Weinstein).

Vor kurzer Zeit wurde in einer Fernsehdokumentation über Brustkrebs berichtet, daß die meisten der an Brustkrebs oder gutartigen Brustzysten und Fibroadenomen erkrankten Patientinnen mehr oder weniger übergewichtig sind. Eine Frau im Endstadium der Krankheit wurde dabei gezeigt, wie sie sich enorme Schinkenscheiben zum Frühstück briet.

Versuchstiere mit Tumoren demonstrierten einen Rückgang der Geschwüre, wenn man sie auf einer Minimaldiät hielt. Das "American Journal of Epidemiology" berichtet, daß "...unter Kontrolle anderer Faktoren Fettleibigkeit eine signifikante Rolle bei Brustkrebs spielt."

5. Raffinierter Zucker, weißes Mehl, und deren Produkte: Diese Lebensmittel, denen jeder Nährwert entzogen wurde, können mit ihren leeren Kalorien zu Ernährungsmängeln führen. Vitaminmangel wurde mit verschiedenen Krebsarten in Verbindung gebracht, vor allem Vitamin A und Brustkrebs. [6] Eine vorläufige Untersuchung der Beta-Karotinspiegel im Blutserum von 39 an Brustkrebs erkrankten Frauen zeigte, daß deren Spiegel um 28 Prozent niedriger lagen als die der Kontrollgruppe. [7]

6. Koffein (Schokolade, Kaffee, Coca-Cola): Forscher des Occidental College haben herausgefunden, daß Koffein die Reparaturmechanismen der DNA schädigt.

Laut dem Ernährungsspezialisten John Finnegan schädigt es auch das Immunsystem. Ich telefonierte mit Mitarbeitern des Breast Center in Van Nuys, Kalifornien. Dort wurde mir mitgeteilt, daß es eine Substanz gibt, die als Verursacher von Brustzysten gilt: Koffein. Nancy Brinker schrieb in ihrem Buch "The Race is Run One Step at a Time", daß die fibrozystische Brusterkrankung manchmal durch das Weglassen von Koffein verhindert werden kann.

7. Antibabypillen: Hormontabletten verändern das delikate hormonelle Gleichgewicht des Organismus. In Untersuchungen wurden Hinweise darauf gefunden, daß sich die Brustkrebsrate bei jungen Frauen, welche die Antibabypille nehmen, vervierfacht. Zwei Studien aus Südkalifornien (Pike et al., 1981-1983) berichten von einem erhöhten Brustkrebsrisiko

---

6. Airola, Paava; Cancer – Causes, Preventions and Treatment, Sherwood, Oregon, 1972
7. Wald, N., Thompson, S.G. et al; Serum beta-carotene and subsequent risk of cancer, British Journal of Cancer, 1988, 57:428-33

bei jungen Frauen, wenn die Einnahme oraler Kontrazeptiva entweder vor der ersten neunmonatigen Schwangerschaft oder vor dem 23. Lebensjahr erfolgte.[8]. Einige dieser Tabletten enthalten Östrogen, und wir wissen, daß Östrogene das Wachstum von Brustdrüsentumoren bei Mäusen anregt. Andere Pillen wiederum enthalten Progesteron. Rose Kushner berichtet in "Alternatives": Laut einer Studie an 314 Frauen aus Los Angeles, die Progesteronpillen als Verhütungsmittel verwendeten, vervierfachte sich das Brustkrebsrisiko dieser Frauen, wenn sie diese oralen Kontrazeptiva 5 Jahre oder länger einnahmen. Laut Malcolm C. Pike, einem anerkannten Forscher auf diesem Gebiet, sind hormonell bedingte Krebsarten für mehr als 40 Prozent aller frisch diagnostizierten weiblichen Krebsfälle in den USA verantwortlich.

8. **Östrogenersatztherapie:** Die "Los Angeles Times" schrieb am 17. April 1991: "Das Hormon Östrogen, von Millionen Frauen genommen, um Symptome der Wechseljahre auszugleichen, verursacht möglicherweise knapp 5000 neue Brustkrebsfälle jährlich, berichten Wissenschaftler der Regierung". Der Artikel zitierte weiterhin das "Center for Disease Control" in Atlanta: "Aufgrund von Schätzungen, nach denen mindestens 3 Millionen amerikanische Frauen Östrogen einnehmen, sind möglicherweise jährlich 4.708 neue Brustkrebsfälle und 1.468 Todesopfer dieser Krankheit auf die Östrogeneinnahme zurückzuführen."

Normalerweise werden Tabletten, Premarin genannt, verschrieben, deren Wirkstoff aus dem Urin schwangerer Stuten gewonnen wird. Es scheint natürlicher, sich direkt unter das Pferd zu legen, um an das Premarin zu gelangen! Diese Pille ist besonders gefährlich, wenn man sie über einen längeren Zeitraum von mehr als 10 Jahren nimmt. Die Substanz soll der Verhinderung von Osteoporose dienen, aber diesen Effekt kann man auch erzielen, indem man mit Gewichten trainiert und Kalzium zu sich nimmt. Eine weitverbreitete Vorstellung ist, daß Östrogen hilft, Herzkrankheiten vorzubeugen. Das kann durch neue Erkenntnisse der Arterioskleroseforschung widerlegt werden; man fand bei Autopsien, daß Kalziumeinlagerungen, also Knochengewebe, die Arterien verstopften (untersucht wurden an dieser Krankheit verstorbene Patienten). Östrogene regen die Kalziumproduktion des Körpers an. Vielleicht gelangt es ja nicht nur in

---

8. Pike, M.C., Chilvers, C.; Oral Contraceptives and Breast Cancer: The current Controversy; The Journal of the Royal Society of Health, 1985, 5 - 10

41

die Knochen, sondern auch in die Arterien. Sollte dies der Fall sein, könnte die Östrogenersatztherapie Herzprobleme verursachen. (Dr. Linda Demer, "Journal of Clinical Investigation" April, 1993).

Die Einnahme von Östrogen schenkt uns nicht die ewige Jugend. (Ponce de Leon suchte wenigstens nach FRISCHEM Wasser!)

Meine Freundin Cheri vermied Symptome der Wechseljahre mit Hilfe chinesischer Kräuter wie Ginseng und Dong Quai, und Akupunktur. Andere natürliche östrogenhaltige Nahrungsmittel sind Gurken, Sarsaparilla, Sojaprodukte und Süßholzrinde. Es lohnt sich bestimmt, sie auszuprobieren.

9. DES: Dieses synthetische Hormon (Diaethystilbestrol) wurde 1938 erfunden und man wußte, daß es karzinogen war - bei Mäusen löste es Brustkrebs aus.

Nichtsdestotrotz wurde die Substanz vermarktet und richtete beträchtlichen Schaden an. Frauen, denen DES von ihrem Arzt zur Vorbeugung von Fehlgeburten verschrieben wurde, entwickelten häufig Brustkrebs; ihre Töchter bekamen vaginalen Krebs. Oftmals kamen sie mit deformierten Geschlechtsorganen zur Welt. Dieses synthetische Hormon wurde auch zur Vieh- und Hühnermast herangezogen und wird heute immer noch zu diesem Zweck verwendet. Deshalb ist der Fleisch- oder Geflügelverzehr für amerikanische Frauen heutzutage nicht ungefährlich. 21 Länder verbieten diese Chemikalie in Nahrungsmitteln, und 15 Nationen verweigern aus diesem Grund die Einfuhr von amerikanischem Fleisch (Paavo Airola, "Cancer the Total Approach").

Dieses Hormon beschleunigt bei Mädchen die sexuelle Reife - einer der Risikofaktoren für Brustkrebs.

Tamoxifen, ein Medikament, das bei Krebspatienten das Wiederauftreten der Krankheit verhindern soll und seit kurzem als experimentelle Substanz zur Krebsvorbeugung eingesetzt wird, ist ein synthetisches, aus DES gewonnenes Hormon. Nebenwirkungen dieses Medikaments sind möglicherweise endometrialer und Leberkrebs. Einige Studien belegen, daß auch die Sehfähigkeit in Mitleidenschaft gezogen wird.

10. Chemikalien, Zusätze und Kunststoffe, die auf Früchte, Gemüse und Getreide gesprüht werden: Die Food and Drug Administration (FDA), die Arzneimittelbehörde der USA, läßt 2800 Chemikalien zu, die auf Lebensmittel aufgebracht werden dürfen; weitere 10 000 werden bei

deren Verarbeitung eingesetzt. Viele davon sind extrem karzinogen.

Als ich an den Plastikmaterialien erkrankte, die ich im Studio verwendete, unterhielt ich mich mit einigen Chemikern über meinen Zustand, um herauszufinden, weshalb meine Gesundheit zusammengebrochen war. Einer davon zeigte mir ein hartes Acrylstück, ca. 1,3 cm mal 5 cm groß. Dann schluckte er es hinunter und erzählte mir: "Dieses Produkt ist absolut harmlos. Immerhin wird es auf Äpfel und Gurken aufgesprüht!" Anschließend erklärte er mir, daß man früher Äpfel und andere Früchte und Gemüse mit Bienenwachs eingerieben hatte, dies aber zu teuer geworden sei.

Es ist noch untertrieben, wenn ich sage, daß ich von meinem Besuch bei diesem Chemiker entsetzt war. Gehen Sie in jeden beliebigen Supermarkt in Ihrer Stadt - Sie werden sehen, wie Äpfel, Gurken und andere Früchte und Gemüse glänzen. Es ist äußerst wichtig, diese plastikbeschichtete Ware weder zu kaufen noch zu essen. Dieses Plastik ist gehärtet und läßt sich nicht abkratzen oder abwaschen. Sie könnten genauso gut die Plastiktüte mit verzehren, in die Sie die Früchte einpacken! Auch das Schälen reicht nicht aus - die Schalen sind halbdurchlässig und das Plastik gelangt so ins Innere. Kaufen und essen Sie nur mattes oder nicht glänzendes Obst und Gemüse, vorzugsweise aus organischem Anbau. Wie wir bei mit Polyurethan beschichteten Brustimplantaten gesehen haben, greift der Körper das Plastik an und zersetzt es in die Chemikalie Toluol, einem terpentinähnlichen Lösungsmittel, das bei Mäusen Leberkrebs verursacht.

11. Brustimplantate aus Silikongel: Die Horrorgeschichte der Silikon - Brustimplantate kommt erst jetzt so langsam ans Tageslicht und könnte mit jedem noch so makabren Thema konkurrieren, das Edgar Allan Poe sich ausgedacht hat. Brustkrebs und andere degenerative Krankheiten entstehen oft über lange Zeiträume hinweg - 20, 30 Jahre oder noch länger. Aus diesem Grund kommen die Probleme erst jetzt an die Oberfläche (Implantate wurden in den 60er Jahren eingeführt).

Silikongel ist ein Industriematerial, das gewöhnlich bei der Herstellung von elektronischen Platinen zum Einsatz kommt. Nach der Zugabe eines Katalysators wird es als Dichtungsmasse für Türen und Fenster und zum Verfugen von Keramikfliesen vermarktet. Künstler haben es als Bindemittel für Farben verwendet. Vor kurzem habe ich es gekauft, um es auszuprobieren; nachdem ich das Etikett gelesen hatte, fand ich es zu gefährlich für die Verwendung im Studio (enthält Ammoniak, und muß sofort behandelt werden, falls es in die Augen gelangt).

Ursprünglich ist Silikon ein Sand, der zermahlen und destilliert wird, um das Silikonerz zu erhalten. Danach wird es mit Methylchlorid zusammengebracht; die folgende Reaktion ist langwierig und erbringt schließlich die schwere, wasserähnliche Flüssigkeit.

Für Brustimplantate wird diese Flüssigkeit in eine Tasche aus dünnem, gehärtetem Silikon gefüllt. Diese Geltasche schuf prompt Probleme in der Brust und im Körper der Frauen, z.B. die Kontraktion der Kapsel, eine Verhärtung rund um das Implantat, die aus Narbengewebe besteht - entstanden durch die Abwehrreaktion des Körpers. Um einige dieser Probleme zu lösen, wurde eine Schicht Polyurethan (Plastik) auf die Geltaschen aufgebracht.

Häufig rissen diese Beutel oder sie „leckten", in der Folge wanderten Silikonpartikel durch den Körper, wo sie arthritische Gelenkschmerzen verursachten. Weitere Konsequenzen waren Sklerodermie, eine chronische Krankheit des Bindegewebes, und Störungen des Immunsystems, wobei der Körper sich selbst angreift (Autoimmunerkrankungen).

Die Schicht aus Polyurethan, eigentlich dazu gedacht, um das verhärtete Narbengewebe abzuweisen (das Schönheitschirurgen mit eigener Hand in ihrer Praxis aufbrachen, während die Patientin schrie und weinte), wird sofort vom Immunsystem attackiert und in weniger als einem Jahr abgebaut. Im Körperinneren wird das Plastik dann weiter in den Baustein 2-Toluoldiamin (TDA) zersetzt, ein Lösungsmittel, das bei Versuchstieren zu Leberkrebs führt.

Toluol ist ein Verdünnungsmittel, dem Terpentin sehr ähnlich, aber weit stärker; es zersetzt Plastik. Nie im Leben würde ich es im Studio verwenden!

Ich habe 10 Jahre lang mit Plastik gearbeitet und war ein Jahr lang todkrank; deshalb kann ich die Auswirkungen von Plastik im Körper aus erster Hand bezeugen. Und dabei habe ich diese Stoffe weder implantiert noch gegessen, sondern sie gelangten schlicht durch Einatmung und die Haut in meinen Organismus.

Plastik hat seinen Ursprung in Rhoplex, einem flüssigen, aus Petroleum gewonnenen Kunststoff, der im Jahr 1910 von dem deutschen Wissenschaftler Otto Rohm als Klebstoff für Zement erfunden wurde. Man beließ dieses Plastik in seinem flüssigen Zustand und machte es wasserlöslich, indem man das harte Acryl mit Ammoniak emulgierte. War es erst einmal trocken, ließ es sich jedoch nicht mehr in Wasser lösen - was das Entsorgungsdilemma des Körpers erklärt.

Wenn ich mit Rhoplex malte, trocknete es in höchstens einem Tag, aber dabei entließ es Ammoniakdämpfe und Formaldehyd, eine Konservierungschemikalie.

Meine Symptome ähnelten denen der Frauen, die kürzlich vom Sender KABC interviewt wurden; sie hatten Brustimplantate aus Silikongel, einige davon plastikbeschichtet.

Ich wurde zu einem „Universal - Allergiker" und konnte nicht einmal den Zigarettenrauch in einem Lokal ertragen. Kugelschreibertinte plagte mich manchmal so, daß ich nicht einmal einen Scheck ausstellen konnte. Nach der Aufgabe von Plastikmaterialien dauerte es ein volles Jahr, bis ich mich erholt hatte - und ich hatte nur eine geringe Menge Plastik in mir, verglichen mit der Masse, die benötigt wird, um einem Brustimplantat „Form" zu verleihen.

Die Frauen im Fernsehinterview beklagten sich über chronische Müdigkeit, Gelenkschmerzen, und Silikonklümpchen im ganzen Körper. Eine Frau hatte sich auf der Suche nach einem neuen, „verbesserten" Modell, das weder leckte noch zu Narben führte, fünf mal Brustimplantate einsetzen lassen. Eine Photographie ihrer Brust zeigte ein Auf und Ab von mehr oder weniger schlaffen „Formen" der Brust. Das Photo der Brust einer anderen Frau ließ eine tiefe, schwärende Wunde erkennen, wie man sie vielleicht in einem stetig fortschreitenden Fall von Brustkrebs finden würde. Interessanterweise war sie die Ruhige, scheinbar schüchtern und keineswegs ärgerlich über ihre Situation.

Eine andere Frau wiederum hatte sich nach einer subkutanen Brustkrebsoperation Implantate einsetzen lassen - sie waren gerissen. Daraufhin waren neue Implantate eingesetzt worden. Sie beklagte sich über extreme Müdigkeit und neuromuskuläre Autoimmunerkrankungen.

Zwei Millionen Frauen hatten sich mit Hilfe dieser riskanten Industriematerialien ihre Brust wiederaufbauen oder vergrößern lassen. Diese Materialien waren von ihren Erfindern nicht in deren kühnsten Träumen dazu entwickelt worden, in den menschlichen Körper eingebaut zu werden!

12. Konservierungsmittel in der Nahrung, Nitrate: Es ist wichtig,

Etiketten zu lesen. Eine Sorte Frühstücksflocken, auf deren Verpackung ein „Zurück zur Natur" - Motto prangte, enthielt Konservierungsstoffe. Kinder sind für diese Gifte besonders anfällig. Fettgewebe, wie z.B. in der Brust zu finden, sammeln und speichern Gifte. Diese Gifte haben den Zweck, Schimmel den Garaus zu machen - sie könnten auch Ihnen den Garaus machen. Nitrate finden sich in haltbar gemachten Fleisch- und Wurstwaren. Es wurde nachgewiesen, daß diese Chemikalie im Körper in Nitrosamine umgewandelt wird - extrem karzinogene Substanzen, die überall im Körper Krebs auslösen können.[9]

13. Smog und karzinogene Stoffe in der Umwelt: Nach einer neuen Studie der "Harvard School of Public Health" ist die Luftverschmutzung in amerikanischen Städten für 60 000 Todesfälle jährlich verantwortlich. Viele dieser Chemikalien sind krebsauslösend. Es ist höchste Zeit, daß wir unsere Luft und unser Wasser von Schadstoffen befreien.

14. Strahlung: Neue Untersuchungen zeigen, daß sogar niedrig dosierte Röntgenstrahlen über einen langen Zeitraum hinweg Krebs verursachen können. Darunter fallen auch die von Ärzten routinemäßig zu diagnostischen Zwecken angewendeten Röntgenstrahlen[10].

Mit 'Strahlung' sind atomare Partikel gemeint, die auf Hochgeschwindigkeit gebracht werden und jeden Körperteil zerstören, auf den sie gerichtet sind. Genetische Mutationen und Zellveränderungen können die Folge sein. Ein kumulativer Schaden kann im gesamten Körper angerichtet werden. Eine der Nebenwirkungen der Bestrahlung, wie sie bei der Brustkrebsbehandlung zur Anwendung kommt, ist das Auftreten von Krebs Jahre später - das Heilmittel von heute ist sozusagen die Krankheit morgen.

Eine weitere Nebenwirkung sind die schlimm verbrannten Lungen, die zum Tode führen.

Vor kurzem wurde eine kleine Phiole mit radioaktivem Cäsium, einer kraftvollen Quelle von Gammastrahlen, die bei der Krebsbehandlung und Konservierung von Lebensmitteln eingesetzt wird, irgendwo in Nordkalifornien verloren. Die Los Angeles Times vom 24. Februar 1993 warnte: Das Festhalten des Behälters würde innerhalb von 20-25 Minuten zu Hautverbrennungen führen, zu Haarausfall nach 3-4 Tagen, und der Tod

---

9: s. Airola, Paavo)

10. Dornfeld, J.Mm, Thompson, S.K.; Radiation induced changes in the breast, Diagnostic Cytopathology, 1992, 8(1), 79 – 80

würde nach 7-10 Tagen eintreten, bliebe man mit dem Behälter in Kontakt.

15. Physikalische, chemische oder mechanische Verletzung oder Reizung: Die Reizung der Haut über einen langen Zeitraum hinweg kann zu Krebs führen. Ich habe einen solchen Fall mit eigenen Augen gesehen. Sandy, der Familienhund, jagte oft Autos; dabei stieß er sich manchmal versehentlich eine Seite des Mauls an den Fahrzeugen an. Als er 11 Jahre alt war, bildete sich an genau dieser Stelle des Kiefers Krebs. Auch nach mehreren Operationen war er nicht geheilt; die Wucherung kehrte innerhalb kurzer Zeit zurück. Er konnte nicht mehr fressen, und letztendlich mußten wir ihn einschläfern lassen.

Im Verlauf meiner Nachforschungen lernte ich eine Krankenschwester kennen, die, während sie in aller Eile das Klingeln des Telefon beantworten wollte, ihre Brust an einer Tischkante stieß. An genau dieser Stelle entstand später Brustkrebs. Obwohl ihre Gefühlswelt in eben dieser Zeit äußerst turbulent war, war sie überzeugt davon, daß die Verletzung zum Krebs beitrug. Ihr Arzt glaubte jedoch nicht daran. Dies könnte ein Ursachen - Wirkungsverhältnis sein, das vom medizinischen Establishment häufig übersehen wird.

Ein weiteres Beispiel: Ein Zwillingspaar erregt bei Wissenschaftlern größte Beachtung, weil ein Zwilling an Brustkrebs erkrankte, der andere nicht. Die an Brustkrebs erkrankte Schwester ist jedoch mit einem Mann verheiratet, der sie körperlich mißhandelt und in die Brustgegend schlägt.

Man muß sehr darauf achten, daß die Brust vor irritierenden Textilienund jedweder Mißhandlung oder Verletzung geschützt wird.

16. Ernährung mit hohem Anteil an tierischem Eiweiß: Es ist eine Legende, daß wir viel Fleisch essen müssen. Es ist bekannt, daß Fleisch und Fett aus Milchprodukten das Risiko erhöhen, einen Tumor zu bekommen. [11]

17. Ungewöhnlich starker Streß: Menschen, denen es schwer fällt, mit dem alltäglichen Streß umzugehen, die sich sorgen und ängstigen und schwere Gefühlskonflikte haben, sind anfälliger für Krebs. Die Immunabwehr ist geschwächt, wenn der Körper unter chronischem Langzeitstreß steht; der Organismus ist dem unkontrollierten Wachstum mutierter Zellen ausgesetzt.

---

11. s. Airola, Paavo

47

18. Emotionaler Verlust: Ganz oben auf der Liste der Streßauslöser stehen der Tod des Ehepartners, Scheidung und Trennung. Ich konnte dieses Phänomen mit eigenen Augen beobachten. Einer meiner Nachbarn war ein robuster, 62jähriger Mann, guter Dinge, gesund, und seiner Frau sehr ergeben. Als sie starb, veränderte er sich radikal. Er war niedergeschlagen und verwirrt und schien vor meinen Augen dahinzuwelken; nach zwei Monaten starb dieser kerngesunde Mann an Herzversagen.

Auf ähnliche Weise sind Frauen nach dem Verlust ihrer Ehemänner an Brustkrebs erkrankt.

19. Lang anhaltende Gefühle der Hilf- und Hoffnungslosigkeit: Durch den Verlust der Hoffnung auf ein lohnenswertes Leben und den Mangel an Lebensfreude entstehen Depressionen. In einem deprimierten Zustand verringert sich die Immunabwehr und beginnt mit der Stillegung.

20. Unglückliche Kindheit, die zu Problemen im Erwachsenenalter führt: Laut O.Carl Simonton betrifft Krebs häufig die Menschen, die sich in der Kindheit von einem oder beiden Elternteilen abgewiesen fühlten. Werden wir durch einen aktuellen Tiefschlag „zurückgeworfen" in dieses ursprüngliche Gefühl der Ablehnung, können wir uns oftmals nicht mehr aufrappeln; als Folge davon ist es uns nicht mehr möglich, uns vor den bizarren, tumorbildenden Zellen zu schützen[12].

21. Einige Viren: Obwohl Krebs nicht ansteckend ist, wurde schon 1910 gezeigt, daß ein bestimmtes Virus, das Rous - Sarkom, bei Hühnern Krebs auslöst. Laut Dr. David B. Clark sind möglicherweise noch weitere Viren beteiligt.

22. Depression: Man weiß nicht mehr, weshalb man morgens aufstehen soll. Der Psychologe Dr. Lawrence LeShan ist der Ansicht, daß dieser Sinnverlust zur psychologischen Unterhöhlung des Organismus führt und den Boden für Krebs bereitet.

Während ich dieses Buch schreibe, werde ich von Frauen gefragt, warum es plötzlich zu einem solchen Anstieg an Krankheitsfällen kommt, wenn es Krebs doch schon immer gegeben hat? Als Antwort äußere ich meinen Verdacht, daß eine Ernährung mit hohem Fett- und tierischem Eiweißanteil ebenso dafür verantwortlich ist wie hormonelle Wundermedikamente und Schönheitsoperationen der Brust, von denen wir bei

---

12. Simonton, Carl O. und Simonton – Matthews, Staphanie, Creighton, James; Getting Well Again, Bantam Books, Toronto, 1978

ihrer Einführung in den 60er Jahren glaubten, daß sie das Leben einfacher und erotischer machen würden, die aber nach einer 20-30jährigen Latenzzeit Krankheiten auslösen können. Wir erkennen erst jetzt die tragischen Konsequenzen von Hormonpillen, die uns die Freiheit der Familienplanung geben und die Symptome der Menopause lindern sollten; von synthetischen Hormonen, die dem Vieh verfüttert werden, damit sich das Fleisch besser verkauft; von mit Chemikalien, Giften und Plastikstoffen gezüchteten und besprühten Früchten und Gemüsesorten; und des extremen Streß heutiger Frauen, die versuchen, alles zu erreichen (Mutterschaft, Vollzeitberuf, und Hausfrauen, alles zur gleichen Zeit).

Lassen Sie uns am Ende dieses Kapitels die positiven Seiten betrachten - welche Faktoren können uns helfen, unsere Brust frei von Krankheit zu halten:

1. Fettarme und vegetarische Ernährung.
2. Kontrolle des Gewichts - Streben nach und Halten des Idealgewichts.
3. Positive Einstellung. Glücklich sein. Spaß an der Arbeit finden.
4. Kinder nicht nur vor dem 30sten Lebensjahr bekommen, sondern sie auch stillen.
5. Das Pflegen religiöser oder spiritueller Gewohnheiten.
6. Einmal pro Monat einen Tag lang fasten oder sehr wenig essen.
7. Den Umgang mit Streß lernen, damit der Körper es nicht ausbaden muß.
8. Bei Problemen ist eine Gruppentherapie ratsam.
9. Gute Partnerschaft.
10. Gefühle ausdrücken (vor allem: Ärger und Groll nicht in sich hineinfressen).
11. Sich Röntgenstrahlen, Chemikalien und Smog möglichst selten aussetzen.
12. Regelmäßiger rigoroser Sport, möglichst eine Stunde täglich an 5-6 Tagen der Woche.
13. Regelmäßige Selbstuntersuchung der Brust, einmal jährlich eine Untersuchung durch einen Gynäkologen, und eine Mammographie bei verdächtigen Knoten.
14. Technische „Wunder" ablehnen, so lange sie nicht über einen Zeitraum von 20 Jahren getestet wurden(z.B. die Antibabypille,

die Östrogenersatztherapie und routinemäßige jährliche Mammographien).

15. Sich vor mechanischen oder körperlichen Verletzungen schützen.

16. Lernen, unseren Körper selbst zu heilen; dazu gehört, zu lernen, wie man Tumore auf natürliche Weise loswerden kann.

Zusammenfassend läßt sich sagen: WISSEN IST MACHT. Statt sich drüber Sorgen zu machen, daß der Brustkrebs einen aus heiterem Himmel befällt, können wir darauf vertrauen, daß es bestimmte Verursacher und deshalb auch vorbeugende Maßnahmen gibt, die wir in unseren Alltag aufnehmen können. Es gibt viele Dinge, die eine Frau tun kann, um gesund zu bleiben und nicht zu einer Krebsstatistik zu werden. Wir können unsere Chance, nicht an Brustkrebs zu erkranken, verbessern. Pasteur sagte einmal: „Der Zufall bevorzugt die Vorbereiteten." Wie können tagtäglich an der Krebsvorbeugung arbeiten.

SEIEN SIE DER LEBENDE BEWEIS DAFÜR!

Kapitel 3
Wer hat das Sagen?
Der Arzt als Partner - nicht als Autoritätsperson

Dr. Furr (ich ziehe ihn damit auf, welch passender Name das für einen Gynäkologen sei) ist ein hochgeschätzter, äußerst kompetenter Arzt, vor dem ich den größten Respekt habe. Dr. Furr ist sich jedoch darüber im klaren, daß er von mir als Patientin immer eine zweite Stellungnahme bekommt. Und diese zweite Ansicht ist meine Ansicht.

Da die meisten seiner Patientinnen ihn mit beinahe religiöser Ehrfurcht zu betrachten scheinen und alles, was er verschreibt - Rat, Tabletten, Geräte, eine Behandlung - ohne oder mit nur geringem Widerstand annehmen, neigt er dazu, mich ein wenig als Kuriosum zu betrachten. Aber über die Jahre hinweg habe ich mir seinen Respekt verdient.

Wenn ich mit ihm streite oder seine Vorschläge glattweg ablehne, schaut er mich an, als sei ich ein Besucher von einem fernen Planeten. Einige Male hat er sogar gelacht. Es war keine leichte Aufgabe, meinen Arzt - eine medizinische Autorität - zu meinem Partner zu machen, aber die Mühe hat sich gelohnt.

Ja, er ist mein Arzt. Ja, er besitzt großes Wissen und Weisheit; er hat eine gute Ausbildung, Erfahrung, Kompetenz und Erfolg. Aber da er meinen Körper behandelt, habe ich das letzte Wort.

Frauen, die sich als das traditionelle „zweite Geschlecht" sehen, haben häufig Probleme im alltäglichen Umgang mit Autoritätsfiguren. Männer halten in unserer Gesellschaft immer noch die Fäden in der Hand, obwohl Frauen auf dem Vormarsch sind. 11 Prozent unserer Ärzte und Gynäkologen sind heutzutage Frauen, und ich war bei einigen. Ausgebildet wurden aber auch sie von Männern. Obwohl Männer den weiblichen Körper studieren, behandeln und Wissen darüber erwerben können, so können sie ihn doch nie wirklich verstehen, eben weil sie Männer sind. Frauen werden in unserer Gesellschaft auf subtile Weise darauf konditioniert, unterwürfig zu sein und zu glauben, daß wir vielleicht nie so klug, mächtig und erfolgreich sein werden wie die Männer. Häufig sind wir dazu bereit, die passive Rolle bei einem Besuch der imponierenden Praxen unserer Ärzte zu übernehmen. In vielen Fällen beschließen Frauen, ihrem Arzt einfach zu „vertrauen" und geben ihm freie Hand, nach Gutdünken etwas zu verschreiben, unterziehen sich jeder beliebigen diagnostischen Prozedur, schlucken jedes beliebige Medikament, stimmen der operativen Entfernung von beliebigen Körperteilen und -organen zu und zahlen jede noch so unverschämte Summe im Glauben, diese Dinge kämen ihrer Gesundheit zugute.

Im Gegensatz dazu stellt sich heraus, daß wir eine Partnerschaft aufbauen, wie sie ursprünglich gedacht war, wenn wir bereit sind, Fragen zu stellen, herauszufordern, willens, eigene Nachforschungen zu unserem spezifischen Problem anzustellen, Eigenverantwortung für unsere Gesundheit zu übernehmen und sich gegen die männliche Autorität bzw. die Autorität und Macht des medizinischen Establishments aufzulehnen.

Dabei ist vielleicht meine eigene Erfahrung mit dem Aufbau einer solchen Arzt - Patientin - Beziehung von Nutzen.

Nach der Pensionierung meines vertrauenswürdigen und zuverlässigen Gynäkologen Dr. Caldwell fiel es mir sehr schwer, einen Stellvertreter zu finden. Wie kann man jemals einen Ersatz für eine langjährige Beziehung finden, in der man das Gefühl hatte, der Arzt sorge sich wirklich um die Gesundheit der Patientin? Außerdem behandelte Dr. Caldwell auch meine anderen gesundheitlichen Beschwerden und agierte als mein Hausarzt.

Nachdem ich vergeblich die HMOs ("Health Maintenance Organizations, Anm. der Übersetzerin), Kliniken und andere Ärzte abgeklappert hatte und völlig frustriert war, traf ich auf Empfehlung einer Freundin Dr. Furr.

Auf der Stelle war ich von seiner Geschicklichkeit und Intelligenz beeindruckt. Bei meinem ersten Besuch machte er einen Abstrich, wobei er dieses schreckliche metallene Spekulum verwendete, ohne mir irgendwelche Schmerzen zu bereiten. Das war eine völlig neue Erfahrung, die mich von Dr. Furr überzeugte; ich war glücklich, endlich einen neuen Arzt gefunden zu haben.

Im Laufe der Jahre stellte sich allerdings heraus, daß ich hart daran arbeiten mußte, unsere Beziehung zu ändern. Dr. Caldwell war älter und irgendwie offener für Meinungen und Diskussionen gewesen; ständig hatte er nach meiner Ansicht gefragt. Dr. Furr, vielleicht, weil er jünger war, verschrieb andererseits eher etwas, das er für richtig hielt, folgte den Regeln, und setzte das Einverständnis der Patientin schlicht voraus. Es schien mir, daß Dr. Furr ziemlich daran gewöhnt war, Kontrolle über seine Patientinnen zu haben. Deswegen kam es bei manchen meiner Besuche ein wenig zu stillen Machtkämpfen.

Als er zum Beispiel aus dem Regelbuch zitierte, daß ich mich aufgrund meiner 45 Jahre jährlich einer Mammographie unterziehen sollte, sträubte ich mich. Ich erklärte ihm, daß ich ihm Lauf meines Lebens zu oft wegen unterschiedlicher Krankheiten und Verletzungen geröntgt worden war und ich deswegen diese Prozedur aufschieben wolle, so lange alles in Ordnung war.

Eine neue und noch unveröffentlichte Studie des National Cancer Institute of Canada erhärtet meinen instinktiven Standpunkt, daß regelmäßige Mammographien möglicherweise extrem schädlich sind. Diese Studie untersuchte 50 000 Frauen im Alter zwischen 40 und 49 Jahren über einen Zeitraum von 8 Jahren hinweg (1980-88). In der Hälfte der Fälle wurde die Brust der Frauen in anderthalbjährlichen Abständen zu diagnostischen Zwecken geröntgt. Die andere Hälfte der Frauen wurde nur körperlich untersucht. Erstaunlicherweise war die Sterberate aufgrund Brustkrebs in der Mammographiegruppe signifikant höher, nämlich um 52 Prozent!

Ich konnte sehen, daß er mit meiner Entscheidung nicht glücklich war, ebensowenig wie mit der Tatsache, daß ich mich beim Treffen von Entscheidungen durchsetzte; aber da er kein Mann vieler Worte war, brummte er nur und ließ mich gehen.

Das nächste Tauziehen folgte bei einem anderen Besuch, als er meinte, eine neuere Methode der Empfängnisverhütung sei besser und wirksamer als meine alte. Ich nahm seine Empfehlung an, hatte aber ziemlich ernsthafte Schwierigkeiten damit. Er stellte mir ein Rezept für das alte Modell aus und schickte es ohne weitere Diskussion in die Apotheke. Aber die größte Herausforderung stellte sich, als er bei meinem jährlichen Kontrollbesuch im Dezember 1990 einen harten, steinartigen Knoten in meiner linken Brust fand. Er wurde sehr nervös und aufgeregt, und ich merkte, daß dieser Knoten großen Ärger bedeutete. Nachdem ich mich oft gesträubt hatte, Dr. Furrs Rat anzunehmen, sah ich jetzt ein, daß es an der Zeit war, ihm zu folgen.

Aber ich wußte, daß mir jetzt die große Herausforderung bevorstand, unsere Beziehung zu ändern; ich würde ihm klarmachen müssen, daß ich ihn zwar immer noch als Arzt brauchte, mich jedoch, auch wenn ich Krebs haben sollte, auf keinen Fall den „orthodoxen" Behandlungsmethoden unterziehen würde. *Ich möchte aber betonen, daß ich ohne die Entdeckung der Tumore durch Dr. Furr möglicherweise gestorben wäre, blind gegenüber meiner chronischen Erkrankung.* Krebs wird auch der „schleichende Tod" genannt, da oftmals keine Symptome zu Tage treten, bis die Krankheit schon zwei Drittel ihres zerstörerischen Werkes angerichtet hat. In vielen Fällen werden jahrelang weder Schmerzen noch das Kranksein gespürt. Ich habe nichts gespürt.

Als Dr. Furr den Knoten fand, stellte er mir keinerlei Fragen über mein Leben. Stand ich z.B. unter Streß? Machte ich mir Sorgen oder war deprimiert? Wie ernährte ich mich? Wie war es um mein Gefühlsleben bestellt? Schlief ich gut? Diese Fragen wurden nicht gestellt.

Der Mammographie folgten sein nächster Befehl und die Telefonkampagne: „Ich möchte, daß Sie sich operieren lassen!"

Nach zahlreichen „Nein!" von meiner Seite hatte er schließlich ein Einsehen. Ich stimmte zu, für eine weitere Brustuntersuchung nach zwei Monaten wieder in seine Praxis zu kommen. Dann setzte ich mich hin und schrieb einen Brief an ihn.

Enormer Mut und Kraft sind nötig, um sich gegen das medizinische Establishment aufzulehnen oder gar dessen Autorität in Frage zu ziehen. Aber das ist eine Aufgabe, der wir Frauen uns stellen müssen. Es ist einfach, sich in einer Arztpraxis eingeschüchtert und machtlos zu fühlen. Es ist einfach, die passive Rolle einzunehmen und zu tun, was der Arzt sagt.

Aber wir bezahlen einen hohen Preis für diese frag- und kritiklose Einstellung. Indem wir die Anweisungen einer Autoritätsfigur in vollem Vertrauen befolgen, werden wir anfällig für Mißbrauch.

Obwohl mein Übergang von traditioneller zu alternativer Medizin in Stufen stattfand, habe ich heute starke Vorbehalte gegenüber der mechanischen Art und Weise westlicher Medizin, wo der Patient im Grunde wie ein Roboter behandelt wird, dessen Krankheiten und Probleme mit Maschinen aus dem Weltraumzeitalter - Röntgenstrahlen, Computertomogramme und Magnet – Resonanzuntersuchungen - diagnostiziert werden, die einem das Gefühl geben, sich auf einer Reise zum Mars zu befinden; daraufhin wird der Körperteil, der nicht einwandfrei funktioniert, entweder mit Tabletten „reguliert", oder operativ entfernt. Ich lehne die Fließbandmethoden der Patientenbehandlung ab, wo, wie bei einem Auto, ein Teil entfernt, ersetzt oder repariert wird. Ich lehne die außer Kontrolle geratenen Kosten solcher Behandlungen ab, die sich mit jeder Minute zu erhöhen scheinen, ebenso wie das Konzept, nachdem Ärzte in der Lage sind, immer mehr Geld zu verdienen, ohne daß sie den Patienten immer heilen oder seine Lebensspanne verlängern.

Iatrogene bzw. durch den Arzt verursachte Krankheiten, für gewöhnlich die Domäne eines auf Kunstfehler von Ärzten spezialisierten Anwaltes, untersucht Siegfried J. Kra, M.D., in seinem Buch „*Examine Your Doctor - A Patient's Guide to Avoiding Medical Mishaps*". Der Antrieb zum Schreiben eines solchen Buches kam durch den Kollaps seines Vaters - er brach auf der Straße zusammen, wurde falsch diagnostiziert und starb 6 Stunden später unter der Aufsicht der Chirurgen, die ihn auf die verkehrte Ursache behandelten.

Er weist darauf hin, daß, von Klagen gegen Krankenhäuser einmal abgesehen, bei Kunstfehlerprozessen vor allem bei Verfahren gezahlt wird, die eine medikamentöse Behandlung betreffen (zwischen 1975-78). Wenn ein Arzt ein Medikament verschreibt, finde ich es ganz besonders wichtig, daß man nicht nur alles darüber in Erfahrung bringt, sondern auch genau prüft, welches die möglichen Nebenwirkungen sind. Ich würde sogar einen Schritt weitergehen und herausfinden, ob das Mittel tatsächlich nötig ist, oder ob naturbelassene Nahrungsmittel oder Kräuter nicht ebenso gut oder besser wirken würden.

Als Beispiel dafür habe ich nach stundenlangen Nachforschungen in der biomedizinischen Bibliothek der UCLA genug Beweise gegen das Östrogen zusammengetragen, um es als Mitverursacher von Brustkrebs verdammen zu können:

1. Frauen, denen die Eierstöcke - die Östrogen produzieren - vor dem 35. Lebensjahr entfernt wurden, sind praktisch frei von Brustkrebs.

2. Östrogen ähnelt in seiner Zusammensetzung einer krebsauslösenden Substanz.

3. Es hat sich herausgestellt, daß fettleibige Frauen einen höheren Östrogenspiegel haben und häufiger Brustkrebs bekommen.

4. Britischen Studien zufolge weisen junge Frauen, die östrogen-haltige Kontrazeptiva eingenommen haben, eine um das Vierfache erhöhte Brustkrebsrate auf.

5. Die Östrogenersatztherapie ist möglicherweise für 5000 neue Todesfälle jährlich verantwortlich und erhöht das Risiko einer Frau um mindestens 30 Prozent.

6. Manche Brusttumore bilden sogar Östrogenrezeptoren; ihr Wachstum ist abhängig vom Östrogen. Dennoch verschreiben Ärzte weiterhin östrogenhaltige Pillen und rationalisieren das mit deren „niedrigen Dosierung". Bei ledigen Frauen ist die Pille heutzutage das am häufigsten verwendete Verhütungs-mittel. Mindestens 10 Millionen Frauen machen nach den Wechseljahren eine Östrogenersatztherapie, wobei ihnen nicht klar ist, daß sie damit ihr Brustkrebsrisiko erhöhen.

Sollten dem Arzt die obigen Punkte nicht bewußt sein, liegt es zweifellos an uns, Informationen zu sammeln und mit dem Arzt oder der Ärztin darüber zu sprechen.

Von mir interviewte Frauen, die nach Brustimplantationen unter Autoimmunerkrankungen und anderen ernsten Nebenwirkungen leiden, erzählten, daß sie dem Schönheitschirurgen, an den sie sich für den Eingriff gewandt hatten, „vertrauten". Diese kranken Frauen haben nie Nachforschungen darüber angestellt, ob die Implantate in keiner Weise erprobt oder genehmigt worden waren, und daß das Wissen des Arztes über die von einem Chemiekonzern gelieferten Industriematerialien sehr beschränkt oder gar nicht vorhanden war.

Des weiteren listet Dr. Kra Kunstfehlerprozesse aufgrund von Vorfällen innerhalb der Kliniken auf: „Narkosezwischenfälle, Pannen bei Transfusionen (ich denke hier an den von AIDS verseuchten Spender, dessen gespendete Organe unlängst das Leben von 50 Patienten in Mitleidenschaft zog; viele starben daran), Verfahrensfehler, und Operationen am falschen Patienten oder Entfernung des *falschen* Organs!" (Hervorhebungen durch die Autorin).

Obwohl ich auf jeden Fall auch weiterhin von Dr. Furr betreut werden möchte, verspüre ich die Notwendigkeit, ihm gegenüberzutreten und eigene Nachforschungen anzustellen. Als erklärte „Selbstheilerin", die Erfahrung darin hat, wie man sich von Knoten und aus vermeintlich lebensbedrohlichen Situationen befreit, in denen es eng geworden war, ziehe ich den ganzheitlichen Ansatz vor. Ich lehne zwar nicht generell alle Tabletten ab (Antibiotika sind eine großartige Erfindung, auf die ich gelegentlich auch zurückgegriffen habe), ziehe aber Vitamine den Medikamenten vor, trinke Frucht- und Gemüsesäfte, mache Gebrauch von Kräutern, spiritueller Gesundung, Gruppentherapie, Visualisierung, Wassertherapie, Erholung, Sonne, Luft und Sport, um mich eher von innen heraus zu heilen als mich auf Tabletten, Operationen oder andere Medikamente zu verlassen. Bei der Verhütung sagt mir das Diaphragma am meisten zu, und wenn ich es zusammen mit einer Spermizidcreme verwende, bin ich zusätzlich gegen viele sexuell übertragene Krankheiten geschützt.

Ärzte legen bei Berufsantritt den hippokratischen Eid ab; eines der Gelöbnisse lautet, keinen Schaden zuzufügen. Außerdem wird geschworen, niemandem tödliche Mittel zu verabreichen.

Eine weitere Herausforderung bestand darin, Dr. Furr bei meiner Selbstheilung zu meinem Partner zu machen. Ich erreichte das, indem ich meinen Termin zu einer erneuten Brustuntersuchung in zwei Monaten immer wieder „vergaß". Meine wiederholten Anrufe amüsierten zwar die Sprechstundenhilfe, erinnerten mich aber ständig an das Fristende. Auf diese Weise spornte Dr. Furr mein Selbstheilungsprogramm an. Das war die einzige externe Quelle, die zu meiner Heilung beitrug. Sie war mir sehr wichtig - sogar noch wichtiger als Medikamente oder operative Eingriffe. Er hatte meine Knoten entdeckt und eine Frist gesetzt. Nicht, daß er geglaubt hätte, ich könne mich aus eigener Kraft von den Knoten befreien - das war meine Überzeugung. Er hegte höchstens Zweifel. Diese Knoten gehörten nicht zu der gutartigen Sorte, die einfach von alleine wieder verschwindet. Um sie loszuwerden, mußte ich ihnen brutal den Kampf ansagen; ich führte eines der Gefechte meines Lebens. Ich sah aus, als habe ich die Gelbsucht. Es schien, als sei all meine Energie aus mir herausgesogen worden. Mein Körper fühlte sich an, als ob er sich auflöse. Mein Haar war strähnig und leblos, ein nasser Mop. Müdigkeit, Teilnahmslosigkeit und Schmerz gehörten zu meinem Alltag. Zu meinem Entsetzen fing schließlich die Brust an, zu verfaulen. Seltsame Symptome tauchten auf, ließen meinen Körper grotesk aussehen und machten ihn unbeweglich. Freunde, die mich flüchtig zu sehen bekamen, kommentierten: „Du hast wirklich krank ausgesehen." „Du warst grün im Gesicht." „Du hast ausgesehen wie der wandelnde Tod!" Der Punkt war erreicht, an dem ich selbst erkannte, daß es mit meiner Gesundheit abwärts ging und mein Leben am seidenen Faden hing. Aber ich kämpfte weiter!

Das beste Zeugnis für den "Erfolg" unseres medizinischen Systems, das sich so sehr auf Medikamente und operative Eingriffe stützt, ist die Lebenserwartung. Japan weist mit 82,5 Jahren die höchste Lebenserwartung für Frauen auf. Das steht den 78,6 Jahren amerikanischer Frauen gegenüber. Bis zum Jahre 1968 war Japan eine abgeriegelte Gesellschaft und verließ sich auf die medizinischen Praktiken der Chinesen. Die Chinesen setzten Kräuter, eine makrobiotische Ernährungsweise, Akupunktur und andere natürliche Methoden zur Linderung von Krankheiten ein. Wir hinken hinter orientalischen Völkern her, die inzwischen europäische und amerikanische „wissenschaftliche" Methoden zur Heilung ihrer Beschwerden übernommen haben.

Ich habe im Verlauf meines Lebens festgestellt, daß ich mich immer mehr auf althergebrachte Weisheiten verlasse und mich von der modernen Technologie mit ihrem Motto „Besser leben mit Chemie" abwende.

Bei meiner Arbeit habe ich Farben aus Kunststoff, die zwar schnelle Resultate versprechen, mich aber sehr krank machten, gegen das traditionellste und geschichtsträchtigste aller Medien ausgetauscht - nämlich Ölfarben. Meine spirituellen Bedürfnisse befriedige ich mit einem alten, aus dem Buddhismus übernommenen Ritual. Es ist ein Brauch, der ursprünglich aus Indien stammt, eine unserer ältesten, von japanischen Einflüssen durchdrungenen Zivilisationen. Wenn ich krank bin, merke ich, wie ich moderne technologische Entwicklungen, die sich auf externe Methoden stützen, ablehne. Statt dessen wende ich althergebrachte Methoden der Selbstheilung an, die durch einen langsamen biologischen Prozess innerer Gesundung die inwendigen Kräfte aufbauen. Im Kreuzverhör wird jeder Arzt zugeben, daß trotz all seiner Behandlungsmethoden der Körper sich letztendlich selbst heilen muß. In unserem profanen, existenzialistischen, wissenschaftlichen Zeitalter wird leicht vergessen, daß die Beziehung zwischen Arzt und Patient ursprünglich an das Spirituelle gebunden war.

Prähistorische Menschen hatten keine Ärzte. Sie zogen Priester zu Rate. Diese Priester beteten für den Kranken. Grundsätzlich wurde angenommen, daß Krankheiten spiritueller Natur waren. Jegliche Medizin bestand aus Kräutern, deren hilfreiche Wirkung bei der Heilung des Körpers entdeckt worden war. Aber der Körper heilte sich in erster Linie selbst - ausgestattet mit seinen eigenen stabilisierenden Kräften. Mit Hilfe des Geistes heilt der Körper routiniert. Der Kranke wurde daraufhin angeregt, sich selbst zu helfen.

Obwohl die moderne Medizin durch die Austilgung zahlreicher Krankheiten zu unserer erhöhten Lebenserwartung beigetragen hat und unsere verbesserte Hygiene zu umfangreicheren Vorbeugungsmaßnahmen führte, hat sich in der Behandlung von Brustkrebs seit 1930 kein Fortschritt abgezeichnet, und die Streberate stagniert.

Hippokrates, der Vater der modernen Medizin, war ein Priester, der in einem Tempel, dem asklepischen Tempel bei Cos, arbeitete. Tempel befanden sich in der Nähe von heißen Mineralwasserquellen; das Wasser wurde zur Heilung eingesetzt. Die Krankenbehandlung beinhaltete außerdem Erholung, zeitlich begrenztes Fasten, körperliche Ertüchtigung, Massagen, und den „Tempelschlaf", dessen Träume vom Priester gedeutet wurden - der Vorläufer heutiger Psychoanalyse. Träumte der Patient nicht, so erfand der Priester einen Traum und überließ dem Patienten dessen Interpretation. Geist und Körper wurden als Einheit betrachtet; der Geist, der zur Krankheit beitrug, konnte auch zur Heilung eingesetzt werden. Noch vor der Erfindung des Begriffes „psychologische Faktoren" spielten diese nach damaliger Ansicht eine wichtige Rolle bei Beschwerden.

Hippokrates hatte Krebspatienten. Man sagt heute, er habe den Terminus Karzinom geprägt. Auch er konnte kein Heilmittel für die Krankheit finden, stellte aber fest, daß die Patienten am längsten lebten, wenn man sie in Ruhe ließ oder ihnen milde Behandlungen, wie das Auflegen von Umschlägen, verabreichte; er verbot Operationen im Falle von Knoten, weil diese dem Patienten Schaden zufügten. Sein oberstes Gebot lautete „Füge keinen Schaden zu".(Primum non nocere)

Auch Priesterinnen, die bei der Heilung im Tempel halfen, standen dem Kranken zur Verfügung. Das Vermächtnis der Alten - daß der Körper sich aus eigenen Gesundungskräften heilt mit der ausschließlichen Hilfe von Methoden, die heutzutage „alternativ" genannt werden, also Kräutern, Ernährung, Massage, Erholung, Fastenkuren, Mineralwasser, sportlicher Betätigung, Traumdeutung und Gebeten - mußte einen heftigen Überlebenskampf gegen das gigantische wirtschaftliche Monopol der modernen Medizin führen, die den Schwerpunkt auf den Einsatz von

Medikamenten und operativen Eingriffen setzt und sich durch einen am männlichen Wesen orientierten Zugang zur Wissenschaft, mechanische Behandlungsmethoden und eine unpersönliche, „objektive" Betreuung des Patienten auszeichnet.

Nichtsdestotrotz haben alternative Ansätze hauptsächlich deshalb überlebt, weil sie oftmals funktionieren. Die, die sie praktizierten, mußten schwer kämpfen, manchmal sogar um ihr Leben. Im alten England wurde die Krankenbetreuung in den meisten Fällen von weiblichen Heilerinnen unterstützt, die Weisheit, Pflege, Kräuter mit Beratung kombinierten und ihre Hilfe und ihr Wissen ohne oder nur gegen geringe Bezahlung zur Verfügung stellten.

Auf der anderen Seite wurde einem Chirurgen, der erfolglos an einem Patienten operierte - zum Beispiel eine Augenoperation, die zu Blindheit führte - die Hand abgehackt. Außerdem konnte man sie anzeigen, wenn sie zu viel Geld verlangten.

Weibliche Heilerinnen leisteten den größten Beitrag zum Gesundungsprozeß der Kranken und wurden für ihr Wissen und Können geschätzt. Dennoch wurden sie im Europa des 15. und 16. Jahrhunderts als „Hexen" gebrandmarkt; Tausende von ihnen wurden, meist auf dem Scheiterhaufen, hingerichtet. Das geschah während der Inquisition, als die mittelalterliche Kirche die medizinische Ausbildung mit ihrer Hierarchie - König, Prinzen und Autoritäten - kontrollierte. Die Hexenprozesse führten zur moralischen und intellektuellen Überlegenheit der männlichen Ärzte über die Heilerinnen, die in der Folge mit Zauberei und dem Bösen assoziiert wurden. Diese Unterdrückung von Frauen und „alternativen" Heilmethoden setzte sich bis ins Amerika des 19. Jahrhunderts fort, ohne Hinrichtungen zwar, statt dessen aber mit wirtschaftlichen Sanktionen.

Medizin wurde zu einer Ware, zu einem Weg für einen männlichen Arzt, zu großem Reichtum zu gelangen, während das weibliche Wissen ohne Entgelt als nachbarschaftliche Hilfe weitergegeben und praktiziert wurde. Bald folgte die rechtliche Unterdrückung der Heilerinnen und alternativer Methoden.

Im 19. Jahrhundert hielt man es für richtig, Gesetze zu erlassen, die den Hebammen die Ausübung ihrer Kunst untersagten, und man klagte sie an, „schmutzig und ignorant und nicht weit entfernt von den Dschungeln Afrikas " zu sein (Underwood, 1926). So kam es zu der Ansicht, daß nur noch das männliche medizinische Establishment Geburten leiten und beaufsichtigen dürfe.

Somit hat das heutige Verhältnis zwischen Arzt und Patient eine lange Geschichte sozialer und wirtschaftlicher Kämpfe. Diese Kämpfe spiegeln sich in unserer gegenwärtigen Philosophie über die moderne Behandlung von Brustkrebs wieder; darauf werde ich im nächsten Kapitel näher eingehen. Aber um das vorliegende abzuschließen: Ich meine, daß es beim Aufsuchen eines Arztes wegen eines gesundheitlichen Problems von äußerster Wichtigkeit ist, eine kritische Haltung mitzubringen und eine eigene Meinung darüber zu bilden, was wir dem Arzt „abkaufen".

Es geht um unseren Körper, wir kennen ihn am besten. Können wir unsere Probleme mit Pillen oder Operationen lösen? Hat der Arzt die richtige Diagnose gestellt? Will er, daß Sie sich einem Test unterziehen, damit Sie ihn nicht eines Kunstfehlers beschuldigen können? Läßt sich ein Krankenhausaufenthalt umgehen? Würde uns ein alternativer Zugang der Selbstheilung bessere, länger anhaltende Resultate liefern?

Es ist an der Zeit, daß wir Frauen uns Macht zugestehen. Letztlich geht es um unsere Körper. Wir engagieren den Arzt, damit er uns berät. Wir haben das Sagen.

Kapitel 4
Die Termiten - Theorie der Brustkrebsbehandlung

Die Behandlung jeglicher Krankheit basiert auf einem Paradigma bzw. Konzept über die Krankheit. Solange sich das Paradigma nicht ändert, wird sich auch die Behandlung nicht ändern.

Das paradoxe an Krebs ist, daß es gegenwärtig zwei Paradigmen gibt, die sehr widersprüchlich sind und einander bekämpfen: Die Ansicht des orthodoxen medizinischen Establishments gegen den ganzheitlichen, alternativen Ansatz. Offiziell und dem Gesetz nach hat das „orthodoxe" Konzept gewonnen, ohne durch Fortschritte in der Heilung oder Senkung der Sterblichkeitsrate bewiesen zu haben, daß es der physiologischen Wahrheit näher kommt.

Konfrontiert mit dem Beweis, der auf Krebs hindeutete, mußte ich dringend ein Krankheitskonzept formulieren, um über den Heil- und Behandlungsweg entscheiden zu können.

Das orthodoxe medizinische Establishment beharrte hartnäckig auf einer Vorstellung, die mir sowohl absurd als auch veraltet schien: Krebs als ein Art Insekt, z.B. eine Termite, behandelbar durch Schneiden, Brennen und Ausräuchern mit Hilfe chemischer Gifte. Statistisch gesehen, veränderte dieser männliche, kriegerische Ansatz der Krebsbekämpfung die Sterblichkeitsrate durch Brustkrebs keinesfalls; in den 30 Jahren zwischen 1955 und 1985 erhöhte sie sich sogar um drei Prozent. [13].

Genauso wenig brachte er scheinbar Erkenntnisse über die Krankheit; nach 20 Jahren der Krebsbekämpfung und einer Milliardeninvestition wurde nur das Folgende gemeldet:

1. Wir wissen nicht, was Krebs verursacht.
2. Wir wissen nicht, wie man dem Krebs vorbeugen kann.
3. Wir wissen nicht, wie man Krebs heilt.
4. Wir wissen jedoch, welche Gebühren man für Krebs verlangen kann.

13: Moss, Ralph, The Cancer Industry, Paragon House, New York, 1980, 1991, p. 26; s. auch Kapitel 2: The Proven Methods

Krebsbehandlung nach dem Termiten-Paradigma: Operationen, Bestrahlung, Chemotherapie und Knochenmarkstransplantationen können heutzutage 300 000 Dollar oder mehr kosten. Erfolgsstatistiken dieser Behandlungen rechtfertigen weder die peinigenden und verstümmelnden Prozeduren noch die Gebühren. Oftmals waren sie schlimmer als die Krankheit und brachten den Patienten sogar um!

Statistiken sind eine Sache, aber viel näher ging mir meine Freundin Kimberly. Offensichtlich stimmte etwas grundlegendes und gravierendes nicht an den „aggressiven Behandlungsmethoden", mit deren Hilfe Chirurgen „alles erwischen" konnten und die so das feindliche Insekt entfernten und den Körper in seinen „Normalzustand" ohne „Termiten" oder Krebszellen versetzten.

Entsetzt schaute ich zu, wie meine Freundin, die ihren Knoten so früh entdeckt hatte, daß er auf dem Mammogramm nicht zu erkennen war, nach und nach ihre Brust, ihr Haar, und ihr Immunsystem verlor. Ich hörte mir an, wie sie unmenschliche, schwächende und sterilisierende Behandlungen beschrieb, die ihr nicht nur endlose Stunden, Tage und Wochen Erbrechen und Übelkeit bescherten, sondern auch Gelenkarthritis, ausgelöst von ihrem Implantat, schwere Hautverbrennungen, und zwei gebrochene Rippen aufgrund exzessiver Bestrahlung. Ich beobachtete, wie sich eine tolle, lebenssprühende, sehr schöne und weibliche, 34 Jahre junge Frau im Verlauf von drei Jahren in eine reine Version eines geschlechtslosen Konzentrationslagerhäftlings verwandelte, die sich in einer erniedrigenden Zurschaustellung äußerster und völliger Verwüstung an das Leben klammert.

Nein! Es fiel mir so leicht, dieses Paradigma und damit einhergehende Behandlungsmethoden abzulehnen. Nicht nur schien es mir falsch, sondern auf groteske Weise grausam. Für das medizinische Establishment mochte es vielleicht bequem sein, da das Abschneiden der Brust, obwohl mit der Durchtrennung vieler Nerven und starkem Bluten verbunden, recht einfach war, da die Brüste so günstig außerhalb des Körpers liegen, und diese Operation enormen finanziellen Gewinn erbrachte. Zu den gewaltigen Kosten kamen die äußerst gefährlichen Implantate, giftige Medikamente der Chemotherapie, und die Bestrahlung mit ihren Begleitrisiken gebrochener Knochen, Herzerkrankungen, Hautschäden und der möglichen Verursachung von Krebs in späteren Jahren. Diese abstoßenden, äußerst schädlichen und chauvinistischen Methoden wirkten nicht einmal bei der Hälfte aller Brustkrebspatien-tinnen, die sie zu heilen versuchten. Andere Frauen mögen diesen gewalttätigen Zugang nicht in Frage stellen, aber mir schien die Vorstellung absurd, daß eine Krankheit aus dem Körper herausgeschnitten werden kann! Für mich stand ein operativer Eingriff völlig außer Frage.

Historisch gesehen, wurde die radikale Mastektomie vor einem Jahrhundert von Dr. William Stewart Halstead erfunden. Bei sehr fortgeschrittener Krankheit als Mittel „in letzter Not" gedacht, kam sie in Mode, obwohl sie das Leben von nur 25 Prozent der Frauen verlängerte, die sich dieser drastischen Behandlung unterzogen. Ein Gemälde des berühmten zeitgenössischen Künstlers Thomas Eakins, betitelt "The Agnew Clinic", illustriert sehr schön einige der quasi - wissenschaftlichen Gründe für ihre Popularität.

Eine wunderschöne, gut gebaute Frau liegt mit freiem Oberkörper ohnmächtig auf dem Operationstisch, ihre Arme verführerisch über den Kopf erhoben, hilflos unterlegen. Sie sieht hinreißend aus, und bereit, geschändet zu werden. Ein bebrillter Dozent im Anzug betrachtet gelassen und autoritativ, wie ein Student der Chirurgie damit fortfährt, eine ihrer üppigen Brüste abzuschneiden. Dieses Drama auf der gerundeten Bühne umgibt eine Schar gaffender männlicher Studenten, gierig vornüber gebeugt; ihr Blick aus herausquellenden Augen ist starr.

Eine Spur von Lüsternheit schleicht sich in dieses Kunstwerk ein, ungewöhnlich für den Künstler, der für seine anatomische Perfektion, präzise Wiedergabe von Details und klassische Themen wie die Gruppe junger Männer, die in den hiesigen Teich springen berühmt ist. Vielleicht liegt die Popularität der Operation teilweise darin begründet, daß sie ambivalente Gefühle der Männer gegenüber Frauen befriedigt. Was die Patientin betrifft: Sie starb in 75 Prozent der Fälle trotz dieser „Behandlung".

In ihrem Buch "*Breast Book*" erklärt Dr. Susan Love, eine Brustchirurgin: „Wenn Sie einen Blick auf die Geschichte des Umgangs mit Krankheiten werfen, werden Sie sehen, daß wir immer dann auf Operationen zurückgegriffen haben, wenn wir die Krankheit noch nicht verstanden haben."[14]

14: Love, Susan, M.D.; Dr. Susan Love's Breast Book, Reading, Mass. Addison-Wesley. 1990, s. 337

KRANKSEIN BEDEUTET NICHT, DASS WIR UNS VER-STÜMMELN UND VERGIFTEN LASSEN MÜSSEN.

Das zweite, von der „alternativen" Gemeinde vertretene Paradigma, eine Art „weibliches Paradigma", demzufolge Krebs eine degenerative Krankheit ist, schien sinnvoller. Dieses Paradigma erkennt, daß es sich bei Krebszellen nicht um fremde, insektenähnliche Eindringlinge handelt, sondern um körpereigene Zellen. Da das Immunsystem geschwächt ist, kann es seine gewöhnlichen Aufgabe, nämlich die Zerstörung dieser fehlgeleiteten Zellen, nicht erfüllen. Die Behandlung besteht folgerichtig in einer Entgiftung der Körpers und dem Wiederaufbau des Immunsystems, indem man die Stärke des Heilungssystems zurückbringt. Wenn die Vitalität des Körpers mit Hilfe positiver, unterstützender Methoden (z.B. Ernährung, Erholung, Gruppentherapie, sportliche Betätigung, Vitamine, Wassertherapie, Entgiftung mit Säften, Visualisierung, Meditation, Lachen, spirituelle Aktivität und Liebe) wiederhergestellt ist, ist der Boden für den Einsatz der Heilmechanismen bereitet. Das Fundament ist geschaffen, so daß der Körper seiner enormen Aufgabe des Wiederaufbaus und der Selbstheilung nachgehen kann.

Dieses Paradigma schien mir sehr viel logischer. Es klang wahr. Aber Behandlungen in Übereinstimmung mit dieser Sichtweise sind in unserem freien Land, den Vereinigten Staaten von Amerika, untersagt, für illegal erklärt und als „suspekt" und „nicht erprobt" deklariert. In einigen Bundesstaaten, wie z.B. Kalifornien, wo ich momentan lebe, ist es Ärzten gesetzlich untersagt, alternative Methoden der Krebsbehandlung anzubieten!

Geldmittel zur Untersuchung alternativer Behandlungsmethoden scheinen nicht verfügbar. Tatsächlich scheinen alternative Behandlungsmethoden nicht verfügbar in diesem Land. In Europa findet die alternative Medizin eine breitere allgemeine Anerkennung. In Deutschland zum Beispiel setzt Johanna Budwig Leinöl ein, um ihre Krebspatienten bei der Gesundung zu unterstützen.

Forschungsmittel für Brustkrebs sind generell gering. Ein Wissenschaftler fände die Brustkrebsforschung nicht so attraktiv wie z.B. die AIDS-Forschung, die kräftig gefördert wird. Alternative Forschungs- und Vorbeugungsprogramme wie zum Beispiel der Vorschlag aus jüngster Zeit, Frauen auf eine fettarme Diät zu setzen, wurden aus Geldmangel gestoppt. In der Zwischenzeit wurden sie wieder aufgenommen, vielleicht auch wegen des Aufruhrs, den wir Frauen veranstalteten! Die Direktorin des Brustzentrums der University of California in Los An-geles, Dr. Susan Love, ist eine der Anführerinnen dieses Fortschritts. Sie sagt: „Wir müssen den Kurs korrigieren und unseren Schwerpunkt wirklich auf Grundlagenforschung und Vorbeugung und weniger auf Behandlungsmethoden setzen." (Science, 29.Jan.1993).

Die Gesellschaft zur Krebskontrolle in Los Angeles, Kalifornien, [15] bietet Informationen über alternative Kliniken an, die sich, weil sie illegale Substanzen wie das Vitamin B_{17} (Lätril) bereitstellen, in Mexiko niederlassen mußten. Diese Gesellschaft versendet Listen von Menschen, die sich einer alternativen Krebsbehandlung unterzogen und den Krebs aus eigener Kraft besiegt haben. Kliniken in den Vereinigten Staaten, die Lätril in Form zermahlener Aprikosenkerne anboten, wurden von staatlichen Beamten im Zuge einer „Hexenjagd" geschlossen, die dazu diente, das medizinische Establishment und dessen Handel mit Medikamenten und operativen Eingriffen abzusichern. Es ist jedoch wichtig, alternative Kliniken und Arzneien gründlich zu überprüfen, da ein „Heilmittel" für Krebs nicht existiert.

Ralph W. Moss (nicht mit mir verwandt) beschreibt in seinem Buch "*The Cancer Industry*" sehr eingängig, daß der Kampf gegen Krebs in Wirklichkeit ein Kampf um höhere Verkaufszahlen von Chemotherapiemedikamenten ist, der die natürlichen Mittel zur Krebsbehandlung verdrängen soll. Er zeigt auf, wie „im Namen orthodoxen Denkens sowohl neue als auch traditionelle wissenschaftliche Theorien unterschlagen, medizinische Unterlagen beschlagnahmt und Kliniken geschlossen werden, und innovative Ärzte sich im Gefängnis wiederfinden." Er erklärt, daß die American Cancer Society eine schwarze Liste unkonventioneller Methoden führt, die auch der heiligen Inquisition gut angestanden hätten.

Er berichtet uns vom wirtschaftlichen Anreiz, Mammographien als regelmäßige Routineuntersuchung zu „verkaufen", obwohl Frauen von den Röntgenstrahlen unter Umständen Brustkrebs bekommen. Obwohl mit Hilfe von Mammographien manchmal eine sehr frühe Erkennung möglich ist, hat die weitverbreitete Anwendung dieser Prozedur in den 80er Jahren nicht zu einer niedrigeren Sterberate geführt - die nämlich blieb mit 27 pro 100 000 Fällen in den letzten Jahrzehnten unverändert. Ärzte sahen

---

15: Cancer Control Society, 2034 Berendo Street, Los Angeles, CA 90027

von jährlichen Röntgenaufnahmen der Lunge ab, als sie erkannten, daß sie zu Lungenkrebs führten. Es ist interessant, daß Männer im Falle von Prostatakrebs nicht alljährlich zum Röntgen (Prostographie) angehalten werden. Außerdem wird an den männlichen Geschlechtsorganen zum Zwecke einer Biopsie nicht geschnitten, weil Wissenschaftler sich die Zeit nahmen, einen akkuraten Bluttest (PSA) zu entwickeln! (*)

Diane Sawyer berichtete in „Prime Time", einem Fernsehmagazin, über eine verdeckte Ermittlung, bei der sich herausstellte, daß Mammographien auch sehr ungenau sind, was auf schlecht ausgebildete technische Assistenten, fehlerhafte Geräte, verschwommene Röntgenbilder und falsche Interpretationen dieser minderwertigen Aufnahmen durch den Radiologen zurückzuführen ist.

Ralph Moss weist auf den wirtschaftlichen Aspekt hin, der amerikanische Ärzte dazu anspornt, jährlich beinahe eine Million Krebsoperationen durchzuführen; 70 Prozent dieser Patienten finanzieren auch das Einkommen der Röntgentechniker und Bestrahlungsbehandlungen. Ein fettes Geschäft stellen auch die Hunderte von Millionen dar, die jährlich für Chemotherapiemedikamente ausgegeben werden. Die Pharmakonzerne gehören zu Amerikas größten Unternehmen. Krebs ist in der Tat eine Industrie.

Des weiteren kommen Versicherungsgesellschaften ausschließlich für orthodoxe Behandlungen auf, also operative Eingriffe, Bestrahlung und Chemotherapie, nicht aber für „experimentelle" Methoden (Es ist nicht bewiesen, daß Knochenmarkstransplantationen die Überlebenschance erhöht hätten; deshalb werden die Kosten nicht immer von der Versicherung übernommen). Wer das Geld hat, bestimmt die Melodie.

John Wayne stellte sich, an Krebs erkrankt, für einige dieser medizinischen Behandlungen als „Versuchskaninchen" zur Verfügung. Gegenüber seinem Sohn Michael nahm er kein Blatt vor den Mund und kommentierte vor seinem Tod: „Vielleicht hilft es ja einem anderen armen Kerl!"

Häufig versagen diese orthodoxen Behandlungen fürchterlich. Daß sie den Krebs wirklich kurieren bleibt die Ausnahme. In manchen früh erkannten Fällen helfen sie und, obwohl sie nicht heilen, erhöhen die Wahrscheinlichkeit, daß der Patient die nächsten 5 Jahre überlebt. Mehr als die

---

(*) Ich glaube, der AMAS – Bluttest wird die Mammographie in der Zukunft ersetzen.

Hälfte der behandelten Patienten überlebt die folgenden 5 Jahre nicht. Etwa ein Drittel der Frauen, die sich einer derartigen Behandlung unterzogen, spricht darauf an und erreicht ein hohes Alter. Es ist ein Wunder, daß manche Frauen tatsächlich sowohl die Krankheit als auch die Behandlung überleben, die eine derart hochgradige Verstümmelung und Vergiftung mit sich bringt. Laut alternativen Theorien funktioniert die Operation manchmal, weil die Leber von einigen Schadstoffen entlastet wird. Der Körper wird dann mit den verbleibenden toxischen Substanzen fertig. Überleben diese Frauen trotz der Behandlungen?

Wie haben sie ihr Leben sonst noch geändert? Haben sie abgenommen oder emotionale Probleme gelöst, wie zwei der Frauen, mit denen ich gesprochen habe? Vielleicht war das Opfern ihrer Brust so traumatisch, daß sie dazu gezwungen waren, andere Themen in ihrem Leben anzugehen, die sie bis dahin auf die lange Bank geschoben hatten? Und, falls sie weder diese anderen Themen anrührten noch ihr Leben veränderten, wurde der Krebs systemisch und metastasierte in anderen Körperteilen? Oder ist Krebs in Wirklichkeit eine systemische Krankheit, die sich nie auf nur einen Körperteil beschränkt?

War Krebs noch nie eine „lokalisierte" Krankheit? War diese Theorie einfach nur bequem, um operative Eingriffe zu rechtfertigen, um die Brustamputation als „hilfreich", als „lebensrettend" darzustellen? Dr. Susan Love stimmt dem zu. In einer Vorlesung an der University of California, Los Angeles trug sie vor, daß Brustkrebs ihrer Meinung nach eine systemische Krankheit ist, die über einen langen Zeitraum von mindestens 10 Jahren entsteht. Sie glaubt, daß „Früherkennung" ein Mythos ist. In dem Moment, in dem ein Tumor entdeckt wird, hat er möglicherweise schon eine Entwicklungszeit von 10 Jahren hinter sich. Im zweiten Jahr nach der Erkrankung kann der Krebs in den Blutkreislauf gelangen.

Ich konnte die Rechtfertigung dieser brutalen Behandlungsmethoden nicht nachvollziehen. Hat Linus Pauling, der die Theorie vertrat, daß Vitamin C zur Wiederherstellung der Gesundheit bei Krebs eingesetzt werden sollte, recht, wenn er behauptet, der 'Kampf gegen Krebs' sei „größtenteils Betrug" ?

Taxol, ein neues, aus der Rinde der Eibe gewonnenes Medikament, mag ein Schritt in die richtige Richtung sein, da es aus einer natürlichen Quelle stammt. Aber man benötigt so viele Bäume zur Herstellung des

Mittels, daß Naturschützer in Aufruhr sind, da sie die Ausrottung des Baumes befürchten. Da die Behandlung bei einigen Krebspatienten gut anzuschlagen scheint, ist das medizinische Establishment darüber beunruhigt, daß möglicherweise ein Einstürzen des auf Chemotherapie und Bestrahlung basierenden wirtschaftlichen Gebäudes in Sicht ist.

Taxol ist vielversprechend, aber sehr teuer. Vielleicht entsprang der Name ursprünglich einer wirtschaftlichen Idee („tax all" bedeutet so viel wie „Bitte alle zur Kasse!", Anm. der Übersetzerin).

Unterdessen gibt es billigere Wege, gesund zu werden.

Eine Überlebende „alternativer" Behandlungsmethoden in den USA ist Ann Wigmore, Gründerin des "Hippokrates Health Institute" in Boston und West Palm Beach, Florida. Sie wanderte aus dem vom Krieg zerstörten Europa ein und hatte, in den USA gelandet, mit verschiedenartigen Krankheiten zu kämpfen.

Sie warf ihre amerikanische Ernährungsweise über Bord und begann damit, sich mit Weizengrassaft, Sprossen und rohen Früchten und Gemüse zu behandeln. Momentan behandelt sie Krebspatienten an ihrem Institut mit dieser Diät, sportlicher Betätigung und positiver Einstellung. Ihr Buch "Be Your Own Doctor" ist ein faszinierender Bericht über ihre Mühen, ihre Behandlungsmethoden und Philosophie über die Wiedererlangung und Aufrechterhaltung der Gesundheit.

Sie sagt:" Bei meiner Arbeit am Hippokrates Health Institute setze ich seit über 30 Jahren die Entdeckungen der Wissenschaft ein. Wir wissen, daß es keine der uns bekannten Krankheiten schafft, die Stärke eines gesunden Körpers zu unterwandern. Der Schlüssel liegt in einer Ernährungsweise, die wenig Eiweiß, Stärke und Fett, dafür aber viele Enzyme (Weizengras), Vitamine und Mineralstoffe enthält und sehr alkalisch ist. Jeder einzelne kann seine Gesundheit mit Hilfe der Entgiftung und dem Aufbau gesunder Zellen wiederherstellen, so daß der Körper sich selbst heilen kann.

Krankheit ist schlichtweg das Versagen, die Balance zwischen Körper, Geist und spiritueller Kraft zu verstehen, die ein Wohlgefühl schafft."(S.7). Eydie Mae Hundsberger schrieb ein Buch über ihre Behandlung mit dem Titel "Eydie Mae, How I Conquered Breast Cancer Naturally". Wir müssen Ann Wigmore dafür bewundern, daß sie eine Substanz fand, die weder die American Medical Association (AMA) noch die Food And

Drug Administration (FDA), die Arzneimittelbehörde der USA, verbieten oder als illegal erklären konnten - das Weizengras.

Was das Lätril betrifft, so berichtet Ralph Moss: „Von den Hunzakuten, die in einem Königreich in der Nähe von Pakistan leben, wurde oft berichtet, daß sie praktisch nie an Krebs erkranken. Es ist bekannt, daß Aprikosen und Aprikosenkerne wie in keinem anderen Land der Welt einen Hauptbestandteil ihrer Nahrung ausmachen."(S.139). (Leaf und Launois, 1975; Renee Taylor, 1960).

Max Gerson war in seinem Heimatland als Praktiker alternativer Methoden berühmt. Er nahm Patienten auf, die vom medizinischen Establishment aufgegeben und zum Sterben nach Hause geschickt worden waren. Oft kamen sie auf Tragbahren in seine Klinik. Er entgiftete ihre Körper mit über den Tag verteilten frischgepreßten Gemüsesäften. Außerdem wendete er Kaffee-Einläufe zur Körperentgiftung an. Diese Patienten wurden „auf wundersame Weise " geheilt. Sein Buch, „*A Cancer Therapy: Results of Fifty Cases*", dokumentiert seine Arbeit mit Patienten, die am Leben blieben. Diese Menschen wurden tatsächlich gesund, waren Jahre später immer noch frei von Symptomen und gingen ihrem Alltag nach. Seine Klinik in Mexiko wird heute von seiner Tochter Charlotte geleitet und setzt diese Entgiftungsmethoden ein.

Andererseits war mir klar, daß Ernährung nicht die alleinige Lösung war. Andere Faktoren spielen bei Krebs eine Rolle. Andere Themen im Leben eines Menschen mußten angegangen werden. Weitere Veränderungen mußten folgen. Es würde nicht funktionieren, wenn man sich ausschließlich auf Ernährung konzentrierte. Dies wurde mir bei einem Anruf im „*Santa Monica Imaging Center*" veranschaulicht. Es wurde mir von einem Fall berichtet, den Dr. Porrath betreute.

Eine Frau namens Sharon, Mitte der Dreißig, verheiratet, zwei Kinder, kam mit einem Brustknoten in die Praxis. Nachdem die Mammographie Hinweise auf möglichen Krebs erbracht hatte, verweigerte sie eine Biopsie und jegliche medizinische Behandlung und ging statt dessen in eine Klinik in Mexiko für Lätril - Behandlungen. Bei ihrer Rückkehr in die Vereinigten Staaten war der Arzt überrascht zu sehen, daß der Tumor sich auf eine sehr geringe Größe zurückentwickelt hatte.

Aber einige Monate nach der Rückkehr in ihr Zuhause vergrößerte sich der Tumor stark, obwohl sie weiterhin Lätril nahm. Ihre Brust schwärte, während der Krebs sich durch die Haut fraß. Daraufhin folgte sie dem Rat ihres Arztes und unterzog sich einer Mastektomie. Drei oder vier Monate nach der Operation starb sie.

Natürlich waren mir nicht alle Informationen über Sharon mitgeteilt worden. Tatsache war, daß Lätril bei der Schrumpfung des Tumors half, als sie in Mexiko war, fern von Zuhause. Aber es half nicht mehr, als sie später in ihre häusliche Umgebung zurückkehrte.

Das offenkundige Resultat aus all dem war, daß Ernährung alleine, nicht einmal mit Lätril, eine dauerhafte Tumorregression erzielte. Ebenfalls sehr deutlich wurde bei diesem Fall, daß eine Operation im fortgeschrittenen Zustand den Krebstod nicht verhindern konnte. Ich wußte, daß ich mich bei der Erstellung meines eigenen Programms nicht ausschließlich auf Ernährung oder Präparate zur Nahrungsergänzung verlassen konnte. Es gibt viele andere Faktoren im Leben einer Frau, die zu Krankheit führen können. Die Tatsache, daß Lätril dieser Frau zwar „im Urlaub", nicht aber zu Hause geholfen hatte, ließ mich vermuten, daß es andere, vielleicht psychologische Probleme in ihrer Umwelt gab. Welche Streßfaktoren und emotionalen Probleme hatten zu Sharons Erkrankung beigetragen, von denen sie sich in Mexiko zeitweilig erholen konnte?

Die Konfrontation mit dieser Information verschaffte mir die Gewißheit, daß ich ein allumfassendes Programm brauchte. Ernährung würde nur einen Teil darstellen.

In der Zwischenzeit hatte ich beschlossen, mein eigenes Gesundheitsprogramm zu erstellen und die Tumore, möglicherweise Krebs, mit aller Kraft, die ich aufbringen konnte, zum Verschwinden zu bringen. Wenn man krank ist, besucht man einen Arzt. Ich war zu meinem Arzt gegangen, ohne mich krank zu fühlen. Aber er hatte in Form zweier Tumore den Beweis gefunden, daß ich in Wirklichkeit sehr krank war. Möglicherweise befand ich mich auf der Schwelle zum Tod.

Ich erkannte, daß ich mich nicht länger nur auf meinen Arzt verlassen konnte. Jawohl, er war immer noch mein Partner , was meine Gesundheit anbelangte. Aber jetzt, wo er mich schreiend zu einer Operation aufforderte, mußte er zu einem „stummen Partner" werden. Er hatte mir klar gemacht, daß ich dabei war, schwer chronisch zu erkranken, ob ich mir nun dessen bewußt war oder nicht. Mit der Fristsetzung hatte er die Katastrophe - die mögliche operative Entfernung meiner Brust und/oder eine

Hysterektomie - hinausgeschoben. Aus mehreren Gründen war mir sehr daran gelegen, meine Brust unversehrt zu lassen. Als alleinstehende Frau empfinde ich, daß ich meine Brüste zur Anziehung von Männern brauche. Die Brüste dienen nicht nur zur sexuellen Reizung, sondern nehmen eine wichtige Rolle beim Liebesspiel ein. Eine Amputation wäre eine Verstümmelung und Qual. Frauen, die eine Hysterektomie hatten, verlieren oft ihren sexuellen Antrieb; sie sind „kastriert". Ich war nicht gewillt, solche gewaltigen Opfer meiner weiblichen Integrität und meines Selbstbewußtseins zu bringen. Ich glaubte ohnehin nicht daran, daß diese drastischen Methoden mein Leben retten oder die Ausbreitung der Krankheit verhindern könnten.

Während ich versuchte, meine Ängste in den Griff zu bekommen, entstand in meinem getrübten Bewußtsein langsam die Idee, ein umfassendes Gesundheitsprogramm zu entwickeln, das alle Aspekte meines Lebens einbeziehen würde. Die Idee, daß ich die volle Verantwortung für meine Gesundheit übernehmen könnte - ohne die Hilfe meines Arztes oder einer alternativen Klinik, ohne das Verlassen meines Zuhauses, ohne riesige Rechnungen, die ich nicht bezahlen konnte - gefiel mir. Ich würde gesund werden, ohne jegliche Hilfe außer meiner eigenen Willenskraft und Findigkeit, dem Studium von Büchern, und dem Zuspruch von Freunden.

Es schien, daß der Entstehung der beiden Paradigmen - zerstörerische Methoden auf der einen, aufbauende auf der anderen, inoffiziellen Seite - unterschiedliche Ursachen zugrunde lagen. Das zutiefst wirtschaftliche Prinzip der Termitentheorie des Brustkrebs ließ mich mißtrauisch werden, und ich verwarf dieses Konzept, diesen Ansatz völlig. Der Fall Kimberly zeigte, daß dieses Paradigma trügerisch war. Durch ihre Erfahrung hatte ich gelernt, daß die medizinische Behandlung zu Entmenschlichung, Zerstörung der Weiblichkeit, Verstümmelung und dem allgemeinen Ruin des menschlichen Körpers führt. Nach all den Opfern, die sie gebracht hatte, gab es keine Heilung. Kimberly hatte immer noch Krebs, nur war es jetzt Lungenkrebs. Ich sah, wie völlige und äußerste Verwüstung mit ihrer Krankheit einherging. Ich konnte die Nachricht kaum ertragen, daß sie sich dazu entschlossen hatte, mit der medizinischen Behandlung fortzufahren, auf die sie nicht angesprochen hatte. Sie erzählte mir, sie sei zufrieden mit ihrem Arzt und der Betreuung, die sie erfuhr. Sie hatte beschlossen, mit den „traditionellen" Behandlungsmethoden weiterzumachen. „Jeder muß nach seiner eigenen Façon gesund werden", sagte sie zu mir. Der Krebs schien eng an ihre Persönlichkeit gebunden zu sein. Ansichten und Einstellung schienen wichtig. Die Frage, die sich mir aufdrängte, lautete: „Wollte Kimberly leben oder sterben?" Dieselbe Frage stellte sich jetzt mir.

Obwohl ich mich noch nie gerne selbst zum menschlichen Versuchskaninchen gemacht hatte, konnte ich keine andere Alternative sehen.

Welche Möglichkeiten hatte ich?

Erstens: Ich könnte die Knoten ignorieren. Das würde nicht klappen. Ich wußte bereits, daß ich zwei Knoten hatte. Dr. Furr hatte sie entdeckt. Der Knoten in meiner Brust war tastbar; er fühlte sich an wie ein Stein. Der Knoten in meiner Gebärmutter verursachte Rückenschmerzen, während er größer wurde und gegen meine inneren Organe drückte. Ich war mir dieser Knoten permanent bewußt. Sollten sie bösartig sein, könnte ich daran sterben. Deshalb stand diese Möglichkeit außer Frage.

Zweitens: Ich könnte mich der medizinischen Behandlung unterziehen. Mein Körper würde verstümmelt und entstellt, vergiftet und mit Strahlen verseucht werden. Vermutlich hätte ich für den Rest meines Lebens kein Bankkonto mehr. Mein Studio und mein Zuhause würden verkauft werden, um für die Behandlung aufzukommen, da ich keine Krankenversicherung habe. Sollte die Behandlung tatsächlich anschlagen - mit weniger als 50 Prozent keine hohe Wahrscheinlichkeit -, wäre ich über meinen entstellten Körper und meinen totalen Verlust so deprimiert, daß mein Leben nicht mehr lebenswert schiene. Bei der Betrachtung dieser Möglichkeit überkamen mich schwere Depressionen. Folter ist einfach nicht „mein Ding".

Drittens: Aus eigener früherer Erfahrung und mit Hilfe dessen, was ich mir angelesen hatte, könnte ich mir einen Gesundungsplan erstellen, dem ich folgen, an den ich glauben und der funktionieren würde. Ich würde somit weiterleben, meine Brüste und meine Gesundheit behalten, und mein Leben und meine Kunst fortführen.

Nachdem ich diese Liste studiert hatte, erkannte ich, daß es eigentlich nur einen Weg gab. Ich beschloß, daß ich auf jeden Fall leben wollte. Ich wollte mich keiner Operation unterziehen. Und damit begann ich dieses GROSSE EXPERIMENT MEINES LEBENS.

Abb. 3: Anzeichen von Brustkrebs

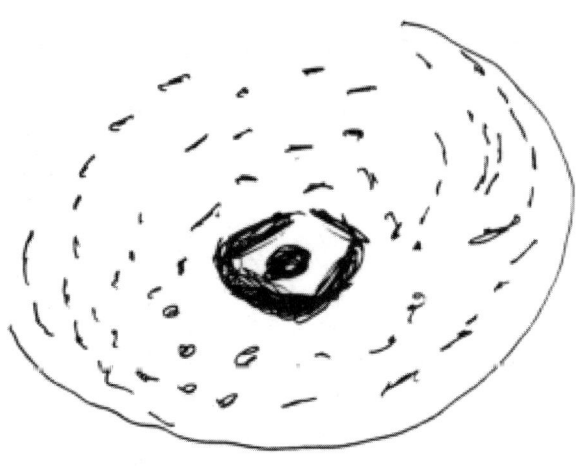

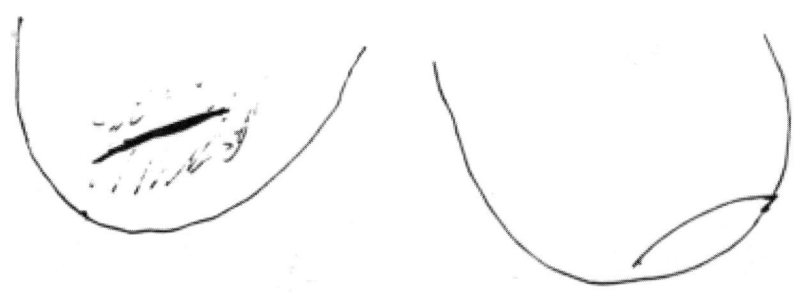

Abb. 4: Brustkrebs im fortgeschrittenen Stadium

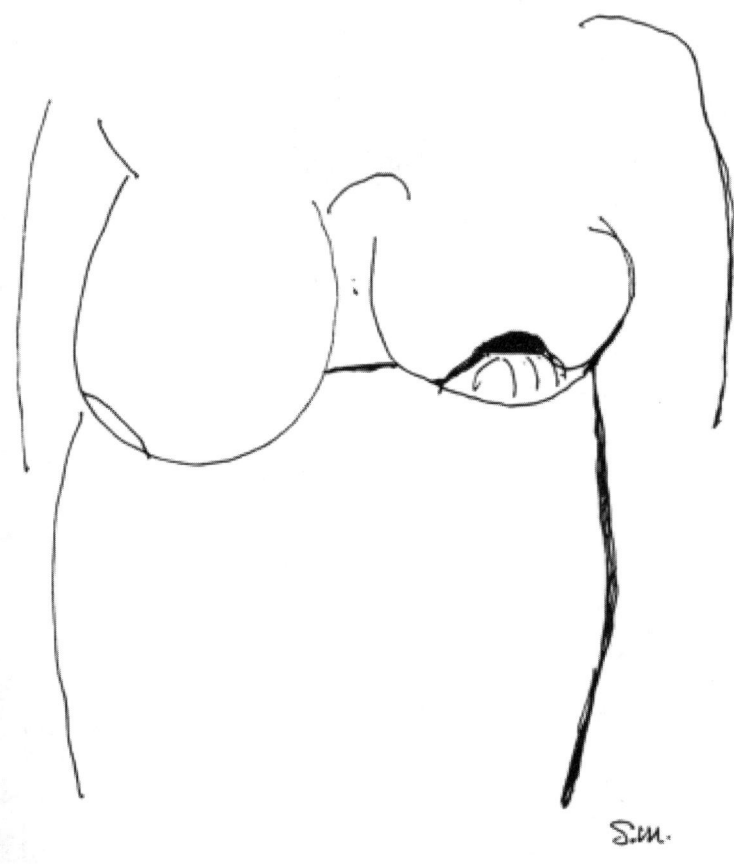

Kapitel 5
OMPAT - Das Programm zur Austilgung und Vorbeugung von Tumoren

Das „Olympische Marathonprogramm zur Ausrottung von Tumoren" (OMPAT) wurde von mir unter Zeitdruck entwickelt. Ich habe es für den Rest meines Lebens übernommen und es unterliegt ständigen Veränderungen; aber als ich es zuerst entwickelte, war ich qualvoll an eine Frist gebunden. Während des folgenden Monats sollte ich eine Reise antreten, die mich in einer Spirale in die Tiefen chronischer, schwächender Krankheit führte. Im Verlauf der Leidens sollte ich schrecklich und auf groteske Weise erkranken. Aber es macht einen großen Unterschied, ob man Krankheit als eine kreative Herausforderung betrachtet oder sich passiv hoffnungsloser Angst hingibt.

In meinen Augen ist es um einiges besser, aktiv um sein Leben zu kämpfen, als Entscheidungen hinsichtlich der Behandlung einer Autoritätsperson zu überlassen, der man „vertraut". Statt dessen setzte ich mein Vertrauen in mein eigenes Immunsystem und meinen Kampfplan. Ich hatte wenige, aber hochgeschätzte Helfer: Dr. Furr, der die Knoten gefunden, den Alarm ausgelöst und mir eine Frist gesetzt hatte; Mike Cole vom YMCA, der mir bei der Erstellung eines Fitness- und Körperfett - Reduktionsplans behilflich war; mein Vater, Ben Moss, ein erklärter Gesundheitsfanatiker und Selbstheiler; Dr. David B. Clark, der mir Mut machte, mich unterstützte und aufmunterte und mir Tips gab; Sandy Naito, meine japanische Freundin am „Y", die mir alles über die japanische Ernährungsweise und Gesundheitsmethoden beibrachte, und alle meine besorgten Freunde, die mich unterstützten.

Vielleicht lohnt es sich für Sie ja, einen Blick auf das Programm zu werfen. Ich halte es für ein gutes Präventionsprogramm. Ich kann nicht garantieren, daß es hilft, wenn Sie einen Knoten haben. Sie können es auf eigene Gefahr ausprobieren. Aber jede Methode, die sie versuchen, versuchen Sie auf eigene Gefahr. Sogar im Falle der Früherkennung eines Knotens gibt es keine Garantie dafür, daß die Behandlungsmethoden des medizinischen Establishment Sie vom Krebs befreien werden. Sicher ist jedoch, daß frühstmögliche Erkennung der wichtigste Faktor in jeglichem Behandlungsplan ist. Mit Hilfe regelmäßiger Selbstuntersuchung der Brust und jährlicher Untersuchung durch einen guten Gynäkologen können Knoten frühzeitig entdeckt werden. Die meisten der an Brustkrebs erkrankten Frauen, die ich für dieses Buch interviewte, hatten negative Mammographieergebnisse.

OMPAT ist ein hartes Stück Arbeit. Es ist kein „Wundermittel". Der „einfache" Weg der operativen Entfernung der Krankheit ist keine Option. Diese phantastische Geldschneiderei durch das medizinischen Establishments hatte sich vor meinen eigenen Augen als wertlos herausgestellt.

Ich beschloß, die volle Verantwortung für meine Gesundheit zu übernehmen. Das war der erste und wichtigste Schritt. Ohne mir selbst Vorwürfe zu machen oder mich schuldig zu fühlen, war ich dazu bereit, volle Verantwortung zu übernehmen. So war ich in der Lage, alle Konsequenzen meines Behandlungsplanes zu tragen. Ich setzte mein Leben aufs Spiel. Hier handelte es sich nicht um eine theoretische Idee oder Meinung. Es ging um mein Leben.

Ich akzeptierte alle Konsequenzen meiner Entscheidung, auch die, daß ich sterben könnte. Ich wollte meinen eigenen Weg gehen, und die der Degeneration meines Körpers zugrundeliegende Ursache suchen und ihr entgegentreten. Ich glaubte, daß ich die tiefe, innere Aufgabe der Selbstheilung vollbringen könnte, wenn mein Programm stimmte und alle Aspekte meines Lebens mit einbezog. Auch als ich schwer erkrankte, machte ich keinen Rückzieher oder gab auf. Ich ließ meinen Körper durchmachen, was er durchmachen mußte. Meine Rolle bestand darin, meinen Körper anzuspornen und ihn in seinen tapferen Anstrengungen, meine Gesundheit wieder herzustellen, zu unterstützen. Ich mußte der Krankheit gegenüber stark sein, mich ihr widersetzen und sie überwinden, anstatt ihr nachzugeben.

Ich zog es vor zu glauben, daß ich, auch wenn ich Krebs hätte, mich nicht nur selbst heilen oder zumindest damit beginnen konnte, sondern das auch noch in dem Zeitrahmen von zwei Monaten, den Dr. Furr mir gesetzt hatte, schaffen würde. Ich mußte schnell arbeiten! Hier also ist OMPAT:

1. Visualisierung, Gebete, buddhistische Gesänge. Zweimal täg
   lich.
2. Eine halbvegetarische, extrem fettarme Ernährungsweise, ein
   wenig Fisch, keine Milchprodukte, wenig Eier.
3. Einen Monat lang wenig essen (dabei an Kalorien, nicht aber
   Nährstoffen sparen).
4. Täglich frischer Karottensaft (von etwa 8 Karotten) und täglich
   frischgepreßter Orangensaft (von etwa 4 Orangen).
5. An 5-6 Tagen der Woche jeweils eine Stunde lang schweißtreibende sportliche Betätigung (Ich schwimme eine Meile am
   Tag).
6. Sauna vor und nach dem Sport.
7. Zweimal täglich rieb ich die Hälfte einer frisch aufgeschnittenen
   Zitrone auf meinem Brustknoten, um das Vitamin C direkt
   aufzutragen. Als Einreibmittel kann abwechselnd Leinöl ver
   wendet werden.
8. Jede Nacht acht Stunden Schlaf, und, falls möglich, ein kurzer
   Mittagsschlaf.
9. Elimination von Tabletten und Medikamenten, auch von
   solchen Verordnungen, die nicht lebensnotwendig sind.
10. Verzicht auf Koffein und Alkohol.
11. Gruppentherapie.
12. Betonung darauf legen, anderen zu helfen und Mut zu machen.
13. Andere - und sich selbst - großzügig mit Liebe verwöhnen.
14. Möglichst oft lächeln und lachen! (angeregt von Norman
   Cousins).
15. In mir selbst ein Wohlgefühl auslösen, unabhängig von den
   momentanen Umständen.
16. Beschließen, den Stress, auch wenn er noch so überwältigend
   sein sollte, nicht am Körper auszulassen.
17. Erhöhte Einnahme von Vitaminpräparaten (A, Selen), zusätzlich zu meinen gewöhnlichen Dosen an B, C, E, Kalzium und
   Zink. Nahrungsmittel, die Lätril enthalten (siehe Anhang).
18. Andere um Hilfe und Unterstützung bitten, statt den Einzelgänger zu spielen.

19. Absolutes Vertrauen darauf setzen, daß OMPAT früher oder
später anschlagen würde und ich mich selbst heilen würde.
20. Ein starker Überlebens- und Lebenswillen, und der Wunsch,
meine Erfahrungen anderen mitzuteilen.

Ich setzte den spirituellen Aspekt meines Programms an erste Stelle,
da er die Basis für meine Stärke und Willenskraft bildete, die dieses recht
anstrengende und disziplinierte Programm, mit dessen Hilfe ich meinen
kranken Körper wiederaufbauen würde, von mir forderte. Meine Freundin
Cheri sagt, daß wir solche Programme durchziehen können, weil wir beide
fanatisch sind. Sie wendet ganzheitliche Medizin schon seit Jahren an.

Mein ungebrochener Glaube und mein Vertrauen, daß ich letztendlich gewinnen würde, wurden bald auf eine schwere Probe gestellt. Obwohl ich das Programm sofort begann, erschreckte mich mein Äußeres im
folgenden Monat sehr. Mein Gesicht nahm eine schrecklich fahle, gelblich
grüne Farbe an. Ich fühlte mich sehr matt. Mein Haar verlor seine gewöhnliche Dichte und Spannkraft und fing an, einem traurigen, nassen
Mop zu ähneln. Meine allgemeine Gesundheit verfiel recht schnell. Ich
begann zu fühlen, wie ich die Kontrolle über mein Leben verlor, die mich
immer fest an meine Energiequelle geschmiedet hatte. Gewöhnlich bin ich
ein Frühaufsteher, treibe viel Sport, und arbeite schwer. Nun schien es, als
ob meine Freude und Vitalität gemeinsam mit meinem Körper verküm-
merten. Dennoch hielt ich an meiner spartanischen Lebensweise mit aller
Hingabe, Konzentration und Willenskraft, die ich aufbringen konnte, fest.
Ich zwang mich zum Weitermachen!

Die Grundlage meines Programms bildeten eine allgemeine Entgiftung, das Reduzieren von Streß und der Aufbau meines Körpers. Was die
Ernährung betraf, so überschwemmte ich meinen Körper mit Vitaminen,
frischgepreßten Säften, Vollkorngetreide, Obst und Gemüse. Als mein
Lieblingsgetreide stellte sich Gerste heraus. Reich an Ballaststoffen, hat
Gerste beinahe staubsaugerähnliche Qualitäten - sie befreit meinen Körper von überschüssigem Cholesterin, Streßhormonen und krebserregenden Substanzen. Gerste ist eines der Nahrungsmittel, das Lätril enthält, ein
bekannter krebsbekämpfender und tumorauflösender Nährstoff. Irgendwie schien Gerste noch mehr als andere Getreidesorten Wohlbehagen auszulösen. Karottensaft hat eine medizinische Wirkung, besonders bei Knoten und Tumoren. Es ist bewiesen, daß Beta-Karotin Tumore bekämpft.

Während des ersten Monats meines Programms stieß mein Körper eine Menge Mist ab. Es schien, als ob ich die Hälfte meines Lebens im Badezimmer verbrachte, derweil mein Körper sich reinigte. Zeitweise hatte ich solche Blähungen, daß ich mit der hiesigen Stinktierfamilie konkurrierte. Mein Körper „brachte den Müll nach draußen". Ich stank.

Einen Monat nach Programmbeginn hatte ich einen Alptraum: Meine linke Brust verfaulte, und verwandelte sich in eine ekelhafte grüne Masse, in verschimmeltes, krankes Gewebe mit einem entsetzlichen Verwesungsgestank.

Dieser lebhafte Traum schien die ganze Nacht zu dauern. Er war in Farbe und schien schrecklich real; ich sah zu, wie meine Brust sich auflöste. Der Geruch war faulig und prägte sich in mein Gedächtnis ein. Die Ausdünstung meiner Brust war ein kräftiger Gestank, der einem den Magen umdrehte. In kalten Schweiß gebadet, erwachte ich zu gewöhnlicher Stunde um 5.30 Uhr.

Ich konnte den fauligen Verwesungsgestank immer noch riechen! Da wußte ich, daß es Wirklichkeit war: Meine Brust fing an zu verfaulen! Ich rannte ins Badezimmer, wo ich mir kaltes Wasser in mein vor Entsetzen verzerrtes und verschwitztes Gesicht spritzte.

Im „Y" entdeckte ich dann die schlechte Nachricht. Meine linke Brust hatte eine leuchtende, neonrote Farbe angenommen und fühlte sich glühend heiß an. Außerdem war sie entzündet und steinhart. Ich konnte meinen linken Arm nicht heben. Er hatte sich in Zement verwandelt, steif und geschwollen. Die Lymphknoten mußten in der Zwischenzeit involviert sein. Mein Gesicht hatte jetzt eine erschreckend gelbe Farbe. Meine Brust fühlte sich wie ein Schwarm verärgerter Bienen an. Ich nahm in regelmäßigen Abständen scharfe, stechende Schmerzen war, wie von einem Messer, geführt von einem unsichtbaren Angreifer.

In diesem Moment wußte ich, daß ich sehr krank war. Ich hatte möglicherweise Krebs.

Zu diesem Zeitpunkt hatte ich weder das Buch von Dr. Susan Love gelesen, noch hatte ich einen Arzt besucht, der mir vielleicht gesagt hätte, was sie auf S.269 schreibt:

„Entzündlicher Brustkrebs ist eine besondere Form fortgeschrittenen Brustkrebses, und sehr ernst. Glücklicherweise kommt er selten vor - er stellt nur 1 bis 4 Prozent aller Formen von Brustkrebs. Man nennt diese

Form entzündlich, weil die zuerst auftretenden Symptome gewöhnlich Röte und Wärme der Brusthaut sind, ohne daß ein deutlicher Knoten spürbar sein muß.

Bei entzündlichem Brustkrebs befinden sich Krebszellen in den Lymphgefäßen der Haut, was zu einer Rötung der Haut führt; der Krebs blockiert das Abfließen von Flüssigkeit in der Haut.

Aus früheren Statistiken kann man schließen, daß Frauen mit diesem aggressiven Brustkrebs eine Überlebensrate von etwa 18 Monaten hatten; 2 Prozent überlebten die nächsten 5 Jahre."

Das inflammatorische Karzinom wird oft ohne die Durchführung einer Biopsie diagnostiziert. Jane Cowles stellt in ihrem Buch „*Informed Consent*" fest:

„Das inflammatorische Karzinom ist eine seltene und tödliche Krankheit, die von manchen Ärzten ausschließlich mit Hilfe klinischer Beweise - besonders diffuse Schwellungen, Festigkeit und Rötung der Haut und Brust - diagnostiziert wird." [16].

Diese Symptome waren schockierend und demütigend. Der häßliche und groteske Anblick meiner Brust und meines bleiernen Arms war mir peinlich. Ich blickte auf meine Vergangenheit als Angehörige der Risikogruppe und auf den schweren Streß zurück, unter dem ich bei der Arbeit stand, und erkannte, daß beinahe jeder Risikofaktor auf mich zutraf. War ich eine wandelnde Zeitbombe, die darauf wartete, hochzugehen? Zu diesem Zeitpunkt sah ich so aus!

Während ich sprachlos meine auf schockierende Weise absurd aussehende Brust im Spiegel anstarrte, traf ich die Entscheidung, daß ich trotz schlechter Karten gewinnen würde. Mit eiserner Entschlossenheit ging ich hinunter zum Schwimmbecken und begann schwungvoll mit meinen Bahnen, wobei ich meinen Holzarm mit einem Ruck aus dem Wasser zog (zeitweise konnte ich nur einen Arm gebrauchen). Ich würde diese Sache überwinden, was immer es auch war. In dem knappen Monat, der mir blieb, würde ich den Knoten, die Rötung, den fiebrigen Zustand und die Schmerzen loswerden. Ich würde mich weder verstümmeln oder vergiften lassen, noch vom medizinischen Establishment in den finanziellen Ruin getrieben oder von einer lächerlichen Krankheit besiegt werden! Ich ließ

16: Jane Cowles, p. 188

mich von dem auffälligen Schauspiel, dieser Zirkusvorführung meiner schwerkranken Brust, nicht einschüchtern.

Was ich zu diesem Zeitpunkt noch nicht wußte: Diese Reaktion war ein „Auflodern" des Körpers, um die Krebszellen zu zerstören. Das vom Körper ausgelöste Fieber schafft saunaähnliche Bedingungen, um den Krebs auszutilgen, so wie das Fieber bei einer Grippe die Viren tötet. Auch die anschließende emsige Zellaktivität der Zytokine (Zellen, die sich bewegen), die wie Bienen in meiner Brust herumsummten, war Teil des Heilungsprozesses. Ich hatte meinen Körper so weit entgiftet, daß er in der Lage war, dieses notwendige Stadium zu durchlaufen. Später sollte ich das alles aus den Schriften Dr. Max Gersons und den neuen Forschungsergebnissen über den Heilungsprozeß erfahren. Die Körpertemperatur zum Beispiel hat einen starken Einfluß auf das Immunsystem. Befallen Mikroorganismen oder mutierte Zellen den Körper, wird die Immunabwehr dazu angeregt, chemische Substanzen, die sogenannten Pyrogene (eine Form der Zytokine), zu produzieren. Diese stimulieren den Hypothalamus, die im Gehirn angesiedelte Zentrale für Temperaturveränderungen, dazu, die Normaltemperatur oder den Thermostat höher zu stellen, so daß der Körper für sehr große Wärme bzw. Fieber sorgen kann. Der Körper „neutralisiert" diese Eindringlinge dann.

Eine neue Entdeckung sind nach Dr. David Clark die „Hitzeschock - Proteine". Diese Proteine winden sich während eines Fiebers um die normalen Zellen und schützen sie. Vielleicht ist das der Grund, weshalb nur meine linke Brust heiß wie Feuer wurde, während mein restlicher Körper seine normale Temperatur beibehielt.

Leider wurden die Ansichten und Entdeckungen Dr. Gersons nie allgemein anerkannt, obwohl er ein Pionier und genialer alternativer Heiler ist. Die wirtschaftlich orientierte Krebspolitik hatte dafür gesorgt, daß seine Ergebnisse nicht der Öffentlichkeit vorgestellt wurden, und die entstellenden und giftigen Behandlungsmethoden, deren Wirkung ich an Kimberly beobachtet hatte, die anerkannten und „traditionellen" waren. Auf ähnliche Weise verschwanden Dr. Kanematsus Forschungsergebnisse am Memorial Sloan-Kettering in der Versenkung, laut denen Lätril „Lungenmetastasen verhinderten". Hätte Kimberlys Brustkrebs sich vielleicht nicht in die Lungen ausgedehnt, wenn sie Vitamin B_{17}-haltige Nahrung, z.B.

Aprikosenkerne, zu sich genommen hätte?

Scheinbar hatte ein Labyrinth aus kommerziellen Interessen und Politik zu einer allgemeinen Ignoranz der Ursachen von Krebs, der Vorbeugemaßnahmen und der körpereigenen Heilmethoden geführt. Es machte mich sehr ärgerlich, daß Kimberlys Lungenkrebs aller Wahrscheinlichkeit nach zu verhindern gewesen wäre. Die gesamte Behandlungsprozedur, die sie durchmachte, und die zwar ihr Immunsystem ernstlich beeinträchtigte, sie aber nicht heilte, goß zusätzlich Öl auf mein Feuer. Ich war genauso unwissend und tappte auf ähnliche Weise im Dunkeln wie die breite Öffentlichkeit, was die Metastasenbildung von Krebs oder seine Heilung betraf. Ich wußte absolut nichts über den Heilungsprozeß, den ich durchlief. Ich hatte nicht die leiseste Ahnung, daß es ein Heilungsprozeß war. Nach meinem damaligen Wissensstand hätte diese bizarre Reaktion genauso gut ein Teil der Krankheit und ein Zeichen dafür sein können, daß mein Programm „nicht funktionierte oder noch nicht angeschlagen hatte „. Ich verlor das Vertrauen in mein Programm nicht. Ich gab nicht nach und griff nicht nach dem Telefonhörer, um meinem Arzt mitzuteilen, daß ich jetzt bereit für die Operation sei. Ich setzte mein OMPAT - Programm fort mit dem Ziel, die verschiedenen Stufen der Krankheit zu durchlaufen, bis ich am Ende gesund wäre. Ich würde mich zum Überleben zwingen.

NEBENWIRKUNGEN VON OMPAT

Da wir all die schrecklichen Nebenwirkungen der medizinischen Brustkrebsbehandlung kennen, ist es nur gerecht, wenn wir auch die von mir erlebten Nebenwirkungen von OMPAT durchgehen.

1. Erhöhte Lebenskraft und Energie.
2. Eine sehr viel bessere Figur.
3. Verlust aller Zellulitis und anderem unansehnlichen Körperfett.
4. Das Haar wächst nicht grau, sondern in seiner normalen Farbe nach.
5. Das Haar ist glänzender und dichter.
6. Niemand kann es glauben, daß Sie „so alt" sind.
7. Verbesserte Sehkraft.
8. Niedrigerer Blutdruck.
9. Bessere Leistung bei der Arbeit und folglich mehr geschäftlichen Erfolg.
10. Erhöhte Popularität.

11. Ein völlig verändertes, glücklicheres Leben.

EIN TYPISCHER TAG DES OMPAT-PROGRAMMS

In der Zwischenzeit wache ich automatisch um 5.30 Uhr auf. Es ist stockdunkel. Wessen Idee war das noch mal? Ich erinnere mich daran, daß ich um mein Leben kämpfe und springe aus dem Bett. Das frühe Aufstehen war eine mehr oder weniger gute Idee. Ich habe mich selbst davon überzeugt, also tue ich es. Manchmal fällt es mir immer noch schwer, selbst wenn ich früh zu Bett gehe.

Ich stolpere ins Badezimmer, spritze Wasser in mein Gesicht und beginne meine Routine, indem ich meine Brust mit einer frisch aufgeschnittenen Zitronenhälfte oder Leinöl einreibe.

Man sollte meinen, die Zitrone würde brennen; dem ist aber nicht so. Vielmehr kühlt sie, beruhigt und erfrischt. Während ich die Zitrone oder das Öl einreibe, konzentriere ich mich auf den Bereich des Knotens und visualisiere, wie ich den Knoten wegreibe. Nachdem ich mich angezogen und die Katze gefüttert habe, steht als nächster Punkt der Sprechgesang, die Visualisierung und Gebete auf dem Programm. Während ich das Lotus Sutra intoniere, konzentriere ich mich darauf, die Klangvibrationen zu dem Knoten in meiner Brust zu senden. Es liegt eine mystische Kraft darin, sich die spirituelle Energie nutzbar zu machen, die den Körper zu reinigen scheint.

Eine Reinheit der Gefühle und Ruhe durchdringt den wirren Tumult meiner aufgeregten Zellen und beschwichtigt sie. Die Endorphine meines Gehirns scheinen wie ein Opiat in Wirkung zu treten und versetzen mich in einen halb hypnotisierten Zustand, in dem ich streß- und angstbeladene Gedanken und Reaktionen ausschalten kann. Während ich vor meinem Gohonzon (ein japanischer Altar mit Kerzen und Obst) sitze, intoniere ich Daimoku, Nam-Myoho-Renge-Kyo (frei übersetzt: das mystische Gesetz von Ursache und Wirkung durch Klang-vibration) immer und immer wieder, bis ich in einen tranceartigen Zustand eintrete. Halb hypnotisiert, öffnet sich das Unterbewußtsein weit für Suggestionen. Das kann auch auf anderem Wege erreicht werden, z.B. durch Gebete, religiöse Lieder oder Zauberformeln.

Spirituelle Rituale haben eine lebensbejahende Qualität. Sie scheinen das Unterbewußtsein anzuzapfen und schaffen eine positive mentale

Bestärkung. Ich kann meine „Allwissenheit" und Verbindung mit dem Universum spüren, und fühle, daß ich mich in Richtung Gesundheit bewege. Ich fahre damit fort, diese Klangvibrationen zu dem Knoten in meiner Brust zu steuern. Außerdem stimme ich den Sprechgesang auch für andere an: An diesem Morgen intoniere ich für Kimberly, deren Lungen in der Zwischenzeit mit Krebszellen gefüllt sind.

Trotz des Aufruhrs in der Welt (der Krieg im Mittleren Osten ist in vollem Gang) und des Stress in meinem Leben und dem meiner Freunde erreiche ich schließlich ein Gefühl des Friedens und der Ruhe, während ich mich durch das Durcheinander in meinem Inneren singe. Ich intoniere mit der Kraft eines Löwen, brülle die heilende Kraft heraus. Angestaute unterdrückte Energie und Ärger können auf diese Weise abgelassen werden. Es wird vermutet, daß unterdrückter Ärger zur Entwicklung von Tumoren und Krebs beitragen kann. Die Krebspersönlichkeit tut sich schwer, Ärger auszudrücken, oder kann es überhaupt nicht. Diese Personen unterdrücken negative Gefühle möglicherweise, weil sie befürchten, andere zu befremden, wenn sie es „herauslassen", und deren Freundschaft zu verlieren. Dieser Ärger und Frust ist im Inneren des Körpers eingeschlossen und nagt an der Lebenskraft. Das Intonieren der Sprechgesänge befreit von diesen Spannungen. Es entsteht ein wunderbarer Frieden, der die Seele, den Geist und das Gemüt erfüllt und ein starkes Wohlbehagen auslöst. Ich habe diese Art unglaublichen Friedens auf keine andere Weise gefunden. Er durchströmt meinen gehetzten Körper, beruhigt und besänftigt ihn. Ich fühle mich gelassen und friedlich, zu Hause.

Nach dem Singen der Sprechgesänge lese ich ein wenig. Ich studiere die Belehrungen von Vizepräsident Tsuji in der Seikyo Times (September 1987), einem buddhistischen Blatt:

„Obwohl es sich in einer Glühbirne offenbart, ermöglicht das Gesetz der Elektrizität es Dir nicht, Krankheiten zu überwinden. Es hilft nicht, Hysteriker zu beschwichtigen, und bietet für die meisten Probleme keine Lösung. Aber wenn Du das Gesetz des Lebens kennst, oder etwas hast, was das Gesetz des Lebens verkörpert, so wirst Du es schaffen, Krankheiten zu überwinden und Dein Karma zu ändern."

Nichiren Daishonin, der die von mir praktizierte Form der Buddhismus schuf, schreibt: „Nam-Myoho-Renge-Kyo ist das Gebrüll des Löwen. Welche Krankheit kann folglich ein Hindernis darstellen?"

Und Daisaku Ikeda schreibt: „Heilen bedeutet eine vollständige Wiederherstellung. Die Worte 'Heilen', 'heil' im Sinn von 'ganz', und 'heilig'
sind vom selben Stamm abgeleitet. Heilig bedeutet, vollständig zu sein,
verbunden mit sich selbst, anderen Personen und dem Planeten. Schmerz
signalisiert, daß ein Teil vom Ganzen abgetrennt ist. Diese Beobachtung
beschränkt sich nicht auf körperlichen Schmerz - sondern kann auf alle
anderen Leiden unserer gegenwärtigen Gesellschaft angewendet werden.

Menschliche Ganzheit bezieht sich auf diesen lebenssprühenden Zustand, in dem wir - Geschichte und Tradition eingeschlossen - die allum-
fassenden Lebensrhythmen in neuen Handlungs- und Aktivitätsmustern
absorbieren. Die Erfahrung menschlicher Ganzheit ist zutiefst erfüllend
und ermöglicht uns, solche Qualitäten wie Gelassenheit, Großzügigkeit,
Toleranz und Rücksicht zu zeigen."

Ich fahre in der Dunkelheit zum „Y"; die Stille und der Frieden der
Umgebung, des Universums, ist eine Fortsetzung dieses Gefühls. Bis ich
den Umkleideraum betrete, in dem ein Fernsehgerät steht. Der persische
Golfkrieg scheint zeitlich auf ironische Weise zu passen. Ich muß meine
Sorgen abschalten und Ruhe ausstrahlen, um gesund zu werden. Die Welt
arbeitet nicht mit. Norman Cousins empfiehlt witzige Sendungen wie
„Verstehen Sie Spass?" Aber die Kamera ist im Moment auf einen blonden
Reporter mit eiserner Miene gerichtet, der aussieht, als ob er vor Angst fast
verrückt würde. Er ist vom Nachthimmel eingehüllt, an dem regelmäßig
Raketen und Streifen gelben Lichts aufleuchten. Später wird er gefangen
genommen und in ein Kriegsgefangenenlager verschleppt. Auf keinem Programm finde ich eine lustige Sendung. Alle Kanäle sind voll mit Sorgen
und Zerstörung. Was Marilyn Monroe vorhergesagt hat, ist eingetreten:
Krieg ist zur Unterhaltung geworden.

Ich zwinge mich dazu, dem Fernsehgerät den Rücken zu kehren.
Meine Nerven sind durch diesen Reporter noch stärker angespannt; als ob
Rezession, unerfüllte Liebe und Knoten in der Brust nicht genug wären.

Ich habe beschlossen, mich während des Programms zur Vertilgung
der Tumore auf das Schwimmen zu konzentrieren. Mein Ziel ist, jeden
Morgen eine Meile weit zu schwimmen, bis ich wieder ganz gesund bin.
Sandy, meine japanische Freundin, die ebenfalls sehr früh aufsteht, ist schon
im Umkleideraum. Heute unterhalten wir uns über die japanische Ernährungsweise - die Frauen haben dort die niedrigste Brustkrebsrate. Sie er-

zählt mir, daß sie getrockneten Fisch und Misosuppe mit Algen zum Frühstück essen; Nudeln, z.B. aus Buchweizen, zu Mittag, und frischen Fisch, Reis und Gemüse am Abend. Nachtisch gibt es nur in Form von frischem Obst oder Gelatine. Ich denke über Möglichkeiten nach, meinen Speisezettel noch weiter einzuschränken. Könnte ich je eine solche Spärlichkeit erreichen? Zu diesem Zeitpunkt bin ich willens, alles auszuprobieren, was helfen könnte.

Und jetzt in die Sauna. Es ist sehr heiß und trocken; ich lege mich hin und spüre die intensive Hitze. Ich führe meine Brustuntersuchung in drei Schritten durch. Der Knoten ist auf jeden Fall noch vorhanden, hart wie ein Stein. Meine Brust fühlt sich an wie Gelee, in das Stacheldraht eingezogen wurde. Der 'Stein - Tumorknoten' ist aus Granit, ebenso dauerhaft und solide. Wie kann ich an ihm meißeln? Ich versuche, mir mit geschlossenen Augen vorzustellen, daß der Knoten ein gefrorenes Stück Butter sei, das in der intensiven, trockenen Hitze der Sauna dahinschmilzt. Während ich den mentalen Teil der Untersuchung durchführe, spüre ich ein Kneifen an der Stelle, wo der Knoten lokalisiert ist. Ich visualisiere eine große Zange und ziehe den Knoten mit diesem Werkzeug heraus.

Ich spüle unter der Dusche den Schweiß ab und mache mich zum Becken auf. Die Heizung ist defekt. Ich lasse mich trotzdem in das eisige Wasser gleiten, wobei ich mich wieder frage, wessen Idee das eigentlich war. Ich summe beim Schwimmen, was der Bademeister manchmal lachend kommentiert. Wieder benütze ich die Klangvibration, um den Knoten zu zertrümmern, und lenke sie direkt dorthin. Außerdem stelle ich mir ein weißes Licht vor, das ich wie einen Laserstrahl auf meinen 'Brust-Stein' schieße. Ich sehe zu, wie er in tausend kleine Stücke explodiert, als sei er von einer Rakete getroffen. Ich beobachte, wie diese Stücke im Wasser davontreiben.

Eine Meile ist eine lange Strecke. Am Anfang fühle ich mich noch „steif". Mein Körper befindet sich in einem äußerst belasteten Zustand. Ich spüre die Notwendigkeit, eine überdimensionierte subkutane Spritze zu visualisieren, auf deren gigantischem Flüssigkeitsbehälter in großen Druckbuchstaben „Wohlergehen" geschrieben steht. In meiner Vorstellung gebe ich mir die Spritze. Ich spüre den Stich beim Eintritt der Nadel in meinen Arm. Plötzlich entspanne ich mich. Dadurch wird es mir möglich, friedlich durch das beruhigende Wasser zu gleiten. Nach einer knappen

Stunde Schwimmen bin ich nicht mehr angespannt. Mein Körper fühlt sich lebendig und flexibel an. Ich bin dazu bereit, den Tag anzugehen.

Ich gehe nochmals in die Sauna, um mich aufzuwärmen. Ich visualisiere, wie mein Knoten sich in den Raum entspannt und wie ein Geist auf Nimmerwiedersehen verschwindet. Nachdem ich geduscht habe, schlüpfe ich wieder in meine Arbeitskleidung. Ich verlasse das „Y" erfrischt, verjüngt und entspannt. Ich bin mir sicher, daß ich weitere Fortschritte im Kampf gegen meine Krankheit gemacht habe. Wenn ich dieses tägliche, energische Programm oft genug wiederhole, werde ich gesund sein.

Ich hole die Zeitung und sehe mehr Bilder von Raketen, verängstigten Generälen, einem bleichen Präsidenten und einem infamen Diktator. Ich versuche zu trennen, was „da draußen" und in mir vor sich geht. Ich wiederhole meinen Beschluß, entspannt zu bleiben, und schaffe einen „unsichtbaren Schutzschild" , der mich physisch vor meinem eigenen Streß und Ereignissen auf der Welt bewahrt und es mir erlaubt, inneren Frieden zu bewahren. Es fällt mir schwer.

Wieder zu Hause, bereite ich ein einfaches Frühstück aus frischgepreßtem Orangensaft, naturbelassenem Müsli ohne Konservierungsstoffen, frischem Obst und Kräutertee. Als Lunch packe ich ein halbes Vollkorn - Sandwich ein, das mit Gemüse und 3-4 Sorten Obst belegt ist: ungespritzte Äpfel aus Neuseeland, eine Mango, rote Trauben, Aprikosen oder Pfirsiche, was immer gerade Saison hat. Ich halte mich dabei vor allem an orangefarbene und rote Fruchtsorten, die reich an Beta-Karotin sind.

In meinem wunderschönen Studio mit Oberlicht stehe ich vor meinem enormen Werk genannt „Night Sky". Ich kämpfe damit, steche danach. Es durchläuft die normale häßliche Phase, naß und schmierig aussehend. Es wird schließlich trocknen und einen herrlichen, satinartigen Schimmer annehmen. Ich ringe den ganzen Tag damit. Eine Weile scheint alles gut zu gehen; dann entzieht es sich mir. Das Malen ist ein Geheimnis und ein Wettbewerb mit mir selbst, der nie aufhört, mich zu begeistern und zu frustrieren. Ich gehe völlig auf im Drama eines intensiven Kriegsgemäldes mit seinen tief indigoblauen und raketenartigen, gelbweißlichen Flächen von Mondlicht und Explosion. Ich versuche mich an einer tiefen spirituellen Erfahrung. Dies ist ein Kriegsgemälde, das ich den P.O.W., den Kriegsgefangenen, widme.

Im Studio herrscht Ruhe. Einige Freunde rufen an, aber wegen der Rezession ist das Geschäft zu einem Stillstand gekommen. Ein sehr nettes Paar möchte den Entwurf zu „Night Sky" kaufen; sie ändern jedoch ihr Vorhaben wegen des Krieges und der Rezession. Sie sagen, sie „lieben meine Arbeit", aber davon kann ich meine Rechnungen leider nicht bezahlen. Ich beschließe, diese finanziellen Sorgen einfach von meinem physischen Leben zu trennen. Ich bin während meiner Karriere als Malerin nie völlig bankrott gegangen, obwohl ich einmal nur noch 200 Dollar auf dem Konto hatte. Irgend etwas tat sich immer auf. Das Werk spricht schließlich, und irgend jemand kann nicht widerstehen, es zu kaufen. Das Malen ist ein direkter Vorgang ohne Umwege, aber der Verkauf ist eine Achterbahn; ein Festmahl oder Hunger, wie mein Freund Craig Kauffman es ausdrückt. Er ist schon länger „im Geschäft" und erfolgreicher als ich. Aber er ist älter, und dies ist eine Sache „auf lange Sicht". Die meisten bringen es zu nichts auf diesem furchtbar harten Gebiet. Ich schätze mich glücklich, daß ich meinen Lebensunterhalt mit einer Tätigkeit verdienen kann, die ich liebe - dem Malen und Zeichnen. Ausstellungen in New York, Chicago, San Francisco, Los Angeles, La Jolla und Washington, D.C., halfen. Hunderte von Sammlern haben es mir ermöglicht, mein Lebenswerk fortzuführen.

Zur Mittagszeit halte ich inne, erschöpft von dem Gefühlserguß während der Realisierung von „Night Sky". Ich esse meinen vegetarischen Lunch und trinke Mineralwasser; anschließend mache ich ein kurzes, halbstündiges Nickerchen. Ich warte auf den Briefträger. Vielleicht hat eine meiner Galerien ein Werk für mich verkauft oder vermietet und ich erhalte einen Scheck, der es mir erlaubt, weiterzumalen.

Um 13.00 Uhr erwache ich automatisch. Dieses System hat sich irgendwie in meinem Gehirn manifestiert und funktioniert. Auf diese Weise habe ich am Nachmittag immer mehr Energie. Ich kehre zu „Night Sky" zurück für weitere vier Stunden des Kampfes. Dieses Gemälde scheint ewig zu dauern; ich arbeite monatelang daran, bevor es schließlich vollendet ist.

Um 17.00 Uhr breche ich ab. Nachdem ich alles für ein Werk gegeben habe - Energie, Herz, Seele, Kreativität und Erfahrung - bin ich bereit, aufzuhören. Diese Art der Selbstdisziplin, den ganzen Tag ohne Stechuhr, Sirene oder regelmäßiges Gehalt zu arbeiten, ist meine Natur. Es scheint mir nicht außergewöhnlich. Ich arbeite seit über 20 Jahren so. Inzwischen ist es Routine.

Zu Hause gibt es weitere Kriegsnachrichten im TV. Wo sind die Komödien, die Norman Cousins anschaute, um gesund zu werden? Jeglicher Humor und positive Emotionen sind überdeckt vom Schrecken des Krieges.

Ich entsafte etwa 8 große Karotten (die größten enthalten am meisten Beta-Karotin) und trinke den köstlichen Tumorhemmer. Dann bereite ich ein einfaches Abendessen aus Vollkorngetreide und Gemüse. Heute abend gibt es Perlgraupen (enthalten Lätril), ein fettarmes Nahrungsmittel, das reich an Ballaststoffen und gut bekömmlich ist. Gemüse und eine Soße aus Tomatensaft (noch mehr Beta-Karotin) vervollständigen die Mahlzeit. Dem Getreide folgt ein großer Salat aus rohem Gemüse, den dunkelsten Salatblättern, die ich finden konnte, Zwiebeln, frischem Knoblauch (Selen), Tomaten, Kohl (ein Gemüse der Pflanzenfamilie Cruciferae und als krebsvorbeugend bekannt) und ein paar Sonnenblumenkerne als Proteinlieferant. Eine Salatsoße aus Oliven- und Leinöl, Balsamessig und gemahlenem Pfeffer - und fertig ist ein zufriedenstellendes Abendessen, das außerdem äußerst fettarm und voller krebsbekämpfender Nährstoffe ist. Zum Nachtisch gibt es Datteln (jede Menge Vitamin A) oder anderes frisches Obst und Kräutertee.

Nach dem Abendessen telefoniere ich mit einigen Freunden, rufe Sammler an und lade sie in mein Studio ein, schreibe in mein Tagebuch, und intoniere Sprechgesänge. Das Intonieren besänftigt alle Aufregung und wird wieder auf den Knoten gerichtet. Ich wende die Visualisierung an, um zu „sehen", wie die Vibration des Klanges den Knoten in Millionen, Trillionen Stücke zertrümmert. In einem tranceähnlichen Zustand schaffe ich meine eigene Wirklichkeit, eine, in der ich gesund und erfolgreich bin, meine Brust rein und mein Bankkonto voll ist.

Ich versuche, früh zu Bett zu gehen, noch vor zehn. Mir geht jetzt auf, daß ich um mein Leben kämpfe. Sieben Tage vor meinem Arzttermin ist der Knoten deprimierenderweise immer noch vorhanden. Was wird mit mir geschehen? Ich beschließe, ein allumfassendes Vertrauen in den Erfolg des Programms zu setzen. Ich werde meinem Körper voll vertrauen. Ich führe meine Routine standhaft weiter. Dieses Programm wird entgegen aller Wahrscheinlichkeit funktionieren, und zwar zum vereinbarten Zeitpunkt. Mein Allgemeinbefinden ist besser, und mein Gesicht hat nicht mehr die schreckliche gelbe Farbe schwerer Krankheit. Auch mein Entsetzen hat nachgelassen; die harte Arbeit, Gefühle der Gelassenheit, des „high life", inneren Friedens und Wohlbehagens in mir auszulösen, scheint Früchte zu tragen. Ich fühle mich irgendwie siegreich, obwohl sich rein körperlich nichts verändert hat. Der Knoten ist immer noch vorhanden, hat sich weder von der Stelle gerührt noch während meines monatlichen Zyklus verändert. Aber etwas ist anders. Ich habe eine Vorahnung, daß sich das Blatt gewendet hat - zur Gesundheit hin.

Fünf Tage vor meinem Termin untersuche ich in der Sauna wie gewöhnlich meine Brust. Der Knoten ist nicht mehr da. Ich kann es nicht fassen! Es ist verblüffend. Ich hatte dieses Wunder zwar geplant, aber glaubte ich in meinem tiefsten Inneren wirklich, es würde funktionieren? Ich untersuche die Brust immer wieder. Beim mentalen Teil der Untersuchung kann ich feststellen, daß meine Brust immer noch nicht normal ist. Die stacheligen Zellen schwärmen noch immer umher, aber die kneifende Empfindung an der Stelle, wo der Knoten war, ist verschwunden. Mein erster Gedanke - der Knoten ist weg und ich habe noch fünf Tage! Ich bin ekstatisch.

/Während des morgendlichen Schwimmens begann meine Brust wie verrückt zu jucken, wie eine Wunde, die heilt.

Nachdem die Welle völliger Euphorie und der Siegesgefühle über mich hinweggeschwappt ist, wanke ich zurück zu einen nüchternen Geisteszustand. Mir wird klar, daß ich weiterhin daran arbeiten muß, den Tumor fernzuhalten. Das erreiche ich, indem ich das OMPAT - Programm fortführe. Ich beschließe jetzt, daß ich dem Programm für den Rest meines Lebens folgen muß. Mein Körper hatte gelernt, Knoten in der Brust und Gebärmutter - eventuell Krebs - zu bilden. Ich hatte ihm beigebracht, oder dabei geholfen, die Tumore zu heilen und auszuscheiden. Ich besitze heute ein höheres Wissen darüber, wie mein Körper funktioniert. Ich habe eine Art spirituelles Wachstum erfahren, eine Lektion in äußerster Selbstkontrolle. Ich habe durch Disziplin den Schlüssel zu meiner eigenen Gesundheit gefunden. Die fettarme und zurückhaltende Ernährungsweise, das Intonieren, Gebete, Visualisierung, Gruppentherapie, schweißtreibender Sport und selbstausgelöstes „Wohlgefühl" haben gemeinsam ein Wunder vollbracht. Und genau zur rechten Zeit! Dr. Furr stand eine Überraschung bevor.

Fünf Tage später fahre ich zu Dr. Furrs Praxis. Es ist mittlerer Nachmittag, und die Praxis ist tödlich still. ALLE WISSEN ES. Die Praxis hat etwas von einem Bestattungsinstitut an sich. Ich bin hier der einzige glückliche und zuversichtliche Mensch.

Dr. Furr bringt mich eilig in das Untersuchungszimmer; Unnachgiebigkeit und Ärger stehen ihm ins Gesicht geschrieben. Er ist dazu bereit, mich zum Chirurgen zu überweisen - falls nötig, in einer Zwangsjacke. Dies ist ein Notfall!

Ich sitze ruhig da und erzähle ihm, daß ich glaube, den Knoten los zu sein. Aber ich lasse ihn wissen, daß die Entscheidung bei ihm liegt.

Er nickt kurz und schaut während meines Berichts sehr skeptisch drein.

Ich folge seiner Anordnung und lege mich auf den Untersuchungstisch. Mit seinem vollen Gewicht und allem Druck, den seine Hände aufbringen können, untersucht er meine Brust. Aber er kann keinen Knoten finden. Er erinnert sich präzise an die Stelle des Knotens. „Er war genau hier?" stellt er fest, und ein perplexer Ausdruck erscheint auf seinem Gesicht. Er testet die andere Brust - ohne Erfolg. Er kehrt zurück zu meiner linken Brust und versucht es noch zweimal. Ich kann nicht umhin zu sagen: „ Ich fordere Sie dazu heraus, den Knoten zu finden."

Aber so sehr er es auch versucht, er kann ihn nicht finden.

Schließlich gibt er mit einem schwachen Lächeln erschöpft auf. Er gesteht mir meinen Sieg zu.

„Wie haben Sie es angestellt?" fragt er schwach.

Ich umreiße kurz mein OMPAT - Programm.

Er bietet mir an, ein Video über mein Programm in seiner Praxis zu zeigen, falls mir daran liegt, eines zu machen. Er gibt zu, Vegetarier zu sein. JETZT sagt er mir das! Er bietet an, Buddhismus zu erlernen! Ich habe Dr. Furr noch nie so redselig erlebt. So interessiert. Was ist mein Geheimnis? Er benimmt sich wie ein vor kurzem Bekehrter, bereit, meiner „Kirche der Gesundheit" beizutreten.

Alle in der Praxis scheinen vor Glück zu strahlen, als er mit freudiger Stimme sagt: „Bis zum nächsten Jahr!!"

Es ist ein enormer, bedeutsamer Sieg. Jeder einzelne in der Praxis spürt es. Aber ich weiß, daß noch Arbeit vor mir liegt. Meine Brust schmerzt immer noch; noch ist nicht alles, wie es ein soll. Es wird weitere sieben Monate ununterbrochener, schonungsloser Arbeit benötigen.

Aber die schwerste Krise ist überwunden. Ich befinde mich wieder auf dem Weg der Besserung. Und ich habe jetzt einen Plan, vollständig zu gesunden und gesund zu bleiben. Das große Geheimnis der Befreiung der Körpers von Tumoren besteht schlicht in seiner Entgiftung und Entspannung. Wenn man den Körper auf jede mögliche positive Art der Gesundheitsförderung unterstützt, stellt sich die Selbstheilung bald ein. Man wird zu einem Cheerleader, einem Zuschauer, der die wundersame „Heilung" beobachtet.

Was Dr. Furr anbelangt, so beschloss er nach der Lektüre dieses Manuskripts, seine eigene Gesundheit nicht aufs Spiel zu setzen und wurde Mitglied im „Y". Ich treffe ihn jeden Morgen - der Ausdruck des Erstaunens steht ihm immer noch ins Gesicht geschrieben!

Kapitel 6:

Diedre Morgan - eine Designerin, die sich nach eigenem Entwurf von Brustkrebs befreite

Diedre Morgan ist eine lebhafte, elegante Frau in den Fünfzigern, die ich beim Besuch einer geräumigen, exklusiven Kunstgalerie traf; die Galerie hatte soeben ihre Pforten in Beverly Hills geöffnet. Sie arbeitet dort als Assistentin.

Wir verstanden uns auf Anhieb glänzend. Ich erzählte meinen Freunden, daß ich sofort eine spirituelle Verbindung mit ihr gespürt hatte.

Nachdem ich die Galerie mehrmals aufgesucht und sie meine Arbeit in meinem Studio besichtigt hatte, wurden wir Freunde. Ich erwähnte meine Erfahrung mit den Knoten, die ich aus eigener Kraft aufgelöst hatte und über die ich zu schreiben plante. Zu meiner Überraschung sagte sie, daß sie die genau gleiche Erfahrung gemacht habe. Sie stimmte zu, ihre Geschichte zu erzählen.

Im Alter von 42 Jahren hatte sie ihren Gynäkologen zur jährlichen Routineuntersuchung aufgesucht. Er hatte einen Knoten in ihrer Brust entdeckt. Er sagte ihr, daß sie diesen Knoten nicht ignorieren könne und forderte sie auf, sich einer Mammographie zu unterziehen.

„Zu diesem Zeitpunkt hatte ich zu viel zu tun, um aufzuhören oder meinen Arbeitsplan zu unterbrechen," erzählte sie mir, während ihre Hand durch die Luft fuhr. „Ich war Designerin von Umstandskleidung, und ein Besuch bei Saks Fifth Avenue in New York läßt sich schlecht aufschieben."

Dennoch ließ sie eine Mammographie machen, die den Fund des Arztes bestätigte. Der Knoten schien lebensbedrohlich. Am folgenden Tag rief der Arzt an und forderte sie auf, sich operieren zu lassen.

„Ich sagte zu meinem Arzt, daß ich in einer Woche - nach meiner Geschäftsreise - zurückrufen würde."

Der Aufenthalt in New York zog sich jedoch in die Länge. „Meine Mutter, die im Osten lebt, bekam Gallenblasenkrebs, und ich fühlte mich verpflichtet, einen Monat lang zu bleiben und sie zu betreuen, während sie sich im Krankenhaus einer Operation unterzog." Sie riß die Augen weit

auf und rief: „Mein Arzt war außer sich und rief mich täglich an. Er forderte mich zur Rückkehr auf. Ich müsse mich operieren lassen. SOFORT!"
Ich antwortete ihm:" Ich heile mich selbst."
Diedre ging nach Cape Cod, um sich um ihre Mutter zu kümmern. Während dieses Aufenthalts würde sie ihr Selbstheilungsprogramm durchführen. Sie beschreibt es folgendermaßen:
„Jeden Morgen nach dem Erwachen blieb ich im Bett und visualisierte für 20-30 Minuten. Zuerst konzentrierte ich mich auf das dritte Auge, das Auge in der Mitte meiner Stirn, und „sah", wie weißes Licht diesem Auge entströmte. Ich leitete dieses weiße Licht nach unten und ließ es durch meinen Körper strahlen, dirigierte es kreisförmig durch meine Brust, bis ich einen friedlichen, reinen Zustand erreichte."
Diese spirituelle Reinigung mit „weißem Licht" führte sie nur einmal täglich durch. Außer dieser geistigen Übung ergänzte und veränderte sie ihre gewöhnliche vegetarische Ernährungsweise („Ich habe seit 20 Jahren kein Fleisch gegessen, außer vielleicht ein oder zweimal jährlich auf einer Party", erklärte sie), nur durch das Weglassen jeglichen Koffeins und verstärkte Einnahme der Vitamine A und E. „Ich nahm etwa drei Vitamin A-Pillen täglich."
Sie bemerkte, daß die Heilung „nicht äußerlich" war, obwohl die Vitamine zu ihrer Stärkung beitrugen. Sie betrachtet ihre Heilung als einen ganz und gar innerlichen Vorgang und erklärt: „Finde eine Wellenlänge und arbeite damit. Akzeptiere es als eine Heilquelle."
Dann, ruhig: „Es steckt eine starke Motivation hinter Brustkrebs. Ich mußte ihn loswerden."
Diedre glaubt, daß wir uns an Ernährung und Sport halten, weil wir physische Menschen sind, aber „die Wahrheit ist, daß wir uns mit Hilfe unserer geistigen Stärke von jedem Übel heilen könnten, wenn wir nur ausreichend entwickelt wären und wirklich glauben würden."
„Wir brauchen den Glauben und das Vertrauen in unsere eigenen Selbstheilungskräfte. Wir legen die Betonung auf die Ernährung. Ernährung hat nichts damit zu tun. Wir möchten „Heilkraft" in eine Flasche stecken. Aber in Wirklichkeit müssen wir uns selbst Macht zugestehen. Uns dazu bringen, ehrlich zu uns selbst zu sein und daran zu glauben, daß wir uns selbst heilen können. Die Kraft, unseren eigenen Körper zu heilen, liegt in uns selbst."

Ich fragte Diedre, ob sie unter Stress gestanden hatte, bevor der Arzt ihren Brustknoten entdeckte.

„Ungeheuerlicher Stress", sagte sie. „Während der letzten drei oder vier Jahre hatte ich genug Stress, um mich in eine psychiatrische Anstalt einliefern zu lassen." Sie erklärte, wie hart ihre Arbeit als Designerin gewesen war. Sie sah sich als „nicht in Einklang mit sich selbst", frustriert, ärgerlich, verstimmt. Sie ist der Meinung, daß sich der Knoten aus ihren heftigen Emotionen und Frustration heraus entwickelte. Um den Krebs loszuwerden, mußte sich ihr emotionaler Zustand ändern. Ihr oberstes Ziel bestand darin, sich zu beruhigen und von diesem unerträglichen Aufruhr zu reinigen.

„Glaubst Du, daß die Bemühungen um Deine Mutter Deine eigene Gesundung vorantrieb?" fragte ich. Ich erzählte ihr von der Nacht, in der ich meine buddhistische Freundin Jeanne Hall besucht hatte. Sie war eiligst ins Krankenhaus gebracht worden, nachdem ein offener Abszeß eine Blutvergiftung in ihrem Körper verursacht hatte. Ich brachte ihr Kürbisbrot. Wir rissen Witze über den Plastikpudding des Krankenhauses, den sie nun nicht essen mußte, da ich ihr einen gesünderen Nachtisch als Ersatz gebracht hatte. Obwohl sie sehr schwach und müde aussah und an intravenöse Schläuche angeschlossen war, die ihr Antibiotika zur Bekämpfung der Vergiftung einflößten, intonierten wir zusammen das Abend - Gongyo. Dieses gemeinsame Beten war wirklich wunderbar, eine heilende Erfahrung für mich, wo doch Jeanne die eigentlich Kranke war. Ich steckte grade mitten in meinem eigenen Kampf um meine Gesundheit, obwohl ich weder so krank aussah, noch meine Arme an irgendwelche Schläuche angeschlossen waren. Als ich das Krankenhaus verließ, nachdem ich Jeanne geholfen hatte, spürte ich eine heilende Kraft, die stärker, sehr viel mächtiger war als das, was ich beim Intonieren alleine erfahren hatte.

Diedre sann über diese Theorie nach. Sie sagte, sie „erkenne das spirituelle Gesetz", das ich beschrieben hatte, und war der Meinung, es gäbe ein Gegenstück in der Unterstützung der Heilung anderer, das heilende Energie für die eigene Person schaffe. Sie wiederholte, daß das oberste Ziel der Selbstheilung darin bestand, sich selbst Macht zuzugestehen, ehrlich zu sich zu sein, und vollständig an unsere eigenen Heilkräfte zu glauben.

Sie hat ihre Brust nie selbst untersucht. In dem Monat ihrer Abwesenheit konzentrierte sie sich darauf, sich selbst zu heilen und ihrer Mutter zu helfen, ohne sich irgendwelche Sorgen darüber zu machen, ob der Knoten immer noch da war oder nicht. Das beeindruckte mich. Während meines Programmes hatte ich meine Brust jeden Tag besorgt untersucht. Sie sagte, sie habe sich nie die Mühe einer Selbstuntersuchung gemacht.

„Ich hatte eine Behinderung," sagte sie. „Es galt, sie loszuwerden."

Einen Monat später kehrte sie an einem Montag nach Hause zurück, nachdem sie ihre Mutter erfolgreich durch deren Katastrophe gebracht hatte. Dienstags rief der Arzt an und vereinbarte einen Operationstermin für Mittwoch.

Der Chirurg installierte die Röntgenaufnahmen der Mammographie und begann mit der Brustuntersuchung. Er führte die manuelle Prozedur einmal durch und wendete sich mit einem fragenden Gesichtsausdruck wieder den Röntgenbildern zu. Nachdem er dieses Spiel dreimal wiederholt hatte, gab er auf.

„Röntgenaufnahmen lügen nicht," sagte er. „Aber Sie haben nichts. Ich weiß nicht, wie Sie es angestellt haben, aber ich schlage vor, daß Sie damit weiter machen."

Das war vor 10 Jahren. Diedre hatte nie einen Rückfall. Inzwischen hilft sie anderen bei deren Gesundung. Ihrem Gefühl nach hat die rechte Brust mit externen Ereignissen zu tun. Probleme damit bedeuten, daß man nicht im Einklang mit sich selbst und erfüllt ist von Frustration, Ärger und Groll. Die linke Brust dagegen ist mehr auf weibliche Gefühlen, auf Liebe, ausgerichtet. Feindschaftliche Gefühle und starker Ärger, die eine Frau vielleicht gegen sich selbst richtet, verursachen möglicherweise einen Knoten. Ihrer Ansicht nach gibt es auf jeden Fall einen solchen Auslösemechanismus.

„Du tust es Dir selbst an," erklärt sie.

Sie meint, die Behandlung körperlicher Symptome sei einfacher als die der URSACHE DES KREBSES. Aber die Behandlung körperlicher Symptome schlägt nicht immer an. Man muß sich um den geistigen und emotionalen Kern der Ursache kümmern. Sonst wird sich der Krebs trotz aller physischer Behandlung ausbreiten.

Die Psyche muß den Vorgang ungeschehen machen. Man muß rückwärts gerichtet arbeiten. Was hat den Knoten ausgelöst? Welche emotionalen Probleme, welcher Frust mit der Umgebung wurden nach innen gerichtet? Welcher Ärger oder welche reaktive Emotion hat das Problem ausgelöst?

„Deine Psyche muß die Arbeit leisten - das braucht Zeit und Disziplin und höchste Konzentration. Du mußt äußerst positiv sein. Wie kannst Du den Heilungsprozeß aktivieren, wenn Du keine Hoffnung und keinen Lebenswillen hast? Wenn Du Dich machtlos fühlst, nimmt der Krebs überhand. Du mußt glauben."

Nach dem Interview mit Diedre mußte ich daran zurückdenken, wie ich es „mir selbst angetan hatte". Mein größter Beitrag bestand in der Anspannung und dem Stress, den ich meinem Körper ein Jahr lang vor dem Auftreten irgendwelcher Knoten in Form von Ängsten, Sorgen und emotionalem Schmerz zugemutet hatte. Ich nahm übermäßig viel Fleisch zu mir, um meine Probleme durch Essen zu kompensieren. Mein Sportprogramm bestand darin, im Fitneßclub im heißen Whirlpool zu sitzen, da mein Leben zu wertlos schien, als daß sich eine sportliche Anstrengung gelohnt hätte. Ich war jenseits von Selbstmitleid. Der Verlust der Hoffnung hatte sich in eine Art Apathie angesichts meiner Zukunft gewandelt. Alle Gefühle hatten sich nach innen gerichtet, wo sie an mir fraßen, während ich in Selbstmitleid und grauer Verzweiflung badete. In der Zwischenzeit ignorierte ich meine mißliche Lage. Vielleicht würden die Probleme ja einfach „verschwinden". Ich strapazierte meinen Körper, mißbrauchte und ignorierte ihn. Nichts schien einen Wert zu haben; weshalb sich also die Mühe machen? Mein Leben schien in einer Sackgasse zu stecken.

Als Dr. Furr die Anzeichen drohender Krankheit entdeckte, kam das einem Weckruf gleich, der mich aus meiner Apathie riß und mich von meinem Realitätsverlust befreite. Vielleicht gibt es einen Grund für diese Erkrankung, dachte ich. Sie ist der Wecker der Natur. Es ist an der Zeit, meine Gründe zu leben von neuem zu betrachten. Und vor allem ist es an der Zeit, mich zu verändern. Es ist an der Zeit, wirklich auf mich acht zu geben und mich wirklich um mich zu kümmern.

Auch Diedre Morgan erkannte das. Sie ist ein lebhaftes, energiegeladenes Beispiel dafür, wie erfolgreich Selbstheilung sein kann. Ohne entstellende Operationen oder giftige Medikamente hat sie sich mit eigener Willensanstrengung ihre Gesundheit wiedergegeben. Inzwischen hilft sie anderen mit ihrem Wissen und ihrer Erfahrung. Eine ihrer Spezialitäten ist es, anderen Selbstheilungstechniken beizubringen und ihnen die Werkzeuge in die Hand zu geben, die sie zur Unterstützung ihrer eigenen Gesundung benötigen.

Wir sind uns beide einig, daß wir keine Angst mehr vor Brustkrebs haben. Wir haben einen Selbstheilungsprozeß erlebt, waren gezwungen, darüber nachzudenken, wie wir selbst zur Entstehung der Krankheit beigetragen hatten, und haben dabei gelernt, wie man den Prozeß auf eine langsame, methodische, disziplinierte und konzentrierte Weise umkehrt. Wir haben, jede für sich, die Ursache und das Heilmittel entdeckt. Wir haben uns jetzt unsere eigene „Versicherung" verdient, die wir nicht mit Geld, sondern mit der harten, aber äußerst lohnenswerten Arbeit der Selbstheilung bezahlt haben.

Kapitel 7:
Das überall erhältliche, billige Wunderheilmittel gegen Tumore und seine Wirkung

Im Jahre 1978, als ich um die Wiederherstellung meiner Gesundheit kämpfte - ich mußte einen Knoten in meinem Nacken loswerden, der durch die Verwendung von karzinogenen Malmaterialien aus Kunststoff entstanden war - traf ich auf einer Party im Studio eines Künstlers eine Frau, die mir diese unglaubliche Geschichte erzählte.

Der Mann einer ihrer Freundinnen war schwer an Krebs erkrankt. Sein Arzt betrachtete ihn als hoffnungslosen Fall; bei einer ersten Operation, die das Ausmaß der Krankheit zeigen sollte, fand er die inneren Organe von Krebs überschwemmt und vernähte den Schnitt, ohne etwas unternommen zu haben.

Seine Frau wußte weder um die Maßnahmen, noch war ihr die Prognose bekannt. Sie war in dem Glauben, der Chirurg habe das bösartige Gewebe entfernt, und, mit alternativen Heilmethoden vertraut, erstellte sie einen eigenen Plan, der seine Gesundheit wiederherstellen sollte. Sechs Monate lang entsaftete sie die größten Karotten, die sie finden konnte, und gab ihrem Mann, der sich auf dem Sofa ausruhte, mehrmals täglich dieses wichtige Nahrungsmittel zu trinken.

Der todkranke Ehemann gewann seine Stärke zurück. In der Tat wurde er innerhalb von sechs Monaten gesund. Seine Frau eilte, vor Dankbarkeit überwältigt, zurück ins Krankenhaus, um dem Chirurgen zu seiner überaus erfolgreichen Operation zu gratulieren. Dem Arzt verschlug es die Sprache. Er hatte geglaubt, die Frau wende sich an ihn mit der Bitte um Anteilnahme und Hilfe bei der Ausrichtung der Beerdigung.

Dieser Mann erlebte viele weitere produktive Jahre. Als er schließlich viele Jahre später aus anderen Gründen starb, ergab die Autopsie nicht die geringste Spur von Krebs in seinem ganzen Körper!

In der Zeit zwischen der Erholung von dem ersten Knoten und den Knoten in meiner Brust und Gebärmutter hatte ich damit aufgehört, Karotten zu entsaften. Aber heute weiß ich, daß dieses Ritual als Vorbeuge-maßnahme weiterhin jeden Abend durchgeführt werden muß.

Wie wirken Karotten?

Dr. David B. Clark erklärte mir die Chemie während einer seiner vielen spontanen wissenschaftlichen Lektionen, die er mir so großzügig bei gemeinsamen Abendessen erteilte. Er arbeitet als Hämatologe (Blutspezialist) beim Amerikanischen Roten Kreuz auf dem Gebiet der Blutkrankheiten, wo er daran beteiligt ist, ein Heilmittel für die Hämophilie und andere Störungen, die das Verklumpen der Blutes betreffen, zu finden, indem er unterschiedliche Proteine, die von Natur aus dafür zuständig sind, aus dem Blut isoliert. Das Protein C zum Beispiel ist die Substanz, die dabei hilft, Blutklumpen im Körper aufzulösen. Er arbeitete ursprünglich mit dieser Substanz an der Georgetown University in Washington, D.C.. Das Ver-klumpen von Blut wurde bei Hüftoperationen zum Problem, da das Blut dazu neigte, unnötigerweise am Ort der Operation zu gerinnen.

'Faktor 8' und 'Faktor 9' sind Substanzen im Blutplasma, die an der Gerinnung des Blutes beteiligt sind. Diese Proteine werden aus dem Plas-ma isoliert und als „Medikament" für Bluterpatienten verwendet, deren Blut nicht verklumpen kann und die folglich aufgrund eines kleinen Schnit-tes oder einer minimalen Verletzung verbluten können.

Wie es Faktoren gibt, die das Blut entweder gerinnen lassen oder aber Klumpen auflösen, so gibt es Faktoren gegen Krebs. Der „Tu-mornekrosefakor" ist eine neue Entdeckung; es ist ein Protein, das Tumore zerstört. Gegenwärtig wird dieses Protein von Wissenschaftlern aus dem Blut isoliert und erforscht. ist eine weitere Substanz, die vom Körper zur Zerstörung von Krebs produziert wird. Forscher experimentieren zur Zeit mit diesen natürlichen Substanzen, die der Körper zur Krebsbekämpfung herstellt.

Dr. Clark, der seinen Doktor in Chemie an der Cornell University machte, ist genau die richtige Person, um den therapeutischen Wert von Karotten zu erklären. Die Tatsache, daß ich diesen „Mann der Wissen-schaft" auf einem Buddhistentreffen kennenlernte, bedeutete für mich, ei-nen einzigartigen Freund zu haben, der die neuesten wissenschaftlich - technologischen Erkenntnisse der Medizin mit einem starken Vertrauen in die uralten Heilkräfte des Glaubens kombinierte.

„Die tumorzerstörenden Eigenschaften des Vitamin A sind uns bekannt," erklärte er. „In hohen Dosen ist Vitamin A jedoch toxisch und wirkt sich verheerend auf die Nieren aus, da es fettlöslich ist. Aber zwei Moleküle des Beta-Karotins, das wasserlöslich ist, können vom Körper in Vitamin A umgewandelt werden. Mit anderen Worten: Es besteht kaum eine Gefahr der Überdosierung mit Beta-Karotin. Im schlimmsten Fall führt einer Menge Karottensaft zu einer leichten Orangefärbung."

Karotten haben eine lange Geschichte in der medizinischen Verwendung. Im Mittelalter wurden sie nicht als Nahrungsmittel verspeist, sondern nur zu medizinischen Zwecken bei der Behandlung solch unterschiedlicher Krankheiten wie Schlangenbiß, Schwindelanfällen und Entzündungen eingesetzt. Ralph Moss beschreibt die Arbeit von Bernard Peyrilhe (1735-1804), Professor für Chemie an der "Ecole Sante" und Professor Royal an der chrirugischen Universität von Paris, der als Träger eines Preises der Akademie zu Lyon im Jahre 1773 zum Thema „Was ist Krebs?" in Erinnerung bleibt. Peyrilhe befürwortete den Einsatz von Karottensaft bei der Krebsbehandlung. Karottensaft wird auch in der Diät nach Gerson zur Heilung von Krebs empfohlen.

In Tierexperimenten, die erstmals von Dr. Harold W. Manner, Vorsitzender der biologischen Fakultät der Loyola University in Chicago, in großem Stil durchgeführt wurden, verwendet man emulgiertes Vitamin A um dramatische Resultate bei Mäusen mit Brusttumoren beobachten zu können. In seinem Buch „*The Death of Cancer*" berichtet er: "Nach 6-8 Tagen trat ein Geschwür am Ort des Tumors auf. Im Geschwür befand sich eine eiterartige Flüssigkeit. Eine Untersuchung dieser Flüssigkeit zeigte tote bösartige Zellen. Bei 75 Versuchstieren gingen die Tumore nach und nach zurück, bis sie völlig verschwanden. Das entspricht 89 Prozent der gesamten Gruppe. Die übrigen 9 Tiere zeigten eine partielle Regression." (1978).

In nachfolgenden Studien mit 550 an Brusttumoren erkrankten Mäusen fand er, daß Lätril alleine keine Wirkung hatte; eine Kombination aus Lätril, Vitamin A und Enzymen jedoch war auf signifikante Weise effektiver als nur Enzyme und/oder Vitamin A. Die dreifache Kombination führte bei 38 von 50 Fällen zur Tumorregression; das entspricht 76 Prozent.

Im folgenden Kapitel werde ich den Ernährungsplan besprechen, den ich sorgfältig aus Nahrungsmitteln zusammengestellt habe, die reich an Enzymen, Lätril (ein Nährstoff, der außer in Aprikosenkernen in 1200

Nahrungsmitteln enthalten ist) und Vitamin A ist. Dieser Plan half bei der Stärkung meines Immunsystems, so daß ich die Tumore in meiner Brust und Gebärmutter auflösen konnte. Ich werde mich ein Leben lang daran halten, um einem Wiederauftreten vorzubeugen.

Ein Teil dieser Diät ist der allabendliche frische Saft von etwa acht sehr großen Karotten.

Trinkt man den Saft sofort nach dem Pressen, überschwemmt er die Zellen mit Vitamin A und gibt ihnen damit sofortige Munition gegen Tumore. Diese Diät kann mit Visualisierung verbunden werden - man „sieht", wie der Saft die Zellen stärkt und kräftigt. Visualisierung kann auch so während des Trinkens des Saftes eingesetzt werden, daß man „beobachtet", wie er Brustknoten und Tumore auflöst.

Epidemiologische Untersuchungen zeigen, daß Raucher, die Vitamin A - reiches Gemüse und Obst zu sich nehmen, einen gewissen Schutz gegen Lungenkrebs haben.

Wie eines der neuesten Ergebnisse von Dr. Robert Russell an der Tufts Universität zeigte, scheint Vitamin A ein tumorunterdrückendes Gen „anzuschalten".

Eine „Nebenwirkung" zeigt sich in einer aktuellen Studie des U.S. Department of Agriculture an Personen, die älter als 60 sind. Diejenigen Personen, die einen adäquaten Karotinspiegel hatten, waren agiler in Tests zum kognitiven Denkvermögen.

Karotten sich auch dafür bekannt, daß sie das Sehvermögen verbessern. Laut einer aktuellen medizinischen Harvard-Untersuchung ist das Karotenoid, eine Substanz in Karotten und Gemüse mit dunkelgrünen Blättern, z.B. Spinat, sogar an der Vorbeugung von grauem Star beteiligt. Der graue Star ist eine der Hauptursachen von Blindheit in den U.S.A. Diese Substanz ist ein antioxidativ wirkende Mittel, das die Augenlinse vor oxidativen Schädigungen schützt. Dr. Susan E. Har-kinson untersuchte die Ernährungsweise von 50 000 Frauen und fand, daß eine karotenoidreiche Ernährung das Risiko des grauen Stars um 40 Prozent verringerte. („Woman's Day", 23.Febr.1993, „Eat smart" von Denise Webb, Ph.D., R.D.).

Alle relevanten Untersuchungen, die ich studierte, deuten darauf hin, daß Karottensaft ein mächtiges „Supermedikament" im Kampf gegen Brust- und andere Krebsarten ist. Der Saft besitzt dynamische, vorbeugende Eigenschaften.

Das tägliche Ritual des Entsaftens und Trinkens des Karottensafts haben mir dabei geholfen, meine Brust und mein Leben zu behalten.

Kapitel 8:
Die heilende und vorbeugende Diät im Rahmen von OMPAT

Umgeben von Stapeln an Büchern, Kochbüchern und Werken über Ernährung, fragte ich mich bei der Zusammenstellung der OMPAT - Diät: Was empfahlen unsere Ahnen 2000 Jahre vor Christi Geburt? Was berichtet die moderne Medizinwissenschaft im Jahre 1990 nach Christi Geburt? Was hat die alternative Gemeinschaft zu sagen? Und schließlich: Was hat sich schon früher für mich bewährt?

Ich stand bei der Zusammenstellung dieser Anti - Krebs - Diät unter Zeitdruck. Mir fehlte die Zeit für eine graduelle Änderung meiner Ernährungsgewohnheiten. Unter normalen Umständen könnte eine Umstellung in Etappen darin bestehen, die Diät zu Beginn an ein bis zwei Tagen der Woche auszuprobieren. Statt einer allmählichen Transformation schien es mir unumgänglich, mich direkt in diese ausschließlich aus Obst, Gemüse, Hülsenfrüchten, Nüssen, Samen und Vollkorngetreide bestehenden Diät zu stürzen. Jegliches Fleisch, einschließlich Huhn, und alle Milchprodukte fielen weg. Dafür beinhaltet die Diät jede Menge Fisch und zwei Eier wöchentlich.

Diese Diät funktioniert. Ich bin der lebende Beweis dafür, daß die OMPAT - Diät mehr als ein hypothetischer oder theoretischer Abenteuerausflug eines enthusiastischen Diplom - Hauswirtschaftlers oder Doktors der Heilmittelkunde in die Welt der Ernährung ist. Dies ist eine heilende und vorbeugende Diät, die tatsächlich Erfolg zeigt, indem sie einem geschwächten Immunsystem Stärke verleiht, den Fettanteil des Körpers senkt, und ihn mit den tumorbekämpfenden Vitaminen A, B_{17}, C, E und Selen überschwemmt.

Eine grundlegende Entscheidung war, auf „kalten Entzug" zu gehen und von heute auf morgen kein Fleisch mehr zu essen. Ich bin mit großen, saftigen Lammkoteletts, Brathuhn, Pute am Erntedankfest, Rippchen, Salamibroten, Steaks und Rindfleischeintopf aufgewachsen, es gelüstet mir danach, ich bin daran gewöhnt und empfinde es als wundervollen Teil des Lebens. Aber nun war mein Leben zu wichtig. Der Wille zu leben ermöglichte es mir, Fleisch aufzugeben.

Natürlich war es mir immer mal wieder in den Sinn gekommen, ein Semivegetarier zu werden. Aber die Idee verflog genauso schnell, wie sie gekommen war! Mein Vater war vor 20 Jahren Vegetarier geworden, und viele meiner Freunde lebten und gediehen mit einer fleischlosen Ernährungsweise. Da es schien, als sei ich an einem Kreuzweg angekommen, an dem mein Leben von den Entscheidungen abhängig wäre, die ich treffen würde, beschloß ich, denselben Weg einzuschlagen. Ich habe nie zurückgeschaut. Mit der Hilfe einer überwiegend vegetarischen Diät kehrte meine Gesundheit zurück, meine Energie nahm zu, und meine Figur verbesserte sich.

Ich gab nicht nur Fleisch auf, sondern auch Milchprodukte. Im Gegensatz zu dem weitverbreiteten Werbeslogan der Milchindustrie entwachsen wir unserem Bedarf an Milch (und Käse, Sahne, Sauerrahm, Butter, Schlagsahne, Eis) völlig. Ein Teil von uns verträgt Joghurt; aber 80 Prozent der Bevölkerung sind laktoseintolerant und nicht fähig, Milchprodukte zu verdauen. Sie schwimmen unverdaut als Schleim in unserem Körper umher und verursachen Allergien und Blockaden. Ein guter Ersatz für Milchprodukte sind Tofu (Quark aus Sojabohnen) und Sojamilch. Sojabohnen enthalten viel pflanzliches Protein und Kalzium, dafür aber keine gesättigten, tierischen Fette und kein Cholesterin. Außerdem enthalten sie Phytoöstrogene, welche die Regulierung von Östrogen im Körper unterstützt.

Während ich diese Diät mit dem Gedanken im Hinterkopf erstellte, daß es sich bei meiner Brusterkrankung möglicherweise um Krebs handelte, las ich zuerst, was die Altvordern zu sagen hatten. Die Ansicht, Krebs sei eine ernährungsbedingte Krankheit, ist keine neue, seltsame, alternative Sichtweise - sie ist in Wirklichkeit 4000 Jahre alt! Carole Spearin McCauley berichtet in „*Surviving Breast Cancer*", daß im Charak Samhita, dem klassischen, siebenbändigen Werk indischer Medizin, die Ursache von Krebs ein „exzessiver Verbrauch von Milchprodukten" zu sein scheint. Eine Diät aus Gemüse und Vollkorngetreide wurde als Ersatz für das Essen von Tieren und tierischen Produkten und Fett empfohlen.

Der „*Future Medical Almanac*" von Omni reist paradoxerweise in die

Vergangenheit zum Codex Ebers zurück, einem ägyptischen medizinischen Papyrus aus dem Jahre 1550 vor Christi Geburt, nach dessen Aussage Knoblauch ein effektives Heilmittel für alle möglichen Gebrechen, einschließlich Herzproblemen, Kopfschmerz, Bissen, Wurmbefall und Tumoren, ist. Knoblauch und Zwiebeln, Verwandte innerhalb der Gemüsefamilie, enthalten Selen zum eigenen Schutz vor Bakterien und Pilzen. Der Körper scheint Selen als entgiftendes Mittel verwerten zu können.

Michio Kushi, Mitglied der East-West Foundations, bietet die makrobiotische Diät als krebshemmend an. Krebs wird als eine Folge von Exzessen betrachtet. Als die hauptsächlich an der Entstehung von Krebs beteiligten Faktoren werden Milchprodukte, Fette und Öle, Weißmehl und Zucker aufgelistet. Sekundäre Faktoren sind Drogen, Eier, Fleisch und Geflügel.

Kushi eliminiert Öl, Fett, Zucker, Milch, Coca-Cola und weitere Stoffe, die äußerst „yin" sind. Seine Diät besteht zu mehr als der Hälfte aus Vollkorn und einem Viertel aus Gemüse; 10 Prozent bilden Bohnen und Meeresgemüse, und 5 Prozent wird von Suppe gedeckt. Diese äußerst „milde" Diät schließt sogar die meisten Obstsorten aus, es sei denn, sie stammen aus lokaler Ernte. Er betont, daß das Essen immer gründlich gekaut werden muß.

Ich behielt die enorme Menge an Vollkorn in Erinnerung, verwarf jedoch die Idee, den Genuß von Obst einzuschränken. Ich gedeihe mit Obst aus aller Welt. Es schien mir besonders wichtig, viel gelbes, rotes, braunes und schwarzes Obst zu essen, das reich an Beta-Karotin ist. Verstärkter Verzehr von ballaststoffreichem Vollkorn hilft dem Körper dabei, Gifte und Streßhormone zu entschlacken.

Schutzfaktoren der Makrobiotischen Diät sind Bohnen, grünes Blattgemüse, weißes Gemüse, Sojaprodukte und Vollkorn.

Im Umkleideraum des „Y" hängt ein Poster, auf dem 31 von der American Cancer Society empfohlene Obst- und Gemüsesorten abgebildet sind, die möglicherweise krebsvorbeugend wirken. Dazu gehören Äpfel, Artischocken, rote Zwiebeln, Bananen, Erdbeeren, Grünkohl und anderes Blattgemüse, Papayas, Salat, Tomaten, Brokkoli, Orangen, Kartoffeln, Paprika, Pflaumen, Karotten, Mangold, Spinat, Aprikosen, Avocados, Kürbis, Wirsingkohl, Sellerie, Blumenkohl und Süßkartoffeln.

Mir war bereits bekannt, daß die Pflanzenfamilie der Cruciferae

(Kreuzblütler) nützlich ist, da sie Indole (krebsbekämpfende Wirkstoffe) enthält: Kohl, Rosenkohl, Brokkoli, Wirsing und Kohlrabi. Zu den Nahrungsmitteln, die reich an Lätril (Amygdalin) sind, zählen Kichererbsen, Linsen, Limabohnen, Mungobohnensprossen, Cashewnüsse, Alfalfa, Gerste, brauner Reis, Hirse, Aprikosenkerne, Pfirsichkerne und Mandeln. (Amygdalin ist abgeleitet von dem griechischen Wort Amygdale und bedeutet Mandel). (R. Moss, S.132). Zubereitungen aus Kernen wurden im alten China als Tumormedizin eingesetzt. (siehe Anhang für weitere lätrilhaltige Lebensmittel). Aprikosenkerne sind die „Chemotherapie der Natur". Nehmen Sie aber nicht mehr als 2-4 am Tag zu sich. Hohe Dosen sind giftig.

Sehr dunkles, grünes Blattgemüse ist ebenfalls besonders reich an Vitamin A. Ich suchte beim Einkauf nach dunklerem Blattgemüse, Kohl, Grünkohl, Spinat, Brunnenkresse und rotblättrigem Salat (Lollo Rosso) statt Eisbergsalat. Spargel wurde von einem Zahnarzt aus Pittsburgh hervorgehoben, der das Gemüse zur Heilung seines Lymph- und Augenkrebses verwendete. Papayas enthalten eine Substanz, die Narbengewebe und tumorartige Wucherungen auflöst.

„Fett ist der Feind," erzählte mir eine Krankenschwester, die sich vor kurzem einer Mastektomie unterzogen hatte. Das stimmt nur teilweise. Manche Fette sind notwendig (siehe Anhang für weitere Informationen über Fette und Öle). Dennoch war es eines der Hauptziele, den Fettanteil meines Körpers drastisch zu senken. Obwohl ich nur 5 Pfund Übergewicht hatte, war der Fettanteil im Verhältnis viel zu hoch, beinahe 5 Prozent über dem gewünschten Niveau. Leider verändern sich unsere Brüste im Lauf der Zeit in ihrer Zusammensetzung; in jungen Jahren besteht die Brust zu 100 Prozent aus Brustgewebe. Im Alter zwischen 30 und 40 Jahren enthält sie 50 Prozent Fett, und schließlich, während wir altern und Brustgewebe verlieren, 100 Prozent Fett! Auf diese Weise wurden wir überhaupt erst zu reifen Frauen - indem wir Fett ansetzten. Aber nun, da wir älter werden, birgt diese Kombination aus zunehmendem Fettgewebe und der Anhäufung von überschüssigem Östrogen und Giften aus der Umwelt im Fettgewebe - ohne die Möglichkeit, die irritierenden Stoffe abzustoßen - Probleme.

Die Verringerung des Körperfetts auf das empfohlene Niveau wird Ihnen auf unterschiedliche Weise bei der Brustkrebsvorbeugung behilflich sein. Neue Untersuchungen haben ergeben, daß das Immunsystem „auf Touren kommt", wenn der Anteil des Körperfetts verringert wird. Anders ausgedrückt: Mein Immunsystem würde „rank und energiegeladen" und könnte verstärkt gegen meinen Brustkrebs ankämpfen. Zweitens belegen Studien, daß die Abnahme von Körperfett auch zu einer Senkung des Östrogenspiegels führt. Übergewichtige Frauen haben einen viel höheren Östrogenspiegel in ihrem Körper und sind anfälliger für Brustkrebs. Später lernte ich mehr darüber, welche Fette gut für das Immunsystem sind und es unterstützen, und welche giftig oder schädlich sind. Ich werde in Kapitel 14 detaillierter darauf eingehen.

Weiter unten finden Sie eine Tabelle, die von Mike Cole vom YMCA nach „*The Y's Way to Physical Fitness*" erstellt wurde. Der normale Anteil von Körperfett liegt für Männer bei 16, für Frauen bei 23 Prozent.

Frauen:	Alter	gering	hoch
	12-30	20%	26%
	31 40	21%	27%
	41-50	22%	28%
	51-60	22%	30%
	61 +	22%	31%

Wie man dieser Tabelle entnehmen kann, verlieren wir immer mehr Gewebe, werden immer „fetthaltiger", je älter wir werden. Diese Zahlen weisen darauf hin, daß wir mit zunehmendem Alter verstärkt Sport treiben und fettarmer essen müssen, um unsere Gesundheit zu bewahren. Der Fettanteil des Körpers läßt sich auf dreierlei Art bestimmen: Elektroden werden an den Füßen befestigt und der Wassergehalt wird mit Hilfe eines Computers aufgezeigt; die Haut wird weggeschoben und mit einem Zirkel vermessen; oder der Körper wird in Wasser getaucht, um seinen Auftrieb zu messen.

Das „Y" führt den Test mit Ihnen durch. Auch die meisten der anderen Fitnessclubs bieten diese Untersuchung an. Man kann sich alle 6 Monate untersuchen lassen.

Einen sehr geringen Fettanteil findet man bei weiblichen Sportlerinnen, die oft 17 Prozent oder weniger aufweisen. Ein Verhältnis von nur 11-12 Prozent eliminiert jedoch so viel Östrogen, daß die Menstruation oft ausbleibt. Das kommt auch bei anorektischen Frauen vor. Es gibt also ein Verhältnis, das „zu niedrig" ist.

Laura, eine meiner Freundinnen, hält ihren Fettanteil auf einem niedrigen Niveau von 17 Prozent. Sie ist dünn und muskulös vom täglichen Training mit Gewichten, aber sie ist gesund, und auch ihre Perioden bleiben nicht aus. Da ihre Mutter an Brustkrebs erkrankte, achtet sie sehr darauf, Fett aus ihrer Diät auszuschließen. Bis sie 48 Jahre alt war blieben ihre Brüste gesund, obwohl sie in ihrem Geschäft täglich unter starkem Streß steht. Im Alter von 49 Jahren bekam sie schließlich trotzdem Brustkrebs, womit das Thema noch komplexer wird. Der starke Streß, dem sie ausgesetzt war, und die Art, wie sie ihn im Oberkörper mit sich herumtrug, könnte, gemeinsam mit ihrer genetischen Veranlagung, zu der Erkrankung beigetragen haben. Sie hatte eine „C - Haltung" - eingezogene Schultern, gekrümmter Rücken; außerdem ernährte sie sich damals nur mangelhaft. Das alles sind natürlich Spekulationen. Sie hatte einen leichten Fall von intraduktalem Krebs, den sie mit einem minimalen operativen Eingriff überwand, und sie behielt ihre Brust und ihre Gesundheit.

Heute morgen sprach eine italienische Autorin im Fernsehen über ihren Kriegsroman und ihren Brustkrebs. Während sie auf bewegende Weise dem Interviewer von ihren Kriegsängsten erzählte, schlug sie die Arme vor ihrer Brust übereinander und krümmte ihren Rücken; ihre Anspannung verbarg sie darin, und ihr Gesicht trug einen gequälten Ausdruck. Gleichzeitig rauchte sie eine Zigarette nach der anderen. Waren die eigenen physischen und geistigen Gewohnheiten schädlich für die Gesundheit dieser talentierten Dame?

Wir können einen hohen Anteil an Körperfett nicht außer Acht lassen. Seit die Japanerinnen ihre Ernährungsweise einer mehr amerikanisch-europäischen angepaßt haben (gebratenes Huhn, Eiscreme, Feingebäck - anstelle von Fisch, Reis, Sojabohnen und Meeresgemüse), ist ihre Brustkrebsrate um 58 Prozent in die Höhe geschnellt!

Der Körperfettanteil ist bei Männern viel niedriger und liegt bei einem normalen, gesunden Mann bei 12-21 Prozent. Auch Männer erkranken an Brustkrebs, aber das macht nur ein Prozent aus. Bei Männern tritt Brustkrebs zwar sehr viel seltener auf, ist dann aber weit tödlicher. Einer von 2500 Männern bekommt die Krankheit.

Des weiteren läßt sich das Immunsystem „auf Touren bringen", indem man wenig ißt. Fastenkuren wurden gewöhnlich zur Heilung von Erkältungen und anderen Krankheiten verschrieben.

Außer einem extrem niedrigen Fettgehalt in der Nahrung (wir benötigen nur 2-5 Eßlöffel Fett am Tag; dagegen macht Fett in der durchschnittlichen amerikanischen Diät bis zu 40 Prozent aus) hat sich eine erhöhte Ballaststoffzufuhr als äußerst vorteilhaft erwiesen. Sie hilft dem Körper dabei, Östrogen abzubauen, und senkt die Brustkrebsrate in Bevölkerungsgruppen, wo Ballaststoffe einen großen Anteil der Nahrung ausmachen. Außerdem helfen Ballaststoffe dabei, die vom Körper aufgenommene Menge an Fett zu senken, da sie zu deren Ausscheidung beitragen.

Das Bild, das sich vor meinen Augen zu formen begann, zeigte die Notwendigkeit auf, weiche, schmierige, „auf der Zunge zergehende", süße, fettige, bearbeitete, mürbe gemachte und vorverdaute ölige Nahrungsmittel durch weniger, gröbere, frischere, magerere und „weniger reichliche" zu ersetzen. Ich mußte Lebensmittel essen, die ich kauen mußte! Ich mußte mich nicht nur beim Sport anstrengen, sondern auch beim essen!

An die Stelle des weichen, gemütlichen „American Way of Life", des Sauberleckens des Tellers, mußte ein „Pioniergeist" treten - trockenere, knakkigere Lebensmittel ohne reichhaltige Soßen, sahnigen Bratensaft, durchwachsene Steaks, Eiscreme und andere Fette.

Meine damalige Ernährungsweise war nicht einmal so schlecht. Ich aß nur sehr wenige Milchprodukte. Aber ich nahm zu viel Fleisch zu mir. Ich liebte Fleisch, und ich aß es beinahe täglich.

Obwohl die trostlose Vorstellung eines Speiseplans aus Bohnen und braunem Reis (damals nicht meine Lieblingsgerichte) und enormen Salaten(die ich liebe) ganz und gar nicht reizvoll war, hat sich mein Geschmackssinn im Lauf der Zeit langsam angepaßt. Inzwischen liebe ich diese Ernährungsweise. Dazu braucht es Zeit. Wenn Sie sich noch nicht in mit einem Brust- oder sonstigen Knoten in direkter Gefahr befinden, schlage ich vor, daß Sie sich für die allmähliche Umstellung Ihres Ernährungskonzeptes mehrere Monate Zeit nehmen. Wir alle sind größtenteils mit der amerikanischen Ernährungsweise aufgewachsen; einer Ernährungsweise, die verschiedene schwere Krankheiten verursachen kann - wie sogar der lokale amerikanische Markt zugibt. (Das „Smart Eating" - Pamphlet der Lucky Market's ist ein Beispiel für ein solches Eingeständnis). Wenn Sie nicht japanischer Herkunft sind, so nehmen Sie sich Zeit für die Umstellung. Aber diese Umstellung ist möglicherweise der beste Plan für die Bewahrung Ihrer Brust und Ihrer Gesundheit.

Das Weglassen von Koffein kann Entzugssymptome verursachen. Das könnte auch passieren, wenn Sie viel Zucker konsumieren. Wenn Sie weiche, bearbeitete Nahrung gewohnt sind, kann eine Umstellung auf reichlich rohes Obst und Gemüse in der ersten Zeit zu Durchfall führen. Deshalb sollten Sie langsam vorgehen, es sei denn, es handelt sich um eine Notfallsituation.

Diese Diät besteht aus enormen Mengen an frischem Obst und Gemüse, das man roh oder leicht gekocht zu sich nimmt, ein wenig Fisch, und viel Getreide. Eliminiert werden möglichst alle bearbeiteten Nahrungsmittel, einschließlich konservierter, gefrorener, gesalzener, geräucherter, gepökelter oder im Voraus zubereiteter Kost. Ab und zu kann man ausnahmsweise konservierte Produkte in Dosen, wie Bohnen oder Thunfisch, zu sich nehmen. Raffiniertes weißes Mehl, Zucker oder Backwaren daraus werden ausgeklammert. Nur fettarme Vollkornprodukte sind akzeptabel. Wenn überhaupt, so stehen nur sehr wenige Milchprodukte auf dem täglichen Speiseplan. Ausnahmen kann man machen, wenn man Gäste hat oder ausgeht.

Klingt hart? Zu Beginn war es das. Inzwischen scheint es natürlich. Ich sehne mich nicht mehr nach fettigen, reichhaltigen Speisen und vermisse das Fleisch nicht mehr. Fettarme Desserts sind im Speisezettel enthalten, solange sie ohne viel gehärtetes Fett oder Milchprodukte hergestellt sind. Honig, Ahornsirup, Melasse oder Fruchtsaft sind gute, natürliche Süßstoffe.

Ich habe weder Kräuter noch Spezialtees oder -zubereitungen ausprobiert. Dennoch möchte ich einige erwähnen: Aloe vera - Saft, Chapparal, Haifischknorpel, Shiitakepilze, grüner Tee und Essiactee, nach einem alten indianischen Rezept als Krebsheilmittel bereitet. Mit all diesen Stoffen wird experimentiert, und die alternative Gemeinde verwendet sie. Ich habe in meine Diät Leinöl einbezogen.

Die Speisezubereitung wird durch folgende Gerätschaften vereinfacht: Entsafter, Mixer, Wok, Kuchengitter, chinesische Messer (Hackbeil) und Reiskocher.

Frühstück und Mittagessen waren recht einfach. Es war das Abendessen, das sich als Herausforderung erwies. Der Zeitpunkt des Abendmahls ist wichtig. Ißt man spät (nach 20 oder 21 Uhr), wenn der Körper am

Ende des Tages langsamer arbeitet, so wird ein großer Teil des Konsumierten in Fett umgewandelt. Versuchen Sie, früher zu essen (18-19 Uhr).

Es folgen einige typische Menüs - mit Zubereitungsvorschlägen, wo nötig. Obwohl dieser Speiseplan zur Vorbeugung und Heilung und nicht als Gourmetabenteuer entworfen wurde, so kann man durch Akzeptieren und Experimentieren Wege finden, diese Speisen innovativ und köstlich zuzubereiten.

FRÜHSTÜCK:

Frisch gepreßter Orangensaft und ergänzende Vitaminpräparate. In Scheiben geschnittenes frisches Obst, bestreut mit ein wenig qualitativ hochwertigen Müsli ohne Konservierungsstoffe. Ich genieße solche, die Vollkorn, Nüsse und Samen enthalten. Das schmeckt auch ohne Milch gut. Man kann auch Sojamilch oder Nußmilch als geeigneten Ersatz verwenden. Kräutertee.

Oder: Orangensaft; heiße, altmodische Haferflocken mit Johannisbeeren oder frischem Obst. Kräutertee.

Oder: Eine halbe Grapefruit, einen Schnitz Kantalupe oder Wassermelone (wobei man einige Samen mitverzehrt), Vollkornbrot, Nußbrot, oder ein Kleie-Muffins. Kräutertee.

Oder: Mandarinensaft, Vollkorntoast auf französische Art (in Ei und Sojamilch oder Wasser eingeweicht und mit ein wenig Butter oder Distelöl gebacken). Dazu reiner Ahornsirup oder frisches Obst. Grüner chinesischer Tee.

Weitere Frühstücksvorschläge: Vollkornwaffeln; „Instant" - Frühstück aus Tofu, gemixt mit Bananen, Pfirsich, Zimt, Muskatnuß und ein wenig Apfelsaft zum Verflüssigen; Reis- oder Gerstenpudding aus Sojamilch, gesüßt mit etwas Honig, dazu frisches Obst; oder Vollkornbrötchen und Obst.

MITTAGESSEN:

Ich bereite jeden Tag ein Mittagessen für das Studio vor. Ich mache Vollkorn - Sandwiches, die mit einer Kombination aus Gemüse (z.B. Avocados und Sprossen) gefüllt sind. (Entgegen den Ratschlägen des Buches "Doctor's Anti-Cancer Diet" hatten Avocados weder einen Effekt auf den Fettanteil meines Körpers, noch beeinflußten sie die Krebsbekämpfung meines Körpers auf negative Weise.) Außerdem lieferten Avocados mir genügend Hautfett. Ich habe in der Zwischenzeit Nance Mitchell kennengelernt, eine Hautspezialistin, die sich darüber beklagt, daß Anhänger der Pritikin-Diät, die kein Fett zu sich nehmen, eine ausgetrocknete Haut haben. Nachdem sie mein Gesicht gründlich studiert hatte, fragte sie mich geradeheraus, ob ich Avocados verzehre. Andere gute Beläge sind Hummous (zerdrückte Garbanzobohnen) und Zucchini oder Kohl. Thunfisch bietet sich immer an, aber ich kaufe den Fisch in Wasser eingelegt und verzichte auf die Mayonnaise. Ich belege das Sandwich mit viel Salat und eventuell ein wenig roter Zwiebel. Ich packe auch drei oder vier verschiedene Obstsorten mit ein, zum Beispiel (nicht glänzende) Äpfel, Pfirsiche, Mangos oder Dattelpflaumen - was eben gerade der Jahreszeit entspricht. Eine große Flasche mit Quellwasser begleitet dieses Mittagessen und mich den ganzen Tag im Studio. Oder ich bringe einen Behälter mit den Resten des vorabendlichen Mahls aus Getreide und Gemüse mit. Mehrere Stücke rohen Obstes schließen die Mahlzeit ab.

Der Lunch zu Hause oder in einem Restaurant besteht aus einem großen Gartensalat oder einem Gericht aus gedämpftem Gemüse. Bohnen und Gemüsetacos schmecken ebenfalls vorzüglich.

ABENDESSEN:

Das gestaltete sich am schwierigsten. Ich war daran gewöhnt, das Essen um das Fleisch herum zu planen. Die erste Überlegung betraf immer die Fleischsorte - danach richtete sich dann die Wahl der passenden Beilagen. Jetzt mußte ich meine Denkart ändern. Getreide - die „Beilage" - wurde nun zur Hauptspeise. Was Protein betrifft, so denken wir Amerikaner, daß wir eine Menge davon benötigen, was zu extremer Überdosierung führt. Getreide enthält Protein, das in Wirklichkeit reiner und leichter verdaulich ist. Wir alle wurden von der Fleisch- und Milchindustrie einer Gehirnwäsche unterzogen und glauben deshalb, daß wir eine Menge des Eiweißes brauchen, das mit gesättigten Fettsäuren einhergeht. Das ist ein Irrtum! An zwei Wochentagen konnte ich das Mahl um den Fisch herum planen. Ich bereite es folgendermaßen zu: Nehmen Sie einen chinesischen Wok, füllen Sie ihn zum Teil mit Wasser, und stellen Sie ein Kuchengitter (Kochsieb oder Siebeinsatz)hinein. Das Wasser reicht nicht an das Gitter heran. Bringen Sie das Wasser zum Kochen, während der Fisch und das Gemüse zum Dämpfen vorbereitet werden. Waschen Sie den Fisch, und häufen Sie jede Menge frischgepreßten Knoblauch und Ingwerwurzel und/oder Koriander oder Dill darauf. Legen Sie ihn gemeinsam mit Gemüse, z.B. Brokkoli, grünen Bohnen, Kürbis, Maiskolben, Zucchini oder einem Schnitz Kohl, auf das Gitter. Wählen Sie 2-3 Gemüsesorten. Mahlen Sie etwas schwarzen Pfeffer und drücken Sie frischen Zitronensaft über alles. Bedecken Sie es mit dem Deckel des Wok und dämpfen Sie es für 5-10 Minuten. Das Abendessen ist fertig.

Sollte es gerade keine Maiskolben geben, so geben Sie eine halbe Stunde, bevor der Fisch gekocht wird, etwas Reis in den Reiskocher. Oder probieren Sie Hirse, Couscous, Bulgur oder Gerste. Als Alternative können Sie Wasser zum Kochen bringen und japanische Buchweizennudeln oder Vollkornpasta hineingeben. Das ist „Fast Food" von seiner besten Seite. Durch das Dämpfen entfaltet sich der Geschmack des ganz frischen Fisches, so daß keine Soße benötigt wird. Gedämpftes Gemüse ist nicht nur nahrhafter als gekochtes, sondern schmeckt auch besser. Es gibt viele Sorten Fisch, die gedämpft herrlich schmecken: Forelle, Lachs, Schwertfisch, Mahi-Mahi, Heilbutt, Wels, Kabeljau, Seezunge oder Bückling, um nur einige zu nennen. Wenn Sie es scharf mögen, streuen Sie ein fingernagelgroßes Stück roter Peperoni und andere scharfe Gewürze vor dem Dämpfen darüber. Experimentieren Sie mit unterschiedlichen Gewürzen wie Rosmarin oder Basilikum. Sojasauce ist ebenfalls ein guter Geschmacksverstärker. Probieren Sie Vollkorngetreide aus verschiedenen Ländern der Welt.

Nudeln werden für gewöhnlich von jedermann sehr gerne gegessen. Sie können frisch oder getrocknet auf dem Markt gekauft werden. Es macht auch Spaß, sie selbst zu machen. Halten Sie sich lieber an Grieß- oder Vollkornpasta, die nahrhafter ist als Weißmehlprodukte. Garen Sie einige frische Tomaten, z.B. italienische Fleischtomaten, mit Knoblauch in etwas Olivenöl, und würzen Sie mit Oregano, Basilikum, Petersilie, Zwiebeln, oder beliebigen anderen Zutaten. Oder kochen sie meine Lieblingssauce - Pesto-Sauce. Kaufen Sie 2-3 frische Basilikumsträußchen und geben Sie sie mit zwei Handvoll Pinienkernen, Olivenöl, zwei Knoblauchzehen, etwas Petersilie und gemahlenem schwarzen Pfeffer in einen Mixer; mahlen Sie die Zutaten, bis Sie eine Paste erhalten. Mischen Sie die Paste in einem heißen Wok unter die frisch gekochten Nudeln. Das ist ein wirklich köstliches Abendessen. Dazu gibt es einen großen, gut gemischten Salat.

Man kann eine phantastische Gemüselasagne aus Spinat und Zucchini oder anderem Gemüse und Tomatensauce aus der Dose im Backofen zubereiten. Ich vermisse den Käse keineswegs.

Sogar Pizza kann aus einem Vollkorn- oder Maismehlteig gemacht und mit unterschiedlichen Belägen verfeinert werden. Experimentieren Sie mit diversem Gemüse, Pilzen und Tomatensauce aus der Dose. Man kann Tofu zerkrümeln und auf einem eingefetteten Backblech eine halbe Stunde im Ofen bräunen - das ersetzt das Hackfleisch.

Probieren Sie unterschiedliche Kürbissorten oder gebackene Aubergine. Verzichten Sie auf den Käse. Sie brauchen ihn nicht.

Polenta ist ein Gericht, dessen Zubereitung ich wirklich liebe. Suchen Sie in einem Delikatessenladen nach grobem italienischen Maismehl speziell für Polenta. Bringen Sie 750 ml Wasser in einem Topf zum Kochen. Kombinieren Sie 250 ml Polenta mit 500 ml Wasser und mischen Sie diese Mixtur nach und nach in das kochende Wasser. Stellen Sie den Herd auf eine niedrige Stufe und rühren Sie während der 30minütigen Kochzeit. Die Mischung wird sehr dick werden. Würzen Sie mit Salz und Pfeffer. Schütten Sie die Polenta in eine gläserne, 22 cm lange Backform und stellen Sie sie in den Kühlschrank, bis sie fest ist.

Polenta schmeckt hervorragend mit einer Sauce aus kurz gebratenem, welken Blattgemüse mit Knoblauch oder einer Tomatensauce. Man kann es auch in ein wenig Olivenöl toasten, um es aufzuwärmen.

Weichen Sie vor dem Schlafengehen Bohnen in Wasser ein. Trockenbohnen sind schmackhafter als Bohnen aus der Dose. Aus Bohnen lassen sich herrliche Eintöpfe, Suppen und sogar Salate machen. Schütten Sie das Einweichwasser am nächsten Tag weg, bevor Sie die Bohnen in frischem Wasser etwa 1 ½ Stunden köcheln lassen. Fügen Sie Chili, Chiligewürz, Koriander, Tomaten, Knoblauch, Zwiebeln, Paprika und/oder Kürbis hinzu.

Dieser Bohneneintopf kann mit Reis und einem gemischten Salat serviert werden. Ich schätze ein einfaches Dressing aus gutem Olivenöl, Leinöl, Balsamessig (er ist teuer, aber man braucht nur sehr wenig davon), ein wenig Zitronensaft und durch die Presse gedrücktem Knoblauch. Ich mag Fertigsaucen nicht; sie schmecken fad. Frischer Knoblauch ist für seine tumorbekämpfende Eigenschaft bekannt.

Sollte Ihnen die Zeit dazu fehlen, Bohnen einzuweichen und zu kochen, so können Sie auch auf Bohnen aus der Dose zurückgreifen. Kichererbsen und Linsen sind gut aus der Dose. Außerdem enthalten sie Lätril

(Amygdalin). Mischen Sie Kichererbsen in den Salat oder bereiten Sie einen Bohneneintopf oder eine Suppe daraus. Linsen, schwarze Bohnen und vegetarisch gebackene Bohnen eignen sich bestens als Füllung für Tacos. Verwenden sie lieber Mais- oder Vollkorntortillas, und füllen Sie sie mit Bohnen, Blattsalat, Tomaten, Koriander, Guacamole (zerdrückte und mit grüner Zwiebel, gepreßtem Knoblauch, gestückelten Tomaten und Zitronen- oder Limonensaft vermischte frische Avocados). Kurzgebratenen Fischhappen sind ebenfalls ein guter Zusatz zu diesen Tacos. Mischen Sie statt der Sauren Sahne Tofu mit Zitronensaft. Das schmeckt sogar ein wenig wie Saure Sahne! Diese Tacos schmecken so gut, daß Sie den Käse überhaupt nicht vermissen werden.

Ich experimentiere gerne mit verschiedenen Getreidesorten. Gerste ist nicht nur mein Lieblingsgetreide, es ist auch ohne Konkurrenz bezüglich der Heilung und Vorbeugung von Krebs. Gerste kann im Reiskocher zubereitet werden. Oder man läßt 250 ml Gerste in 750 ml Wasser 1 1/4 Stunde köcheln. Oben drauf kommt kurz in Olivenöl und Knoblauch gebratenes Gemüse. Erhitzen Sie den Wok, fügen Sie zwei Eßlöffel Öl hinzu, warten Sie, bis es heiß ist, und geben Sie den Knoblauch bei. Dann kommt das Gemüse dazu. Aus Gerste lassen sich gute Suppen und auch Puddings bereiten. Man findet es auch in einigen gekochten Müslis, wie z.B. Kashi. Es hat einen hohen Lätrilgehalt. Gerste ist möglicherweise die älteste aller Getreidesorten, und wurde in China schon vor 2000 Jahren angebaut. Dieses Getreide ist sehr bekömmlich. Es hinterläßt ein wunderbares Gefühl der Sättigung.

Aus Reis kann man das Hauptgericht Risotto bereiten, oder man brät es kurz mit Gemüse. Brauner und wilder Reis sind schmackhafter als der stärker bearbeitete weiße Reis. Auch Suppen oder Pudding lassen sich aus Reis machen.

Ein Hauptgericht aus ungeschälten Kartoffeln läßt sich leicht zaubern, indem man eine „sahnige" Sauce aus Tofu und Zitrone verwendet. Schneiden Sie neue, ungeschälte Kartoffeln in Scheiben. Braten Sie sie kurz im Wok an, und lassen sie bedeckt dämpfen, bis sie gar sind. Fügen Sie die Sauce hinzu (Tofu und Zitrone in einem Mixgerät kombiniert) und mischen Sie gründlich. Würzen Sie mit gemahlenem schwarzen Pfeffer.

Versuchen Sie, das beste Gemüse zu finden und tun Sie sich daran gütlich. Das ist die beste Krankenversicherung. Kaufen Sie mit Mahlsteinen gemahlenes Mehl in kleinen Tüten und bewahren Sie es im Kühlschrank auf. Verwenden Sie zum Kochen Olivenöl. Olivenöl, Nußöl und oder Leinöl eignen sich auch für Salatsaucen. Vermeiden Sie schwerere, gesättigte Fette wie Butter, Schweineschmalz, Schinkenfett und gehärtete Backfette wie Palmin. Sogar der Teig zum Backen kann mit Öl zubereitet werden. Margarine ist ein übermäßig bearbeitetes künstliches Fett ohne Nährwert, auf das man verzichten sollte.

Ich gebe Ihnen hier ein paar Ideen für den Anfang, wenn Sie nicht schon früher eine vegetarische Ernährungsweise in Betracht gezogen haben. Ich glaube fest daran, daß die gegenwärtige Spirale der Brustkrebsrate drastisch unterbrochen werden könnte, wenn sich jede Frau schon in jungen Jahren gemäß dieser Diät ernähren würde.

Wenn Sie im Moment mit Brustkrebs oder Brustknoten zu kämpfen haben oder ein Wiederauftreten verhindern wollen, wird Ihnen diese Diät wirklich helfen. Wie es im Buddhismus ausdrückt wird: Diese Diät beruht auf „echten Beweisen". Sie half mir, meine Brust- und Gebärmuttertumore loszuwerden und meine Gesundheit zu verbessern. Die Diät bietet sich auch an, wenn man abnehmen oder sein Gewicht halten will. Sie werden feststellen, daß man nicht so leicht zunimmt, sofern man fast jegliches Fett eliminiert. Der „Jojo-Effekt" - man verliert Gewicht, und nimmt dann jedes Pfund wieder zu - fällt weg.

Sie müssen nicht einmal auf den Nachtisch verzichten. Ich esse eine Menge Datteln, die voll Vitamin A sind. Anderes, vor allem rotes, gelbes und orangefarbenes Obst, kann frisch verzehrt oder in Vollkorngebäck verwendet werden. Wenn Sie nicht backen wollen: Inzwischen gibt es organische, fettfreie Kekse.

Hier sind einige Kochbücher für den Anfang:

Eines der besten ist „*Friendly Foods*" von Bruder Ron Pickarski, O.F.M., da es ohne Milchprodukte auskommt. Es ist ein Sammelwerk der vegetarischen Feinschmeckerküche, herausgegeben von Ten Speed Press in Berkeley, Kalifornien. Ich habe den Autor bei einer Kongress über Gesundes Essen in Anaheim, Kalifornien, kennengelernt, und eines seiner hervorragenden Nachspeisen probiert.

Das „*Natural Healing Cookbook*" von Mark Bricklin und Sharon Classens (herausgegeben von Rodale Press, Emmarus, Penn., 1981) hat einen Abschnitt über Brustknoten und eine Studie, die zeigt, weshalb der

Verzicht auf Koffein (Kaffe, Tee - nicht grüner chinesischer Tee - Schokolade, Coca-Cola) so wichtig ist. Außerdem enthält es ein phantastisches Rezept für Karotten-Aprikosen-Suppe.

Das Buch „*Great Tasting Health Foods*" von Robert Rodale ist eine gute Quelle (herausgegeben von „Prevention Magazine"). Das „*Tassajara Recipe Book*" von Edward Espe Brown Boston (Shambhala, 1985) enthält Tips, wie man Tofu schmackhaft man, indem man es mariniert. Außerdem beschreibt es einen guten Garbanzoeintopf. Die Rezepte verwenden aber Milchprodukte; man muß also damit experimentieren.

„*Diet for a Small Planet*" von Frances Moor Lappe ist ein Klassiker - eine Vegetarier - Bibel - mit Anleitungen, wie man Lebensmittel kombiniert, und einem Kapitel über den „Proteinmythos". Auch hier werden einige Milchprodukte verwendet. In den meisten Fällen kann man sie mit Sojaprodukten ersetzen. Vegetarier erkranken seltener an Osteoporose.

Entgegen den Berichten, welche die Molkereiindustrie uns unterzujubeln versucht, entzieht das Verdauen von Milchprodukten den Knochen Kalzium. Chinesinnen essen keine Milchprodukte. In diesem Land ist Osteoporose praktisch unbekannt.

Mollie Katzen hat zwei vegetarische Kochbücher geschrieben. „*The Moosewood Cookbook*" und „*The Enchanted Broccoli Forest*" (Ten Speed Press, Berkeley, Kalifornien) enthalten gute Abschnitte über Getreide und Gemüse. Lassen Sie auch hier die Milchprodukte außer acht. In einer neuen Auflage hat Mollie Katzen ihre Bücher auf den neuesten Stand gebracht; die Rezepte enthalten jetzt weniger Fett.

Zwei Bücher über die Verwendung von Tofu waren hilfreich. „*Tofu Magic*" von Julia Weinberg (Cookwrite Publishing, Westwood, Kalifornien, 1988) bietet alles von Brokkoli-Suppe über Pizza zu „käsefreiem Käsekuchen" mit Honig und Zitrone. Es werden einige Milchprodukte verwendet, die man aber weglassen kann. Nasoya Foods gibt das „*Tofu Cookbook*" heraus, das ein gutes Rataouille-Rezept enthält. Michio Kushi, Mitglied der East West Foundation, erklärt die Makrobiotische Diät in dem Buch „*Macrobiotic Approach to Cancer*" (Avery Publishing Co., Wayne, New Jersey). Es zeigt, wie man den eigenen Kochstil entdeckt und dabei Nahrungsmittel verwendet, die Krebs vorbeugen und heilen. Derselbe Verlag hat Marcea Webers „*Naturally Sweet Desserts*" herausgegeben, das alle möglichen Rezepte von Apfel-Pie bis zucker- und milchproduktfreier Vanilleeiscreme anbietet. Die Autorin diskutiert künstliche Zutaten herkömmlicher Eiscreme, wie z.B. Amylazetat. Diese Substanz gibt Eiscreme den Bananengeschmack, wird aber auch als Lösungsmittel für Farben eingesetzt. Im Vorwort wird die Geschichte einer Patientin erzählt, die durch den Verzicht auf Zucker, Kaffee und alle Milchprodukten PMS los wurde (prämenstruelles Syndrom, vergrößerte Brüste, Flüssigkeitsansammlungen).

Es gibt viele andere gute vegetarische Kochbücher und solche über gesunde Ernährung. Ich habe einige aufgelistet, mit denen Sie einen Anfang machen können. Ich fand auch chinesische Kochbücher im allgemeinen sehr hilfreich. Indien hat eine ausgezeichnete vegetarische Küche, die darauf wartet, erkundet zu werden.

Außerdem habe ich die Zeitschrift *„Food and Wine"* abonniert. Darin erschien in der Märzausgabe des Jahres 1991 ein guter Artikel über das Kochen mit Bohnen. In derselben Zeitschrift habe ich auch gelesen, daß eine fettärmere Ernährung das Immunsystem „auf Touren bringt". Diese Neuigkeit fand ich in der Sektion „Gesund Essen" (geschrieben von Jeanine Barone) in der für mich gerade rechtzeitigen Februarausgabe des Jahres 1991. Ich war zu der Zeit voll in meinen Kampf verstrickt. Um die Verkaufszahlen des Magazins zu erhöhen, ist auf dem Umschlag paradoxerweise ein Steak mit Pommes Frites abgebildet!

Es ist unnötig zu erwähnen, daß es sich bei diesem Magazin nicht um eine Zeitschrift für gesunde Ernährung handelt, aber das Blatt hat einen Abschnitt, der sich regelmäßig mit kalorienarmem Kochen beschäftigt. Die Neuigkeiten in der Rubrik „Gesund Essen" scheinen immer interessante Tips und Fakten zu bringen.

Wenn ich auswärts esse, wähle ich chinesische, indische, thailändische oder japanische Restaurants. Einige moderne amerikanische Lokale bieten inzwischen „Nouvelle Cuisine" an, die oft fettarm ist.

Mexikanische Restaurants kochen häufig mit Schweinefett, aber möglicherweise bieten Sie auch etwas für Sie an, wie Suppen mit warmen Tortillas. Mexikanerinnen, bei denen ballaststoffreiche Nahrung aus Bohnen, Reis und Maistortillas auf dem Speiseplan steht, erkranken auch seltener an Brustkrebs.

Es ist eine gute Idee, Schnellimbisse, Frittenbuden oder Steakhäuser zu meiden (bestellen Sie in letzterem im Zweifelsfall Fisch und/oder Salat).

Zusammenfassend läßt sich sagen, daß die OMPAT - Diät Vollkorngetreide, rohes oder leicht gedünstetes Gemüse und Obst betont. Fisch, Nüsse, Samen, Hülsenfrüchte und Tofu stehen ebenfalls auf dem Speisezettel. (Schalentiere sind in Ordnung, obwohl Sie auf Garnelen achten sollten - manche Menschen bekommen durch den hohen Harn-säuregehalt der Tiere Gürtelrose. Andere, wie ich, haben eine Veranlagung zu Gicht geerbt und können durch übermäßigen Verzehr einen Anfall bekommen).

Diese Diät schließt jegliches Fleisch aus ebenso wie alle Milchprodukte, raffiniertes Weißmehl und Zucker, Koffein und fast jeglichen Alkohol - außer einem gelegentlichen Glas Wein. Sie betont Nahrungsmittel, die reich an den Vitaminen A, B$_{17}$, C und E und Selen sind. Diese Diät hilft nicht nur bei der Vorbeugung und Auflösung von Brustknoten und der Heilung von Krebs, sondern wird Ihr Aussehen ziemlich drastisch in ein neues, wunderschönes Ich verwandeln!

Gehen Sie nicht zu streng oder pedantisch mit der Diät um. Finden Sie heraus, was gut für Sie ist. Wenn Sie zu einer Party eingeladen sind, auf der die Gastgeberin stolz ihren chinesischen Hühnchensalat serviert, greifen Sie zu. Es ist Teil des OMPAT - Programms, das Leben zu genießen. Sie können immer noch am nächsten Tag zu Ihrer Spezialdiät und zu Ihrer Gesundheit zurückkehren.

Bon Appetite!!

(Anm. des Herausgebers: Die in diesem Kapitel erwähnten Büchern sind leider nicht in deutscher Sprache zu erhalten. Es existieren allerdings von einigen Autoren auch Bücher über ähnliche Themen auf dem deutschen Markt. Außerdem sind Kochbücher zum Thema "Tofu" und "Makrobiotische Küche" in Deutsch erhältlich. Hier folgt eine kurze Auswahl:

Andere Bücher der genannten Autoren in deutscher Sprache:

Espe Brown, Edward:Das Lächeln der Radieschen. Zen in der Kunst desKochens. DTV Taschenbuch, DM 26,00

Kushi, Michio: AIDS makrobiotisch vorbeugen und behandeln. MAHAJIVA CHRISTALLE VLG , 12/1997, DM 34.00

Kushi, Michio , Jack, Alex: Das große Buch der Makrobiotik. DROEMER KNAUR VERLAG , 10/1995, DM 17.90

Kushi, Michio, Kushi, Aveline: Das große Buch der makrobiotischen Ernährung und Lebensweise. Ausgeglichen essen für ein harmonisches Leben

Ost-West-Bund, Völk, DM 36,00

Bücher über makrobiotische Küche

Die makrobiotische Antwort auf Krebs.
MAHAJIVA CHRISTALLE VLG , 01/1989, DM 32.00

Bücher über die Tofu - Küche

Compact Minirezepte. Das kleine Tofu- Buch.
COMPACT VERLAG , 08/1997, DM 3.95

Krieger, Verena: Die Tofuküche.
AT VERLAG , 04/1993, DM 29.90

Nabben, Alexander: Kochen und backen mit Tofu.
PALA VERLAG , 01/1997, DM 19.80

Klingel, Brigitta: Soja und Tofu. 100 köstliche und gesunde Rezepte.
SUEDWEST /VLGSHS.GOETHEST , 04/1997, DM 19.80

Schlieske, Ingrid: Soja, Tofu und Co.
LORBER U. TURM VERLAG , 09/1999, DM 39.80

Darüber hinaus möchten wir an dieser Stelle auf das im Vier Flamingos Verlag Rheine erschienene Buch „Revolution in der Küche – DAS Rezeptbuch der säurefreien und allergiearmen Kost" hinweisen, das zusätzliche wertvolle Rezepte und Hinweise zu einer gesunden Anti – Krebs –Diät liefert.

Kapitel 9:
Achtung, Plastik!

Als Meryl Streep einer Organisation namens „Mothers and Others" vorstand, die gegen den Einsatz von Pestiziden im Obst- und Gemüseanbau protestierte, folgten den Aktionen Taten. Ihre Kampagne richtete sich hauptsächlich gegen Daminozid (Handelsname Alar), eine Chemikalie, die das Wachstum von Äpfeln anregt, und hatte zum Ziel, den Auswirkungen auf Kindern, die vom Konsum dieses Giftes Krebs bekamen, Einhalt zu gebieten.

Ich schloß mich ihrer Bewegung an. In den zehn Jahren vor Meryls Kampagne hatte ich meinen eigenen „Apfel-Kampf" geführt. Ich hatte versucht, möglichst viele auf die Tatsache aufmerksam zu machen, daß heutzutage oftmals Plastik dazu verwendet wurde, die Äpfel „zu schützen, konservieren und verschönern" - das früher verwendete Wachs ist unwirtschaftlich geworden.

Verglichen mit meinen schwachen Anstrengungen hatte Meryl bemerkenswerten Erfolg (obwohl ich inzwischen seltener besprühte Äpfel in den Supermärkten sehe, in denen ich einkaufe und mich über Lebensmittel beschwere). Kurz darauf wurde Alar völlig verboten (1989).

In Los Angeles nahm sich sogar das Schulsystem der Sache an und verbot Äpfel für einige Tage. Wir sind unseren Filmstars gegenüber sehr loyal - dies ist eine „Hollywoodstadt". Aber einige Tage später stellte die lokale Schulbehörde ihre Entscheidung in Frage und beschloß verwirrt, das Apfelverbot gleiche der Abschaffung von Müttern. Daraufhin waren Äpfeln wieder gestattet.

Nach der Gründung der „Mothers and Others" - Kampagne schrieb ich mich ein - eine unter Millionen Pestizidgegnern - , ohne zu ahnen, daß ich Meryl eines Tages treffen würde. Aber eines schönen Abends hatte ich diese ungeheure Gelegenheit.

Daß ich eine Künstlerin bin, macht mich für Filmstars, die ja immerhin selbst Künstler sind, irgendwie interessant. Meryl war bei der überfüllten, lebhaften Eröffnung einer Kunstgalerie in Santa Monica anwesend. Als ich um die Ecke kam, erhaschte ich einen Blick auf ihr denkwürdiges Gesicht. Sie war einfach gekleidet und ungeschminkt. Sie war in einem späten Schwangerschaftsstadium mit ihrem vierten Kind, und ihre stille Schönheit und klassischen Gesichtszüge raubten mir den Atem, wie es immer geschieht, wenn ich sie auf dem Bildschirm sehe.

Sie war von ihrem Ehemann und einer Gruppe von Sammlern und Galerievolk umringt. Ich dachte, ich habe nicht die geringste Chance, sie zu treffen. Glücklicherweise erkannte mich jemand aus dieser elitären Gruppe; sie umarmte mich.

Meryl lächelte und schaute in meine Richtung. Ich spürte, daß dies meine Chance war, und ergriff ihre Hand.

„Oh, Meryl, ich wollte Ihnen nur sagen, daß Sie meine absolute Lieblingsschauspielerin sind. Wenn Sie auf dem Bildschirm zu sehen sind, haben Sie etwas leuchtendes an sich: Sie erhellen den Bildschirm wie keine andere Schauspielerin und kein anderer Schauspieler!"

Sie ließ all diese überschwenglichen Worte mit ihrer üblichen stillen Würde über sich ergehen. Gefaßt, aber offensichtlich erfreut begann sie, sich mit mir darüber zu unterhalten, wie schwierig es für Künstler ist, auf ihrer eigenen Eröffnungsveranstaltung zu sein!

Während sie sprach, verströmte ihr Inneres Wärme und Elektrizität, und ihr schlichtes, blasses Gesicht überzog sich mit Farbe und Schönheit. Wir unterhielten uns noch etwas länger. Es war der Beginn einer Freundschaft. Aber bald tauchten andere Leute auf, die sie sehen wollten. Ich mußte gehen, ohne sie in eine gute Apfeldiskussion verstrickt zu haben.

Als ich auf einer anderen Party mit ihr sprach, war sie daran interessiert, mehr über die Sprühschicht auf Äpfeln und anderem Obst und Gemüse - oder „Lebensmittel-Schellack", wie ein Lebensmittelhändler es nannte - zu erfahren. Vielleicht würde sie ihren Einfluß als Star ja dafür einsetzen, uns dabei zu helfen, dieser krebserregenden Bearbeitung von Äpfeln und anderen Obst- und Gemüsesorten ein Ende zu setzen. In einer Sondersendung im Fernsehen sprach sie auch über Rachel Carsons Buch „*Silent Spring*", einer frühen Warnung über die Gefahren von DDT.

Während wir darauf warten, daß Meryl mit diesem Thema an die Öffentlichkeit tritt, haben wir Verbraucher mit unserer gesammelten Kaufkraft die Wahl, einfach NEIN zu sagen zu spiegelblanken Äpfeln, Gurken,

Zucchini, Erdbeeren, Orangen, Paprika, Kürbis, Kirschen und anderen glänzenden Obst- uns Gemüsesorten. Sie sind möglicherweise mit Plastik beschichtet, das sich weder abkratzen noch abwaschen läßt. Das Schälen ist keine ganz sichere Alternative, da die Schale semipermeabel ist und Kunststoff durchläßt.

Wie wir es jetzt anhand von Brustimplantaten lernen und entgegen meiner früheren Vorstellung treibt das Plastik nicht ziellos im Körper umher. Es wird angegriffen und in seine Bestandteile zerlegt; eines dieser Bauteile ist das Lösungsmittel Toluol, das stärker als das leberkrebsauslösende Terpentin ist. Wer weiß, ob dieses Reizmittel es nicht schafft, sich zur Brust durchzuschlagen, einem Gen genug Schaden zuzufügen, so daß es Brustgewebe nicht mehr replizieren kann, und es soweit zu mutieren, daß es nur noch sich selbst reproduziert?

Vor kurzem offenbarte Dr. Susan Love in einer Vorlesung an der UCLA, daß sie inzwischen bei Operationen PCB (Plastikpartikel) in der Brust einiger ihrer Krebspatienten findet.

Und wie stehen Sie zu diesem Thema, David Kessler? Er ist der neue Leiter des FDA, und gewinnt langsam den Ruf, hart zu sein. Nachdem er einen Orangensafthändler dazu veranlaßt hatte, das Etikett „frisch" von den Behältern zu nehmen (man hatte herausgefunden, daß der Saft zwei Wochen lang in einem Lagerhaus aufbewahrt worden war), überraschte er mich nach dieser Pflichtübung mit seinem Vorgehen gegen Brustimplantate. Das gibt mir Hoffnung für die Zukunft.

Das Thema der mit Chemikalien und Kunststoffen behandelten Lebensmittel, die mit aller Wahrscheinlichkeit zu der jährlichen Million von Krebsfällen beitragen, von denen die Hälfte tödlich endet, scheint von äußerster Wichtigkeit. Die Arbeit an der Eliminierung dieser karzinogenen Substanzen aus unseren Lebensmitteln würde sicherlich dabei helfen, diese alarmierende Epidemie aufzuhalten. Nach Bill Moyer, Autor des Buches „Healing and the Mind", hat die EPA (Environmental Protection Agency) nur 19 der über 600 krebserregenden Chemikalien, die Bauern bei der Lebensmittelproduktion einsetzen, gesperrt!

Der Einsatz von Hormonen, um Rinder und Hühner zu mästen und die Milchproduktion von Kühen zu steigern, ist ebenfalls ein sehr wichtiges Thema. Kühe, die mit einem neuen experimentellen Wachstumshormon, dem „rekombinanten Rinderwachstumshormon"- klingt nach einer

Wiederholung von DES-Skandals - behandelt werden, erkranken an Mastitis, einer Euterentzündung. Diese Kühe werden dann mit Antibiotika behandelt, um diese hormonbedingte Krankheit zu „heilen". Diese Hormone und Antibiotika findet der Verbraucher dann im Fleisch und in der Milch. Ein Hormon, das den Euter einer Kuh reizt und zu dessen Entzündung führt - stellen Sie sich nur die möglichen Folgen für milchtrinkende Frauen vor!

Es gibt tatsächlich seit 50 Jahren ein Gesetz, laut dem Firmen angeben müssen, womit sie Obst und Gemüse besprühen. Aber diese Information muß nur auf den Verpackungskisten geschrieben stehen und nicht an den Verbraucher weitergegeben werden. Der Käufer wird von diesen Produkten durch eben diesen Glanz angezogen. Diese „Designerstücke" sollten mit dem Totenkopfsymbol versehen werden. Die moderne Lebensmittelhandlung ist nicht mehr sicher, sondern Lieferant vieler unterschiedlicher Gifte und Karzinogene, die in etwas verborgen sind, was einmal Lebensmittel waren.

Wie ist es zu diesem erbärmlichen Zustand gekommen, in dem wirtschaftliche Interessen und der Verkauf von Chemikalien unser Interesse an Ernährung und Gesundheit überwiegen? Wie konnte die Krebsrate von 1:6 in den 40er Jahren zu einem Verhältnis von 1:3 in den 90er Jahren hochschnellen, mit der Zukunftsprognose, daß einer von Zweien bzw. die Hälfte von uns an Krebs erkranken wird bis zum Jahr 2000?

Der jährliche 19. Krebskongreß in Pasadena, Kalifornien, erhellte das Thema etwas. Ich fand heraus, daß man Aprikosenkerne tatsächlich im Reformhaus erstehen kann - man muß also nicht zum Hammer greifen, will man in diesem Land an Lätril kommen. Es wurde sogar ein Kochbuch, in dem Aprikosenkerne verwendet werden, zum Kauf angeboten. („The Little Cyanide Cookbook - Delicious Recipes Rich in Vitamin B$_{17}$" von June de Spain, American Media 1976). Als ich im Reformhaus Aprikosenkerne kaufen wollte, fand ich heraus, daß Lätrilpräparate vor einigen Jahren vom FDA verboten worden waren. Diese krebsbekämpfende Substanz darf also nicht mehr in Pillenform angeboten werden. Der Verkäufer meinte, daß das Verbot den Absatz von Chemotherapie- Medikamenten ankurbeln soll!

Am 31.August 1991 sprach Mark Anderson, Autor von „Empty Harvest", auf der Tagung über moderne Lebensmittelproduktion. Synthetischer Dünger, erzählte er, wurde von dem Deutschen Justus von Liebig erfunden. Diese Düngemittel machen den Erdboden nicht fruchtbar wie Dung und Kompost, sondern schaffen öliges Ackerland, auf dem Pflanzen trotz der schlechten, leblosen Erde wachsen. Dieser Boden hält die Pflanze lediglich in aufrechter Position, ohne ihr die für ein gesundes Wachstum nötigen Mineralstoffe und Vitamine zu liefern. Diese kümmerlichen, kranken Pflanzen haben ihre natürliche Immunität gegen Insekten verloren und werden deshalb befallen. Mutter Natur will sie loswerden! Weitere Chemikalien in Form von Pestiziden werden daraufhin eingesetzt, um die Insekten und den Schimmel zu vernichten. Im weiteren Verlauf werden diese schwachen und kränklichen Pflanzen, die mit Hilfe moderner Chemie irgendwie immer noch Ähnlichkeit mit normalem, gesundem Obst und Gemüse haben, mit Kunststoff verschönert, um ihnen Glanz zu verleihen und sie anziehend zu machen. Die letzte Stufe ist der Transport zum Lebensmittelhandel - zu uns, dem ahnungslosen Verbraucher.

Was verbirgt sich in einem Namen? Justus von Liebig. Er hat damit angefangen. Wir schließen den Kreis, indem wir große, rote, glänzende Äpfel kaufen, um dann zu Hause in ein geschmackloses, schädliches Produkt zu beißen, das unsere Zellen nicht mit Nährstoffen versorgt, sondern uns statt dessen vergiftet. Was die Chemiekonzerne und Hersteller von Agrarprodukten getan haben, läßt sich zu LIE BIG (dt.: „Riesenlüge“, Anm. der Übersetzerin) zusammenfassen.

Um gesunde Körperzellen herstellen zu können, benötigen wir Sauerstoff aus der Luft (heute eine Seltenheit), reines und sauberes Wasser (praktisch nicht mehr existent), und Enzyme, Vitamine und Mineralstoffe von frischen, unbearbeiteten, unraffinierten und giftfreien Nahrungsmitteln.

Das scheint zuviel verlangt in der heutigen kommerzorientierten Gesellschaft, die sich darauf konzentriert, Profit zu machen. Das Ziel sind hohe Verkaufszahlen: Der Verkauf einer Menge Chemikalien und Mineralölprodukte. Die Konsequenz ist eine ruinierte Gesundheit. Wir erkranken an Krebs. Das führt zu vermehrten Operationen, dem Aufschneiden der Körper, und, Hand in Hand damit, gesteigertem Verkauf von weiteren giftigen Chemikalien und Bestrahlung - immer mehr Gifte versuchen, die Krankheiten zu heilen, die überhaupt erst durch Gifte entstanden! Der Einsatz von Giften zur Bekämpfung von Vergiftungen beinhaltet irgendeine absurde Logik, die nur der medizinische Berufsstand und die Medikamentenkonzerne verstehen können!

Ist es ein Wunder, daß diese „Behandlung" die Menschen nur kränker macht und ihren Schmerz und ihr Leiden verschlimmert?

Das Volk der Hunza, das Aprikosenkerne ißt, düngt auch den eigenen Boden. Die Einfuhr von Lebensmitteln ist untersagt. Sie erkranken nicht an Krebs und gehören zu den Völkern mit der höchsten Lebenserwartung.

Überschrift in der Los Angeles Times vom Freitag, dem 6. September 1991:

„Einsatz des tödlichen Pestizids Parathion nur noch beschränkt zugelassen."

Danach wird die Environmental Protection Agency (Umweltschutzbehörde der USA) dafür sorgen, daß nach Jahresablauf nur noch die Hälfte der alljährlich auf ca. 90 Anbausorten gesprühten 3-6 Millionen Pfund Parathion verwendet wird. Entsprechend dieser freiwilligen Vereinbarung kann Parathion nach dem 31.12.1991 nicht mehr bei folgendem Anbaugut eingesetzt werden: Äpfel, Mandeln, Hafer, Pfirsiche und Erdnüsse. Allerdings wird es weitere 18 Monate dauern, eine Ende des Einsatzes bei den neun verbleibenden Anbausorten zu erzwingen, nämlich bei Alfalfa, Gerste, Raps, Mais, Baumwolle, Sorghum, Sojabohnen, Sonnenblumen und Weizen. Das macht etwa 40-50 Prozent des gesamten Parathionverbrauchs in diesem Land aus.

Der Artikel beginnt mit Hintergrundinformationen über die Chemikalie. „Parathion ist eine Chemikalie, die während des Zweiten Weltkrieges in Deutschland erfunden wurde und chemisch verwandt ist mit tödlichen Substanzen, die von den Nazis im Holocaust eingesetzt wurden. Aufgrund seiner geringen Kosten wurde es als Pestizid auf breiter Basis bei 90 verschiedenen Anbausorten verwendet, obwohl es wegen der Vergiftungsgefahr der Feldarbeiter als höchst riskant eingestuft wurde. Ein kleines Versehen könnte dazu führen, daß der Arbeiter einer tödlichen Dosis ausgesetzt wird.

Inzwischen wird nicht mehr diskriminiert. Statt ausschließlich Juden zu vergiften, trifft es jetzt auch Katholiken, Protestanten, Christen, Buddhisten und alle anderen in Amerika, die dieses Obst, Gemüse, Nüsse und Bohnen kaufen und verzehren, ohne Rücksicht auf Rasse oder Religionszugehörigkeit. Wir verwenden Hitlers Ideen und Produkte, haben aber seine Fähigkeit der Ausrottung noch übertroffen. Die Krebsrate klettert beständig und zerstört weiterhin unsere kostbare Gesundheit und das Leben selbst.

In Los Angeles wurden regelmäßig ganze Stadtteile der Besprühung mit Malathion ausgesetzt, um die mediterrane Fruchtfliege zu bekämpfen, die scheinbar unsere Fruchternte zerstören würde. Hubschrauber schwirren nächtens bedrohlich über unsere Köpfe und versprühen das Gift über jedermann (Menschen!) - mit der alleinigen Warnung, unsere Wagen abzudecken. Malathion beschädigt Farblack. Außerdem wird uns mitgeteilt, daß wir Fischaquarien aus dem Freien hereinholen sollten, da das Sprühmittel Fische tötet! Diese fatale Besprühung nicht nur der Anbaugüter, sondern auch der Bevölkerung bekämpften viele Bürger bitterlich; viele davon wurden krank. An der Spitze der Bewegung stand mein Freund, Ratsmitglied Joel Wachs, der auch ein leidenschaftlicher Kunstsammler ist. Als ich einen Buchartikel fand, der Malathion als Derivat der Nazigifte beschrieb, die ursprünglich zur Vernichtung menschlichen Lebens gedacht waren, reichte ich die Lektüre an Joel weiter. Aber seine Bemühungen zeitigten erst viel später Erfolg. Grillen und viele Vögel wurden getötet. Weit schlimmer ist, daß die Besprühungen möglicherweise den Keim für viele zukünftige Krebsfälle gesetzt hat. Tatsache ist, daß Krebs manchmal 20 oder mehr Jahre zu seiner Entstehung braucht.

Ralph Moss, den ich endlich kurz kennenlernen konnte, sprach auf der Krebstagung. Er teilte uns diese erschreckende Information mit: INZWISCHEN BEFINDEN SICH 500 MILLIONEN PFUND SYNTHETISCHER CHEMIKALIEN IN UNSERER UMWELT.

Diese chemischen Substanzen sind in unseren Lebensmitteln, unserer Luft, unseren Meeren und unserem Trinkwasser!

Obwohl sich unsere Körper seit dem Pleistozän nicht grundlegend verändert haben, befinden wir uns jetzt im Zeitalter des Plastik. Rein körperlich sind wir nicht dazu geschaffen, auf Mineralöl basierende Kunststoffe zu uns zu nehmen, einzuatmen, oder in unsere Körper eingepflanzt zu bekommen!

Wir werden zu bewußten Verbrauchern. Der Trend geht dahin, ORGANISCHES Obst und Gemüse zu verlangen, als auch Getreide, das ohne Einsatz von chemischen Düngemitteln, Pestiziden, Fungiziden und anderen Chemiesprays angebaut wurde. Wir brauchen härtere Gesetze, die den Einsatz von synthetischen Chemikalien bei der Lebensmittelproduktion hemmen.

Wir wissen, daß wir zur Vermeidung von Brustkrebs täglich mindestens 5 Portionen Obst und Gemüse essen müssen - bis zu 50 Prozent unserer Nahrungszufuhr. Wie können wir herausfinden, daß die Stücke, die wir kaufen und verzehren, ungefährlich, reich an Nährstoffen und ungiftig sind?

Eine Möglichkeit besteht darin, das Gemüse oder Obst ins Licht zu halten, bevor wir es in den Einkaufswagen legen. Schauen Sie, ob es in Hochglanz erstrahlt, wie es früher nur der bonbonrote Ford tat, den Sie als Teenager kauften. Versuchen Sie, diese glänzende Oberfläche mit dem Fingernagel abzukratzen. Ist das nicht möglich, so ist das Produkt höchstwahrscheinlich mit Kunststoff behandelt. Bringen Sie es zum Marktleiter oder zu dem Angestellten am Obststand und fragen Sie, ob sich diese Art der Beschichtung abwaschen läßt. Wenn er das bejaht, lassen Sie es sich mit Wasser vorführen. Wenn weder diese Vorführung noch seine „völlig harmlos" - Geschichte nach Wunsch verläuft, so beschweren Sie sich lautstark und verweigern den Kauf. Das ist der einzige Weg, wie wir Veränderungen herbeiführen können. Wir als Verbraucher müssen unsere Stimme und unser Portemonnaie einsetzen, um die gegenwärtige Praxis des Gifteinsatzes in der Nahrungsmittelproduktion zu beenden.

Die Früherkennung von Brustkrebs mit der Betonung von Mammographien sollte sich umwandeln in „Frühe Vorbeugung" - beginnend mit der Nahrung, die wir zu uns nehmen. Wir sollten besser darüber nachdenken, wie man Probleme vermeidet, bevor sie beginnen, als darüber, wie man sie entdeckt, wenn es möglicherweise schon zu spät ist.

Über eine Vereinigung, die sich „Edge" nennt und die mir meine Gruppentherapie ermöglichte, traf ich Dr. Earl Mindell, der mir freundlicherweise sein Buch „*Unsafe at Any Meal*" schickte. Dieses Buch ist eine Art grausiges Lexikon über 3000 Zusatz- und Kunststoffe, welche die Regierung den Herstellern als Zusätze oder Inhaltsstoffe zugesteht, und dennoch behauptet, das Produkt sei „Nahrung" und sein Verzehr ungefährlich.

Der Autor zeichnet auch die unerwünschten Reaktionen, Krankheiten und Allergien auf, die diese Zusatzstoffe auslösen können. Nehmen wir zum Beispiel BHA und BHT, Abkürzungen für Butylhydroxyanisol und Butylhydroxytoluol (erinnern Sie sich an Toluol, den giftigen Verdünner, der an früherer Stelle diskutiert wurde?); diese Stoffe können möglicherweise die folgenden schädlichen Wirkungen haben: erhöhter Cholesterinspiegel, allergische Reaktionen, Leberschäden, Unfruchtbarkeit, Sterilität, Verhaltensprobleme, Verlust von Vitamin D, geschwächtes Immunsystem und erhöhte Anfälligkeit gegenüber krebsauslösenden Substanzen.

Eine schnelle Tour durch den Supermarkt wird diese Gifte aufzeigen. Zum Beispiel steht auf der Verpackung einer beliebten Sorte Frühstücksflocken, die ein „Zurück - zur Natur" - Bild ziert: „Dem Verpackungsmaterial ist zur Gewährleistung von Frische BHT zugesetzt".

Anders ausgedrückt: Wir geben unseren Kindern zum Frühstück einen schädlichen Kunststoffverdünner, den ich nicht einmal zur Farbverdünnung in meinem Studio verwende!

Eine beliebte Speisecreme wies die folgenden Kunststoffzusätze auf: Sodiumcasinat, Polysorbat 60, Monostearat, künstliche Geschmacksstoffe, und „andere Zutaten". Sogar die natürlichen Bestandteile dieser Schlagcreme, gehärtete Kokos- und Palmöle (reich an gesättigten Fettsäuren) und weißer Zucker, machen diese Creme zu einer gesundheitsbedrohlichen Nachspeise.

In welchem Verhältnis stehen diese Gifte zu Krebs? Linus Pauling, zweifacher Träger des Nobelpreises, schreibt in seinem gemeinsam mit Ewan Cameron verfaßten Buch „*Cancer and Vitamin C*": „Der Mensch ist einem permanenten Bombardement durch einen Hagelschauer potentiell tödlicher Karzinogene ausgesetzt. Dabei handelt es sich um eine ganze Vielfalt physikalischer und chemischer Stoffe, die eines gemeinsam haben - die Fähigkeit, mit genetischem Material lebender Zellen zu interagieren und es zu schädigen. Ein solcher Schaden kann, mit einer Wahrscheinlichkeit von 1:1 000 000, das genetische Material in einer solchen Weise beeinträchtigen und umbauen, daß der Nachwuchs der transformierten Zelle überleben und ebenfalls bösartige Merkmale annehmen kann (statt von dem Karzinogen ganz abgetötet zu werden)". (S.184).

Eine weitere Erklärung fand ich auf der Krebstagung, wo ich Charlotte Gerson traf. Ihr Vater, Max Gerson, M.D., behandelte Krebspatienten im letzten Stadium der Krankheit, die vom medizinischen Establishment aufgegeben worden waren, nachdem die Behandlung nicht angeschlagen hatte und sie zum Sterben nach Hause geschickt worden waren. Sie verkaufte mir das Buch ihres Vaters, *„A Cancer Therapie - Results of Fifty Cases and the Cure of Advanced Cancer by Diet Therapie"*.

Dr. Gerson war ein unerbittlicher Gegner der Symptombehandlung, die er für schädlich hielt (die Entfernung eines Brustknotens, das Amputieren einer Brust). Er glaubte, Krebs sei eine Erkrankung des gesamten Metabolismus und im wesentlichen auf die Leber konzentriert, die es nicht schafft, durch Nahrung und Inhalation angesammelte Gifte aus dem System zu filtern, wenn deren kumulativer Effekt im Lauf der Zeit überwältigend wird. Je stärker der Körper vergiftet wird, desto geschwächter sind seine Abwehr- und Heilkräfte. (p.7).

Somit ist Krebs in Gersons Augen eine chronische, degenerative Erkrankung, die alle wesentlichen Organe in Mitleidenschaft zieht; der Körper ist so von Giften belastet, daß er keine reifen Zellen, sondern nur noch Zellen im Embryonalstadium produzieren kann, die nur so funktionieren können, daß sie sich reproduzieren.

Statt nur die Krankheit zu behandeln, betrachtete Max Gerson Krebspatienten als kranke Menschen. Er behandelte die Person. Er schreibt: „Man sollte immer daran denken, daß Krebs eine degenerative Krankheit ist. Die Regeneration ist nur über den Stoffwechsel möglich. Sein Wiederaufbau ist harte Arbeit, aber wesentlich und der letzte Ausweg für diese fortgeschrittenen Fälle." (S.112).

Gersons Behandlung bestand in der Hauptsache aus frischgepreßten, stündlich verabreichten Säften und Kaffee-Einläufen, um den Körper zu reinigen. Langsam wurde dann eine hauptsächlich aus rohem Obst und Gemüse bestehende Diät eingeführt, und eine Gemüsesuppe nach einem Rezept von Hippokrates! Man muß dazu sagen, daß einige seiner Patienten auf Bahren eingeliefert wurden und überhaupt nichts zu sich nehmen konnten.

Sein Buch dokumentiert 50 Fälle geheilten Krebses - all diese Fälle waren vom medizinischen Establishment abgewiesen worden, nachdem die Behandlung versagt hatte.

Von Interesse ist hier der Fall Nummer 33, Frau M. E., eine 62jährige Witwe mit einem Kind, die ein Geschwür an der rechten Brust unterhalb der Brustwarze hatte. Die rechte Brustwarze war etwas eingezogen und verhärtet. Unterhalb des seitlichen Randes der Areola befand sich eine feste, tastbare Masse. Röntgenaufnahmen der Lunge waren negativ.

Beim ersten Besuch hatte die Patientin schon ein offenes Geschwür und eine große, infiltrierende Masse. Sie hatte eine Operation abgelehnt.

Nach vierwöchiger Entgiftungsbehandlung war die Masse kaum noch tastbar und das Geschwür war mit einer feinen Kruste überzogen. Die Patientin war dabei, gesund zu werden. Die Brustwarze war jedoch immer noch eingezogen. Im folgenden Monat war die Masse nicht mehr zu ertasten, und das Geschwür hatte sich geschlossen. Die Brustwarze war noch immer leicht eingezogen. Neun Monate später war die Brustwarze teilweise nach außen gerichtet, keine weiteren Veränderungen.

Die Patientin hatte keinen Rückfall und fährt - sieben Jahre später - einen Wagen und erledigt ihre Hausarbeiten. Die Patientin hatte weder vor noch nach der Betreuung durch Gerson eine andere Behandlung erfahren. (S.349).

Während ich dieses Kapitel verfasse, geht meine Freundin Kimberley in die Klinik, um sich einer autologen Knochenmarkstransplantation zu unterziehen - in der Vorstellung des medizinischen Establishments die „Notnagel - Behandlung". Heute wird ihrem Becken Knochenmark entnommen. In der kommenden Woche wird sie 5 bis 7 Tage lang einer außergewöhnlich hoch dosierten Chemotherapie ausgesetzt werden, um die Krebszellen zu „töten"; danach wird das Knochenmark wieder eingeführt. Insgesamt wird sie für sechs Wochen im Krankenhaus bleiben; diese Zeit braucht es, um sich von derartigen Dosen hoch giftiger Chemikalien zu erholen. Sowohl Dr. David Clark als auch ich äußersten unsere Mißbilligung dieser Form der Behandlung, als sie erwähnte, sich dieser möglicherweise zu unterziehen. David sagte, Knochenmarkstransplantationen seien gewöhnlich Leukämiepatienten vorbehalten und würden nie bei Patienten durchgeführt, die ein Alter von 35 Jahren überschritten haben. Kimberley ist jetzt 37 Jahre alt.

Als ich mich bei ihren Ehemann Gerry nach Statistiken über die Prozedur erkundigte, sagte er, es handle sich um eine „experimentelle" Behandlung, und die einzigen Zahlen, die er diesbezüglich kenne, besagten, daß früher 15 Prozent der Patienten daran gestorben waren. Jetzt, nachdem sie verbessert worden war, starben nur noch 3 Prozent daran! (Statistiken des Breast Center der UCLA geben an, daß 5-20 Prozent der Knochenmarkspatienten an Knochhenmarkstransplantaten sterben).

Er konnte mir nur von einem seltenen Fall berichten, der nach dieser Behandlung in Remission gegangen war. „Aber", sagte er, „es fällt ihnen nichts anderes mehr ein."

Die erschreckende und furchtbare Tatsache, die bei der Krebstagung herauskam, ist, daß beim Einsatz von Chemotherapie keine Doppelblindstudien durchgeführt werden.

Linus Pauling stellt die Anwendung von Chemotherapie in Frage, da sie alle schnell wachsenden Zellen, wie zum Beispiel Knochenmarkszellen, abtötet. Wann immer das Immunsystem zerstört wird, erhöht sich das Risiko, an Krebs zu erkranken.

Eine Rechtfertigung der Anwendung von Chemotherapie, die ich von verschiedenen Ärzten gelesen habe, lautet, daß sie den Patienten auf das Medizinische hin orientiert und ihn von „Quacksalbern und Scharlatanen" fernhält!

In zwei Wochen werde ich sie im Krebscenter besuchen können; dann werde ich selbst aus erster Hand die Krebsbehandlung nach orthodoxen Methoden in einer Klinik kennenlernen. Ich bete jetzt schon für sie und mache mich darauf gefaßt, einige sehr, sehr kranke und geschwächte Menschen zu sehen; einer davon ist meine langjährige Freundin, die ich liebe. Werde ich ihre Behandlung als Mord empfinden? Werde ich schreien: „Beendet dieses Massaker! Es ist falsch! Sie braucht nicht noch mehr Gift!" Werden sie mich unter Anwendung physischer Kraft in einer Zwangsjacke hinauseskortieren müssen, während ich wild nach den Ärzten schlage?

(Wenn Sie eine lebhafte Darstellung der Chemotherapie sehen möchten, schauen Sie sich den Film „Dying Young" mit Julia Roberts an).

Was mich betrifft, so entschloß ich mich für den Weg der Entgiftung, als Dr. Furr den steinartigen Knoten in meiner Brust fand. Obwohl ich zu diesem Zeitpunkt Dr. Gersons Buch noch nicht gelesen hatte, war ich schon vertraut mit Säften und der Beschränkung meiner Ernährung auf rohes und gedämpftes Gemüse, Obst, Getreide und Fisch. Ich kaufe die Lebensmittel in Läden erster Güte, lese Etiketten, und beziehe organische Produkte wann immer möglich. Ich esse weder Fleisch noch Huhn wegen des hohen Fettgehalts, der Hormone und Antibiotika, und weil eine übermäßige Proteinaufnahme ebenfalls mit Krebs in Verbindung gebracht wird.

Nach Dr. Max Gerson besteht der Sinn der Entgiftung darin, dem

Körper eine Entzündungsreaktion zu gestatten, die dann die Krebszellen abtötet. Ein normaler, gesunder, giftfreier Körper zeigt diese Reaktion, während Krebspatienten das nicht können, weil ihr Körper zu sehr mit Giftstoffen belastet ist. Wenn das zutrifft, war mein eigener inflammatorischer Brustkrebs, der einen Monat nach Beginn meiner Selbstbehandlung auftrat, in Wirklichkeit Teil meines Gesundungsprozesses.

Während ich damals dachte, meine entzündete, knallrote Brust sei ein Zeichen dafür, daß mein Programm nicht funktionierte oder noch keine Erfolge zeitigte, bedeutet das nach Dr. Gerson, daß es wirkte. Diese Reaktion, die er „Aufflammen" nennt, ist genau das, was er mit seinem Entgiftungsprogramm anstrebt. Die Entzündungsreaktion erhitzt den Körper wie ein Fieber und löst den Tumor auf. Zytokine schwirren dann wie Bienen herum und attackieren den Knoten. All diese Reaktionen sind Teil des Selbstheilungsprozesses des Körpers bei Krebs. Es ist jedoch eine ziemlich beängstigende und erschreckende Erfahrung. Sie meinen, Sie würden sterben, Sie bereiten sich darauf vor, Ihr Testament zu schreiben! (Charlotte Gerson sagte, daß einige Krebspatienten das Programm abbrechen, wenn sie diese Reaktion sehen, weil sie alarmiert sind, daß sich ihr Zustand verschlechtere.)

Aber drei Wochen später hatte sich der Tumor völlig aufgelöst, und statt zu sterben, erlangte ich langsam wieder meine Gesundheit. Ich werde das OMPAT - Programm weitere 1 1/2 Jahre fortsetzen, die Dr. Gerson zur völligen Gesundung vorschlägt. Tatsächlich habe ich beschlossen, das Programm für die Dauer meines Lebens fortzuführen.

Zusammenfassend läßt sich sagen, daß wir sehr wache Verbraucher sein müssen, wollen wir das Leiden und Unglück vermeiden, das Brustkrebs mit sich bringt. Der Verzehr von chemie- und kunststoffbelasteten Lebensmitteln voller Zusätze und Sprays, die in künstlichem, öligem Erdboden angebaut wurden, dem die Vitamine und Mineralstoffe fehlen, die wir benötigen, wird zum Zusammenbruch des Körpers und zu Krankheit, eventuell Krebs, führen. Lesen Sie Etiketten, untersuchen Sie Produkte, beschweren Sie sich.

Die Brust, die Sie retten, könnte Ihre eigene sein!

Kapitel 10:
Sport - Tauchen Sie kopfüber in Gesundheit!

In dem Film „L.A. Story" steigt Steve Martin in seinen Wagen, um in einer Straße von Reihenhäusern zwei Häuser weiter zu fahren. Im Gegensatz zu diesem visuellen Portrait eines weichen, bequemen Lebens hat Steve Martin den Körper eines Sportfanatikers mit einem Bauch, der so stramm und flach ist wie ein Waschbrett. Ich traf ihn in einer (Sie haben es erraten) Kunstgalerie in Santa Monica, wo ich zu der Zeit meine Werke zeigte. Es war ein Wochentag; ich dachte, die Galerie sei leer. Während ich mich mit meiner Händlerin Ruth unterhielt, warf ich für einen Moment einen Blick zur Ecke hinüber. Da war Steve Martin; aus dem Schatten kam er auf mich zu. Ich konnte nicht umhin, ihn anzustarren.

Steve bemerkte, daß ich ihn gesehen hatte, und kam direkt auf mich zu. Schließlich hielt er an und startete den Versuch, mich niederzustarren. Ich nahm die Herausforderung an, da ich mich selbst als recht stark betrachte und meine, jedermann niederstarren zu können. Er stand recht nahe bei mir, und da er ein ziemlich großer, kräftiger Mann mit beträchtlicher persönlicher Ausstrahlung ist, war das sehr einschüchternd. Ich dachte, ich könne trotzdem mit der Situation umgehen und erwiderte das Starren. Nachdem das eine Weile so gegangen war, spürte ich eine unglaubliche Energie auf meinen Kopf gerichtet, als ginge ein elektrischer Bohrer hindurch. Das wurde absolut unerträglich, und ich taumelte fort.

„Sie sind einfach ein.....", sagte ich, ohne meinen Satz zu Ende zu sprechen. Ich drehte mich nach Steve um, der sich duckte. Vielleicht dachte er, ich würde ihn mit dem Titel eines seiner Filme belegen („The Jerk = Der Blödmann"). Ich wartete. Meine Händlerin Ruth fuhr zusammen. Ich brachte schließlich meinen Satz zu Ende: „....großartiger Schauspieler!"

Ein Lächeln trat langsam in Steves Gesicht. Er machte einen weiteren Schritt nach vorne und ließ seine rechte Schulter schnell in meine Richtung fallen in einer pantomimischen Darstellung von „Auf geht's!". Steve ist in Wirklichkeit ein sehr schüchterner Mann, und dieses gesamte erste Treffen fand statt, ohne daß er ein Wort von sich gab. Ich ging eine Weile neben ihm her, wobei ich mich in Worten mitteilte, er jedoch nur mit

Gesten, Gesichtsausdrücken und Körpersprache - bis mich sein Schweigen zermürbte und überwältigte und ich davonlief.

Es dauert zwei Jahre, bis ich bei der Premiere seines Films „L.A. Story" den ersten Satz aus ihm herausbekam; er sagte: „Ich freue mich sehr, daß Sie kommen konnten."

Aber zurück zum Thema dieses Buches, dem Sport. Zuallererst müssen wir aus dem Wagen steigen und von den Beinen, Armen und Muskeln Gebrauch machen, die uns die Natur mitgegeben hat. Ihr Motto scheint zu lauten: WER RASTET, DER ROSTET. Das scheint sich auch auf Brustkrebs ausdehnen zu lassen, da die höchsten Raten bei Nonnen, ledigen Frauen, verheirateten, aber kinderlosen Frauen und Frauen auftritt, die ihre Kinder erst später in ihrem Leben bekommen hatten. Niedrige Raten dagegen treten bei Frauen auf, die ihre Kinder früh, vor oder kurz nach dem 20. Lebensjahr, bekommen haben, und bei denen, die ihre Kinder stillten. Gewöhnlich wird das damit erklärt, daß durch die Schwangerschaft der Östrogenkreislauf unterbrochen wird, der während jeder ersten Zyklushälfte zur Zellvermehrung in den Brustdrüsen führt; tritt keine Schwangerschaft ein, löst eine Gruppe weiterer Hormone die Rückbildung der Zellen an. Eine Schwangerschaft ermöglicht dieser zyklischen, hormonellen Achterbahn eine Pause.

Ich möchte dem eine weitere Theorie hinzufügen. Die Brust ist vielleicht müde und frustriert! Ihre Aufgabe als attraktive umgewandelte Schweißdrüse besteht immerhin darin, sich jeden Monat aufs Neue auf die Milchproduktion und das Säugen eines Kindes vorzubereiten. Wenn wir unseren Zyklus im Alter von 14 beginnen und mit 50 beenden, ohne daß die Brust jemals ihrer eigentlichen „Aufgabe" nachgekommen ist, so hat sie sich 36 Jahre lang einmal monatlich bzw. 432 mal auf die Milchproduktion vorbereitet, ohne jemals Erlösung oder Befriedigung erfahren zu haben! Kann man sich größeren Überdruß und Frustration vorstellen? Wenn es nach all diesen vergeblichen Vorbereitungen auf die Menopause zugeht und diese effiziente Drüse „in Rente gehen" soll - nun, wie würden Sie sich fühlen?

Da ich schon früh in meinem Leben beschlossen habe, mich meiner Kunst zu widmen und keine Kinder zu haben, war ein Zusammenbruch vielleicht unvermeidlich. Die zweitbeste Möglichkeit, Frustrationen abzubauen, ist Sport. Ich hatte einen harten Knoten in meiner Brust und einen

Stein in meiner Gebärmutter; beide wollte ich von alleine loswerden, ohne auf eine Operation zurückgreifen zu müssen. Was ich anstrebte, war das, was das medizinische Establishment als „spontane Regression" bezeichnet. Dieser Begriff kommt in meinen Augen dem „Erfolg über Nacht" in der Kunst gleich. Das heißt, daß nach 20 oder mehr Jahren des Arbeitens plötzlich ein wichtiger Museumsdirektor oder Händler beschließt, die Werke auszustellen, und jedermann will diese Werke kaufen, an denen der Künstler jahrzehntelang geschuftet hat - und auf einmal, voila!, ist der Künstler erfolgreich, sozusagen „von heute auf morgen".

Ich möchte den Ballon der „spontanen Regression" und des „Erfolgs über Nacht" platzen lassen. Nach meiner Erfahrung handelt es sich sehr wohl um einen Ursache - Wirkungseffekt, um harte, schweißtreibende Arbeit! Everson und Cole dokumentieren in ihrem Buch "Spontaneous Regression of Cancer" etwa 200 Fälle, in denen der Krebs auf scheinbar wundersame Weise ganz plötzlich geheilt war. [17]

Von Interesse ist hier eine Frau in den 60ern, die mit lymphatischem Krebs den Arzt aufsuchte; ihre Brust war deformiert und nach für Krebs typischem Muster vernarbt. Sie sagte, daß sich die Brust während der Menopause „verformt" habe. Aber das war vor 17 Jahren. Wir wissen nicht, was diese Frau getan hat, um ihren Krebs ohne fremde Hilfe zum Stillstand zu bringen und über einen solch erstaunlich langen Zeitraum unter Kontrolle zu halten (oder was ihr Körper für sie getan hat). Ein Interview mit ihr wäre interessant gewesen. So kann ich Ihnen nur erzählen, was ich tat.

Bei der Erstellung meines Sportprogramms achtete ich darauf, daß es einige Voraussetzungen erfüllte:

1. Es mußte ein cardiovaskuläres Workout sein, das die großen Muskelgruppen der Brust (Pektoralismuskulatur) und der Arme (Bi- und Trizeps) involviert, und den Herzschlag und Sauerstoffverbrauch erhöht.

2. Während des Workouts mußten diese Muskeln auf Widerstand stoßen bzw. beansprucht werden.

3. Ich würde den Sport an 5-6 Tagen der Woche jeweils eine Stunde lang treiben.

4. Der Sport sollte den Fettanteil meines Körpers verringern (siehe

17: Everson, Tilden C. and Cole, Warren H., Spontaneous Regression of Cancer, Philadelphia and London, W.B.Saunders, 1966

Tabelle).

5. Während des Sportes sollte ich „abschalten", meine Sorgen vergessen, und meine Visualisierungsübungen einsetzen können.

Das Schwimmen erfüllt all diese Voraussetzungen. Wenn Sie gerne schwimmen, ermuntere ich Sie dazu, dieses wundervolle Workout in Ihre alltägliche Routine einzubauen. Schwimmen ist ein Sport mit geringem Risiko (vorausgesetzt, Sie können es!), bei dem alle Muskelgruppen eingesetzt werden. Er bietet ein schwereloses, beruhigendes Medium (der Körper hat nur 10 Prozent seines Eigengewichts in Wasser), während die Muskeln konstant gegen einen Widerstand arbeiten müssen, um vorwärts zu kommen oder auch nur auf der Stelle zu bleiben (Wassertreten).

Stehen Sie einen Augenblick auf und legen Sie ihre rechte Hand auf ihre linke Brust. Heben Sie jetzt Ihren linken Arm und führen Sie einige Schwimmzüge aus: Rückenkraulen, Kraulen, Brustschwimmen, Rückenschwimmen. Spüren Sie die Muskeln, die Sie einsetzten, wenn Sie den Arm nach oben, zur Seite und kraftvoll nach unten ziehen. Fühlen Sie, wie die Anspannungen des alltäglichen Stresses, emotionaler Probleme oder Frustrationen nachlassen, die Sie vielleicht in der Brust eingeschlossen halten. Wiederholen Sie diese Übung; integrieren Sie diesmal ein weißes Licht, das ihren Augen oder ihrem „dritten Auge" entströmt, und stellen Sie sich vor, wie das Licht Ihre Brust reinigt, beruhigt und kraftvoll, wie ein Laserstrahl, vielleicht vorhandene Knoten auflöst.

Während des Workouts werden Sie beginnen zu verstehen, wie es mir ging, als ich den zusätzlichen Widerstand und das positive Gefühl des beruhigenden Wassers spürte. Einer der wichtigsten Punkte meines Selbstheilungsprogramms bestand darin, einem örtlichen Fitneßclub beizutreten bzw. eine Dauerkarte für das Hallenbad zu lösen und eine feste Tageszeit 5-6 Mal pro Woche dafür einzuplanen. Ich fing langsam an, da ich schon eine Weile nicht mehr auf Ausdauer geschwommen war. Zu Beginn schwamm ich 45 Minuten lang. Schritt für Schritt arbeitete ich mich zu einer Meile hoch, für die ich 65 Minuten benötigte. Schließlich schwamm ich die Meile in 45 Minuten.

Okay, ich gebe zu, daß ich eine Schwimmerin bin. Als Teenager war ich eine Rettungsschwimmerin und gab außerdem Schwimmunterricht. Es ist mein Sport. Aber meine „sportliche Routine" vor diesem neuen Programm war dazu verkommen, nach der Arbeit im Dampfbad zu sitzen.

Lassen Sie es langsam angehen, wenn Sie schon eine Weile keinen Sport mehr getrieben haben. Es ist sehr gefährlich, sich zu persönlichen Höchstleistungen anzutreiben, bevor Sie dazu bereit sind, und kann sogar zum Tode führen. Hören Sie auf Ihren Körper, tun Sie, so viel Sie können, und hören Sie dann auf. Morgen können Sie ein bißchen mehr tun. Sie müssen nicht als Jane Fonda beginnen. Der Nutzen sportlicher Betätigung ist kumulativ, und jeden Tag ein wenig Sport ist auf lange Sicht besser als sporadische Überanstrengungen. Mit der Zeit wird Ihr Körper einen Widerstand gegen Krankheiten aufbauen, während er kräftiger wird. Sollten Sie schon einen Knoten oder Krebs haben, seien Sie geduldig. Sport wird Ihrem Körper ein wertvolles Werkzeug liefern, das er benötigt, um gesunde Zellen aufzubauen und bösartige zu zerstören. DAZU BRAUCHT ES ZEIT. Seien Sie sicher, daß Ihr Körper daran arbeitet, seine Gesundheit wiederzuerlangen. Je mehr Sie arbeiten, desto mehr Munition geben Sie ihm zur Selbstheilung.

Vielleicht schwimmen Sie ungern. Es ist wichtig, einen Sport zu wählen, den Sie gerne treiben. Andere Sportarten, die in Frage kommen, sind Bogenschießen, Rudern (oder eine Rudermaschine), Basketball, Hanteltraining und an Training Nautilus-Maschinen. Ob Sie dabei im Sitzen Gewichte drücken, oder sie hinter dem Kopf auf die Schulter ziehen, oder Hanteln schwingen, spielt keine Rolle - all diese Übungen fördern die Gesundheit der Brust. Diese Maschinen involvieren beim Stemmen, Heben, Expandieren und Kontrahieren die Arm- und Pektoralismuskulatur unterhalb der Brust. Sie bauen nicht nur Kraft auf, sondern stärken die Ausdauer, den Widerstand gegen die Erosion durch Krebszellen, und Heilkraft durch gesteigerten Blutkreislauf und das Ausschwemmen der Gifte.

Der Nobelpreisträger Dr. Otto Warburg demonstrierte in einem oft duplizierten Experiment, wie er normale in Krebszellen umwandelte, indem er ihnen schlicht Sauerstoff entzog.

Als „Nebenwirkung" des Sportes werden Sie bald eine umwerfende Figur haben. Sie werden so gut wie nie zuvor aussehen, und sich äußerst wohl fühlen. Vorrätige Energie wird freigesetzt, die Sie am Arbeitsplatz oder in Ihrer Karriere effizienter werden läßt, oder die, sollten Sie krank sein, Ihr Körper zu Ihrer Gesundung einsetzen wird. Bald schon werden Sie neue und frische Lebenskraft ausstrahlen. Sie können sich darauf verlassen, daß Ihr Körper auf den Ansporn durch ein regelmäßiges, energisches Workout ansprechen wird.

Meine sportliche Routine zur Vorbeugung eines Wiederauftretens teilt sich auf in ein Training mit Gewichten und Maschinen und Schwimmen. Ich hoffe, mit Hilfe dieses Programms einen solchen Widerstand gegen Brusterkrankungen aufzubauen, daß ich nie mehr Probleme mit Knoten haben werde. So weit, sechs Jahre später, so gut.

Um die Gesundheit aufzubauen, muß der Sport mit einer fett- und proteinarmen, ballaststoffreichen Diät kombiniert werden, wie z.B. die OMPAT - Diät (siehe Kapitel 7). Es reicht nicht aus, morgens Sport zu treiben, um dann zum Mittagessen in ein Schnellrestaurant einzukehren und einen doppelten Cheeseburger mit Pommes Frites und einen großen, dickflüssigen Milchshake zu bestellen. Damit machen Sie möglicherweise all Ihre Anstrengungen zunichte.

In einer wissenschaftlichen Untersuchung wurden zwei Gruppen Ratten beobachtet. [18] Der einen Gruppe wurde fettreiche Nahrung gefüttert; Tiere dieser Gruppe mußten sich außerdem in einem Laufrad bewegen. Die andere Gruppe erhielt eine fettarme Nahrung, mußte sich aber nicht im Laufrad bewegen. Den Ratten beider Gruppen wurde dann eine karzinogene Substanz injiziert. Zur Überraschung der Forscher entwickelten die Ratten der ersten Gruppe (fettreiche Nahrung, tägliche Bewegung im Laufrad) nicht nur zahlreichere Brusttumore, sondern es traten auch schneller multiple Tumore auf. Außerdem wogen diese Ratten mehr, da sie durch die regelmäßige Bewegung einen größeren Appetit hatten.

Alles in allem fanden Wissenschaftler jedoch, daß Sport von größtem Nutzen ist. Als Beispiel dient eine Studie an Frauen, die während ihrer College-Jahre und in den Jahren darauf Sportlerinnen waren. Diese Frauen erkrankten in ihrem Leben seltener an Krebs der Fortpflanzungsorgane. [19]

Eine weitere Untersuchung ergab, daß ausgeprägte physische Aktivität sowohl das Wachstum von transplantierten Tumoren hemmte als auch das Auftreten von Geschwüren in chemisch induzierten oder spontan aufgetretenen Tumorarten.

Dieser Studie lag die Hypothese zugrunde, daß strapazierte oder er-

---

18: Themson, Henry J., Ronan, Anne M., et al. "Effects of Exercise on the Induction of Mammary Carcinogenesis", "Cancer Research" 48, 2720-2723, 15. Mai 1988
19: Shephard, R.J, "Physical Activity and Cancer", International Journal of Sports Medicine, 1990: Dezember, 11-6, 413-20

schöpfte Muskeln möglicherweise eine Substanz produzieren, die das Wachstum von Tumoren hemmt. Dr. Pashikis und Dr. Hoffman untersuchten Ratten mit Geschwüren. Sie fanden, daß ein reduziertes Wachstum der Tumore und sogar „spontane Remissionen" auftraten, wenn diesen Ratten ein Extrakt injiziert wurde, das gesunden, bis zur Erschöpfung verausgabten Ratten entnommen worden war. [20]

Regelmäßig beanspruchte Muskeln sind kräftiger und flexibler als schlaffe Muskeln, und leisten dem Befall und der Zersetzung durch opportunistische Krebszellen mehr Widerstand.

Die Pektoralismuskeln werden durch Sport nicht nur kräftiger, sondern sind resistenter gegen das Festsetzen von Geschwüren (ein Brusttumor wird sich zuallererst an der Haut davor und dem Muskel dahinter festsetzen).

James Ewing, ein früher Krebsforscher (1920), fand die höchste Rate bösartiger Geschwüren unter den körperlich inaktiven Personen. Er führte eine Studie an 86 000 Krebspatienten durch; die inaktivsten Patienten hatten die höchste Sterberate. In ihrem Buch „Getting Well Again" schreiben die Autoren S. und C.O. Simonton: „Wir begannen, dem Sport mehr Aufmerksamkeit zuzuwenden, als wir entdeckten, daß viele unserer Krebspatienten mit den dramatischsten Gesundungen auch diejenigen waren, die körperlich sehr aktiv waren."

Als Gründe werden genannt: Abbau von Streß und Anspannung durch körperliche Aktivität, verbessertes geistiges Wohlbefinden, und der Umstand, daß der Patient an der eigenen Gesundung aktiv teilhaben kann. Ausdauersport, bei dem man schwer atmet und/oder schwitzt, bringt als weitere Vorteile die Stimulierung des Immunsystems, Revitalisierung der Organe, Anregung des Blutstroms und Körperstoffwechsels mit sich, so daß Gifte schneller ausgeschwemmt werden können, außerdem eine verstärkte Versorgung des Blutes mit Sauerstoff, und Abnahme des Körperfettanteils. Es besteht ein direkter Zusammenhang zwischen der Aufnahme von Sauerstoff und der Leistungsfähigkeit bei körperlicher Aktivität.

Warum ist die Versorgung des Blutes mit Sauerstoff so wichtig? Normale Körperzellen teilen sich durch Mitose, d.h. sie teilen sich in genau zwei Hälften. Sie enthalten 46 Chromosomen, die auf zwei Zellen mit

---

20: Hoffmann, S.A. and Hoffmann, K.E., Pashikis, et al., "The Influence of Exercise on the Growth of Transplanted Rat Tumors", "Cancer Patient" 22(1962) 597 – 99

jeweils 23 Chromosomen verteilt werden. Diese Zellen brauchen Sauerstoff, um zu gedeihen. Krebszellen jedoch können sich laut Dr. Gerson nicht auf normale Weise teilen. Oft enthalten sie zu viele Chromosomen. Sie teilen sich nicht, sondern multiplizieren sich statt dessen durch Fermentation. Das Lexikon definiert den Vorgang als „eine chemische Aufspaltung einer organischen Substanz durch einen chemischen Wirkstoff". Laut Linus Pauling setzen Tumorzellen das Enzym Hyaluronidase frei, das es diesen Krebszellen ermöglicht, sich zu vermehren und durch Barrieren, wie etwa normales und gesundes Zellgewebe, hindurchzufressen. Normale Strukturen fallen einfach auseinander, wenn ihre zementierende Grundsubstanz von diesem Enzym angegriffen wird. Der Tumor wächst und gedeiht, während er von den Nährstoffen des normalen Gewebes lebt und der Patient immer ausgezehrter wird.

Im Gegensatz zu normalen Zellen verabscheuen Krebszellen jedoch Sauerstoff. Daß diese einfach nicht in einer sauerstoffreichen Umgebung leben und sich vermehren können, wurde auf dem Krebskonvent demonstriert; dort wurden Dias von einem Krebspatienten gezeigt, der in einer „Sauersoffkapsel" liegt. Das ist eine alternative Art der Krebsbehandlung. Die hohe Sauerstoffdosis tötet die Krebszellen ab.

Dieses Gerät der Spitzentechnologie steht vielleicht nicht jedem so einfach zur Verfügung - im Gegensatz zu einer Stunde energischem, erschöpfendem Ausdauersport. Die Sauerstoffaufnahme und -weiterleitung muß den Anforderungen beanspruchter Muskeln entsprechen.

Um sicher zu gehen, daß Sie sich ausreichend anstrengen, sollten Sie während und nach 15-20 Minuten der sportlichen Betätigung Ihren Puls messen. Sie finden Ihren Puls, indem Sie Zeige- und Mittelfinger etwa auf halber Höhe zwischen Ohr und Kinn an den Nacken legen. Die folgende Liste dient als Zielvorgabe:

Alter	Herzschlag pro Minute
20	150
30	140
40	130
50	120
60	110
70	100

Zählen Sie den Puls 6 Sekunden lang, und multiplizieren Sie diese Zahl mit 10, um die Anzahl der Herzschläge pro Minute zu ermitteln.

Für mich war die körperliche Anstrengung ein Weg, die Kontrolle über meinen Körper wiederzuerlangen, ein geschwächtes Immunsystem anzuregen, zu Kräften zu kommen und wiederbelebt zu werden, all meinen Sorgen eine Stunde lang fern zu sein, mich verjüngt und wie neugeboren zu fühlen, geschwächtes Gewebe und schlechte Zellen abzustoßen und sie mit neuen, voll durchbluteten zu ersetzen. Es war ein Weg, meinen Körper wissen zu lassen, daß ich es ernst meinte; ich würde meinen Knoten loswerden und gesunden. Ich sendete diese Botschaft jeden Morgen an meinen Körper, während die Flüssigkeit mich umgab, die mir sowohl Widerstand leistete als auch Freude bereitete. Außerdem „singe" ich gerne, während ich Luftblasen ausstoße; das ärgert zwar manche der anderen Schwimmer endlos, wirkte sich auf mich aber sehr therapeutisch und beruhigend aus. Vielleicht wollen Sie das ja auch versuchen; rechnen Sie dann aber mit Kommentaren.

Sport verbessert außerdem die Körperhaltung. Körperhaltung hängt mit Selbstbewußtsein zusammen. Üben Sie das aufrechte Gehen und Stehen mit herausgestreckter Brust und Schultern, die nach unten zeigen. Das Zusammensinken und Einschließen von Spannungen führt zu „blockierten" Bereichen, die möglicherweise dauerhaft werden. Sauerstoffarme Zellen „verhungern" dann und werden vielleicht zu Krebszellen. Das ist eine meiner Theorien, die darauf basiert, daß ich meinen Körper krümme und anspanne, wenn ich mich sorgenvoll und ängstlich fühle. Ich tat genau das ein Jahr lang, bevor in den Angelpunkten dieser angespannten Haltung Knoten gefunden wurden.

Spannen Sie Ihren Körper für einen Moment an und beugen Sie sich vornüber, während Sie sitzen. Vielleicht können Sie spüren, was ich meinem Körper antat. Sogar beim Autofahren spüre ich jetzt, wie ich die Anspannung nach unten in meine linke Hüfte verschiebe, wenn ich an negative Dinge denke oder ungute Gedanken habe. Erwische ich mich dabei, entkrampfe ich mich und setze diese Spannung frei. In meinem Studio krümmte ich die Schultern nach vorne und sorgte mich über die Rezession. Diese Anspannung landete schließlich im inneren Teil meiner Brust.

Körperliche Betätigung lockert diese Blockierung aufgrund von Anspannungen auf, Sauerstoff reinigt sie. Während des Sportes werden chemische Substanzen wie die Endorphine, „körpereigene Drogen", freigesetzt und lösen ein allgemeines Gefühl der Freude, Energie und des Wohlbefindens aus. Streß verpufft einfach und wird durch eine stille Zuversicht, Energie und Kraft ersetzt. Man gesteht sich Zeit zu für diese innere Stärkung, ohne Ablenkungen vom eingeschlagenen Weg.

Während ich den Knoten in der Brust hatte, spürte ich zur gleichen Zeit Schmerzen im unteren Teil meines Rückens. Das lag vermutlich an dem Gebärmuttertumor, der wuchs und gegen meine inneren Organe drückte. Diese Schmerzen verschwanden gleichzeitig mit der Auflösung des Brustknotens. Mein allgemeines Abrutschen in einen ungesunden und von Knoten und Schmerzen geplagten Zustand ging durch die harte Arbeit der Workouts allmählich in eine sprühende Gesundheit über.

Erwarten Sie nicht, von heute auf morgen zu gesunden. Es dauerte seine Zeit, um krank zu werden; es wird einige Zeit brauchen, das Ruder in Richtung Gesundheit herumzuwerfen. Aber sportliche Betätigung ist genau der Kompaß, der den Körper in diese Richtung weist. Ihre energische Routine wird dem Körper signalisieren, daß die Gesundheit um die Ecke wartet. Tote, zerstörerische und unreife Zellen werden durch gesunde, sauerstoffreiche Zellen ersetzt. Wenn Sie jeden Tag hart auf dieses Ziel hinarbeiten, werden Sie nach und nach Ihre Kraft wiedergewinnen, Zelle für Zelle. Langsam werden Sie Ihre Gesundheit wiedererlangen. Die Bedrohung der Auszehrung durch Zelldiebe, die Ihre Kraft stehlen, wird durch die Härte des neu aufgebauten Muskelgewebes ersetzt, das gegenüber den Attacken durch destruktive Enzyme widerstandsfähig ist. Eine farblose oder gelbliche Blässe wird allmählich durch ein rosiges Glühen ersetzt und durch Haut, die sauerstoffreich durchblutet ist und aus der die Gifte ausgeschwitzt sind.

Es gehörte zu meiner Routine, vor und nach dem Schwimmen in die Sauna zu gehen. Eine alternative Heilmethode für Krebs besteht darin, den Körper einer anderen Krankheit auszusetzen, die Fieber mit sich bringt, dadurch den Körper zu erhitzen und auch die Krebszellen abzutöten. Gegen Ende des 19. Jahrhunderts war William B. Coley, ein Chirurg, darüber frustriert, daß Operationen bei der Behandlung seiner Krebspatienten vergebens waren. Er bemerkte, daß ein Patient sich von lebensbedrohlichem Knochenkrebs erholte, nachdem er an einer fiebrigen Hautinfektion erkrankte war. Er experimentierte und injizierte Patienten lebende Bakterien, die sogenannten. „Coleyschen Toxine", die Fieber auslösten. Diese Patienten erlebten plötzlich eine „spontane Regression" ihrer Tumore.

Unser Körper erfährt möglicherweise ähnliches, wenn wir unsere Temperatur erhöhen, indem wir in der Sauna sitzen, bis wir schwitzen. Ohne uns mit „Coleys Giften" zu infizieren oder mit Malaria anzustecken, helfen wir unserem Körper vielleicht dabei, Krebszellen oder Tumoren loszuwerden, indem wir die Körpertemperatur erhöhen und sie ausschwitzen.

Coley nimmt für sich in Anspruch, mit seiner Methode 41 Prozent der Sarkome geheilt zu haben, einem Krebs der Knochen und des Bindegewebes. Ähnlich beeindruckende Ergebnisse wurden bei Brustkrebs erzielt. (R. Moss, S.123). Die Idee, Fieber als therapeutisches Werkzeug einzusetzen, geht auf Hippokrates zurück.

Statt krank zu werden um zu gesunden, ging ich lieber in die Sauna. Mein Körper reagierte bald mit seinem eigenen Fieber - die beschriebene Entzündung, die begann, den Tumor zu zerstören. Das mag meinetwegen alles blanke Theorie sein, aber die Tatsache bleibt bestehen - es hat funktioniert. Drei Wochen nach dieser feuerroten, fiebrigen Entzündungsreaktion, die meine Brust in einen brennenden Stein verwandelte, hatte sich der Knoten vollständig aufgelöst, die Rückenschmerzen waren verschwunden, und die Tumore traten nicht wieder auf. Gesunde Zellen nahmen allmählich vollständig überhand.

„Was soll ich über Sport sagen?" fragte ich Kimberly bei einem Besuch im Krankenhaus, wo sie sich einer Knochenmarkstransplantation unterzog. Sie hatte gerade 5 Tage intensiver, hoch giftiger Chemotherapie hinter sich, als ich mich wappnete und mutig ihr Zimmer betrat, um sie zu besuchen. Ich erlebte den Schock meines Lebens!

Nichts bereitet einen auf die Zerstörung des menschlichen Körpers vor, die eine intensive Chemotherapie hinterläßt. Ein geschlechtsloses Opfer aus einem Konzentrationslager erwiderte meinen Blick. Ihr Kopf war kahl bis auf ein paar braune Stoppeln, ihr Gesicht bleich und leblos, ihre Augen eingesunken.

„Körperliche Stärke schafft geistige Stärke," sagte sie mit zusammengebissenen Zähnen; ihre Stimme schien aus einem entfernten Tunnel tief in ihrem Inneren zu kommen.

Ich nickte und versuchte, mich zusammenzureißen. Wenn ich sie für mein Buch interviewte, würde ich vielleicht nicht zusammenbrechen und vor dieser Hülle einer Kreatur weinen, die einmal meine wunderschöne, honigblonde, feminine Freundin gewesen war.

„In ein paar Tagen werde ich absolut kein Immunsystem mehr haben. Es wird bei Null sein!" klagte sie.

„Du siehst viel besser aus, als ich erwartet habe," würgte ich heraus, darum bemüht, überzeugend zu klingen.

„Ich bringe nicht einmal zwei Gläser Orangensaft hinunter, ohne daß mir übel wird," murmelte sie.

„Linus Pauling sagt, daß Chemotherapie die Magenschleimhaut auflöst, die Villa, die Nahrung verdaut," bemerkte ich. „Aber ich bin sicher, daß Du bald darüber hinweg sein wirst."

„Gerry vermißt mich," stimmte sie traurig an; so traurig hatte ich sie noch nie gehört. „Wenn er mich hier besucht, legt er sich zu mir ins Bett."

„Ich habe mit Gerry telefoniert, …er scheint sehr aufgewühlt und emotional ausgelaugt und erschöpft von dieser Tortur, die Du durchmachst," bestätigte ich. Tränen stiegen auf, und ich war sehr darum bemüht, nicht selbst zusammenzubrechen. Das wurde zunehmend schwieriger, ja unmöglich.

„Ist der Krebs ganz verschwunden?" erkundigte ich mich; eine rhetorische Frage, da ich aus meinen eigenen Nachforschungen wußte, daß sich Chemotherapie bei Brust- und Lungenkrebsfällen meistens als unwirksam erwiesen hatte.

„Nein. Es sind immer noch Spuren vorhanden. In 45 Tagen wissen wir mehr. Ich mache eine Menge Tests mit." Sie hielt inne, da ich sehr schweigsam war. „Du glaubst nicht an Chemotherapie, nicht wahr?"

Ich strengte mich sehr an, sie zu unterstützen. Aber ich konnte nicht lügen. Fakten sind Fakten. Ich schüttelte langsam den Kopf. „Ich muß schlafen," wisperte sie und drehte sich auf die Seite; ihr Körper hatte eine embryonale Haltung angenommen.

Ich drehte mich um, bereit, zu gehen. Plötzlich schnellte sie in eine aufrechte Position, eine belebte Leiche in einem makabren Horrorfilm, angetrieben von einer gewaltigen Willensanstrengung. Ich konnte sehen, daß sie umarmt werden wollte. Ich zog sie an mich, und sie klammerte sich fest. Woher nahm sie nur die Kraft?

„Ich liebe Dich, Susan," sagte sie.

„Ich liebe Dich auch, Kimberly. Werde gesund!"

Die Erscheinung dieses mit Medizin sterilisierten und vergifteten Phantoms meiner Freundin verfolgte mich für den Rest des Abends. Sie hatten ihre Brust abgenommen, ihre Haut verbrannt, sie vergiftet, ihre Haare zum Ausfallen gebracht, ihr durch ein Brustimplantat aus Silikongel Gelenkarthritis beschert, und sie ihres Immunsystems, ihrer Weiblichkeit und der Fähigkeit beraubt, Orangensaft zu trinken, ganz zu schweigen von den 300 000 Dollar - alles im Namen der „Behandlung"!

Ich hatte versucht, an diesem Abend ein Treffen der örtlichen Handelskammer zu besuchen. Ein Glashändler hatte mich dazu eingeladen. Aber ich war nicht dazu in der Lage; statt dessen schenkte ich mir ein Glas Orangensaft ein, ging nach draußen und starrte in den Himmel, an dem an diesem Abend stahlgraue Wolken hingen, aus denen im Glanz der untergehenden Sonne ein blankes rotes Licht heraussickerte. Ich beobachtete diesen dramatischen, sich verändernden Sonnenuntergang mit tränengetrübten Augen; ich versuchte nicht einmal, sie zurückzuhalten.

Chemotherapie ist nicht in Ordnung, dachte ich. Es ist ein Verbrechen! Wie kann ein Gift, daß sie ihres Immunsystems beraubt - der einzige natürliche Schutz, den sie hat und das sie zu einem Kriegsgefangenen macht, Medizin genannt werden? Mir schien, als ob all diese sogenannte Behandlungen, angefangen mit der Mastektomie, eine Form der Gewalt gegen Frauen war. Aber auch männliche Krebspatienten wurden diese höchst brutalen, barbarischen Methoden ausgesetzt.

Hippokrates hatte zukünftige Ärzte ermahnt: „Das oberste Gebot ist, niemandem Schaden zuzufügen." Dieser Satz ist Teil des Eides, den alle Mediziner nach Abschluß des Studiums schwören. Wie können sie es rechtfertigen, diese wunderschöne Frau solch harten Prozeduren auszusetzen?

Kimberly und ich waren begeisterte Sportlerinnen. Wir lernten uns in einem Fitneßclub kennen. (Halten Sie im Gedächtnis, daß Sport nur ein Faktor der Vorbeugung ist. Damals bestand Kimberlys Ernährungsweise aus einer „Teenager-Diät", wie ich das im Spaß nannte - Hamburger, Pommes Frites, und riesige Eisbecher.) Außerdem standen wir beide unter einer Menge Streß und hatten unbewältigte psychologische Probleme.

Kimberly vertraute ihren 6-Meilen-Wanderungen nicht, dank denen sich ihr Brust- und später Lungenkrebs um ein Drittel reduziert hatte. Sie meinte, etwas „außerhalb ihrer selbst" zu brauchen, um den Krebs zu heilen, und entschied sich für das sechswöchige experimentelle Knochenmarkstransplantat. Wie sich bald herausstellte, hatte diese grausame Prozedur keinerlei Einfluß auf ihren Lungenkrebs - die Zahl der Krebszellen blieb exakt dieselbe.

Ich glaubte daran, daß die Heilkraft für meine Brust- und Gebärmuttererkrankung in mir selbst lag. Sport war ein Hauptbestandteil meines Selbstheilungsprozesses. Mit all ihren Wanderungen und etwas mehr Geduld wäre Kimberly vielleicht früher oder später aus eigener Kraft gesund geworden. Sie hatte ihre äußerst stressige Arbeit aufgegeben und verbrachte ihre Zeit mit körperlicher Betätigung und Ruhephasen. Sie stellte ihre Ernährung um und sah recht gut aus, bevor sie in die Klinik ging und ihren Körper dieser Transplantation unterzog.

Aber wir werden es nie wissen. Wird sie gesund werden wegen/trotz der Chemotherapie? Noch ist sie jung, noch hat sie Kraft. Ich bete darum, daß das Wunder geschieht.

Als ich in der folgenden Woche mit ihr telefoniere, verbringt sie schon wieder täglich eine halbe Stunde auf dem stationären Fahrrad und nimmt feste Nahrung zu sich. Sportliche Betätigung hat sie drei Jahre dieser Krankheit und drei Jahre Behandlung überstehen lassen (welches ist das kleinere Übel?). Sie ist zwar ein Skelett ihres früheren Selbst, aber immer noch am Leben. Sie sitzt wieder auf dem Fahrrad! Ihre Zähigkeit und ihr Mut sind ein Wunder. Sie ist schon auf dem Weg der Besserung!

In der Zwischenzeit stürze ich mich in mein Leben, meine Kunst, und jetzt mein Schreiben, werde von Tag zu Tag gesünder und ziehe Kraft aus meinem Sportprogramm. Ich vertraue darauf, daß, was immer auch geschehen mag, mein Körper sich ganz und gar selbst heilen kann - vorausgesetzt, er bekommt die angemessene positive Unterstützung. Ich bete täglich für Kimberly.

Vielleicht wird sie durch ein Wunder ja weiterleben.

Kapitel 11:

Glaube, Entschlossenheit und Visualisierung: Wie man die geistigen Heilkräfte mobilisiert

„ZIEHEN SIE DIE KRAFT HERAUS!" Donna gestikuliert, als ob sie die Heilkraft tief aus ihrem Körperinneren herauszieht. Sie ist eine joviale Frau, die immer zu lächeln scheint und leicht in Gelächter ausbricht. Wir befinden uns auf einem Buddhistentreffen, wo sie eine Führungsposition innehat. „Das Heilmittel für Krebs liegt in uns; wir haben die Kraft, jede Krankheit zu heilen."

Donna liebt ihre Arbeit als Schulpsychologin; sie arbeitet mit mißbrauchten und Schlüsselkindern. Ihre spirituellen Übungen sind ein wichtiges Werkzeug für sie. Sie macht täglich davon für inneres Wachstum, Alltagsprobleme und Selbstheilung Gebrauch.

Das Leben war nicht immer so erfreulich für Donna. Im Jahre 1973 wurde sie mit Eierstockkrebs diagnostiziert, der sich rapide ausbreitete. Zu dieser Zeit hatten sich in ihrem Leben mehr Stresspunkte angehäuft, als die meisten Menschen während eines gesamten Lebens sammeln. Innerhalb zweier Monate erlitt sie die folgenden traumatischen Erlebnisse: Zuerst verließ ihr Mann sie wegen einer anderen Frau. Da ihre Karriere von dieser Partnerschaft abhing (sie sang im Duett mit ihm und hatte 6 Platten aufgenommen), verlor sie auch diese. Kein Beruf, kein Einkommen. Zur gleichen Zeit befand sich ihre Mutter im Krankenhaus, wo sie langsam an Eierstockkrebs starb. Ihr Leben war plötzlich die Hölle auf Erden. Ihre Gesundheit brach zusammen und sie erkrankte an dem Leiden, für das sie eine genetische Veranlagung besaß.

Ein operativer Eingriff wurde vorgeschlagen und ohne Verzögerung durchgeführt - ohne Erfolg. Ihre Eierstöcke wurden entfernt. Der Krebs trat dennoch wieder auf. Daraufhin entfernte man die Zervix und Gebärmutter. Und wieder tauchte der Krebs auf, dieses mal in dem langen, leeren Raum, in dem sich die Organe befunden hatten.

Um diese Zeit herum traf sie bei der Arbeit, die sie zeitweilig angenommen hatte, einen Buddhisten. Diese Frau brachte ihr Sprechgesänge bei. Sie stürzte sich in die Übung, und intonierte Nam Myoho Renge Kyo vor einer Schriftrolle, der ihr Leben darstellte. Sie beschloß, ihren Job aufzugeben, um sechs Tage am Stück jeden Tag sieben Stunden lang den Sprechgesang zu intonieren. Während sie intonierte, wandte sie eine aggressive Visualisierung an. Sie stellte sich kleine Löwen vor, die ihre Krebszellen auffressen. Oder sie visualisierte ein reinigendes Licht, das während des Gesangs ihren Körper durchströmte; manchmal unter Tränen. Eine weitere Visualisierung, die sie während dieser sechs kritischen Tage anwandte, bestand darin, einen Pfeil auszurichten und diese Waffe auf ihre Krebszellen abzufeuern.

Während des ersten Tages, den sie mit Gesang verbrachte, entschied sie, daß dies „gute Medizin" sei. Das erste Mal seit Monaten schlief sie gut und wachte erfrischt auf. Sie setzte die Gesänge fort. Nach dem sechsten Tag rückhaltloser Hingabe an eine spirituelle Macht, die stärker war als sie selbst (das Universum), und nachdem sie die Demut aufgebracht hatte, Hilfe zu suchen, und beschlossen hatte, sich mit aller Kraft selbst zu heilen, fühlte sie sich gut. Sie folgte einer Intuition und war sich ganz sicher, daß ihre rückhaltlose Anstrengung sich durch vollständige Selbstheilung ausbezahlt hatte.

Sie stattete ihrem Arzt einen weiteren Besuch ab; seine Versuche, auch nur eine Spur des Krebses zu finden, blieben vergebens. Er war so schockiert, daß er sie zu einem anderen Arzt schickte - auch der fand nichts. Vier Ärzte konnten keinerlei Anzeichen von Krebs entdecken. Seit 1975 ist sie vollständig geheilt und ohne jede Spur des Krebses, der einst ihr Leben bedroht hatte.

„Körperliche Erkrankungen sind Anzeichen spiritueller Erkrankungen," erklärte Marius, ein alternativer Heiler. „Der Geist ist das Subjekt, der Körper das Objekt. Wenn Sie daran glauben, gesund zu werden und die Verantwortung dafür übernehmen, wird es auch so kommen."

Ich traf Marius auf dem Krebskonvent und bin völlig seiner Meinung. Nachdem Dr. Furr die Knoten in meiner Brust und Gebärmutter gefunden und mich schreiend dazu aufgefordert hatte, einen Chirurgen aufzusuchen und mich einer Biopsie zu unterziehen, beschloß ich auf der Stelle, die **alleinige Verantwortung** für meine eigene Gesundheit zu übernehmen. Buddhismus basiert auf dem Gesetz von Ursache und Wirkung. Die Gesamtheit der Ursachen aller Ihrer Anstrengungen wird als Karma bezeichnet. Welches sind im Falle einer Krankheit die selbst verantworteten Ursachen in Ihrem Leben, die zur Aufgabe Ihrer Gesundheit führten? Welche Ursachen haben Sie „begangen", die Sie in eine lebensbedrohliche Situation brachten, in der Ihr Körper zugrunde geht?

„Sie müssen in die umgekehrte Richtung arbeiten," empfiehlt Deidre Morgan. „Sie müssen Ihre Körperchemie verändern." Was hatte ich getan, um meinen Organismus in diese Lage zu bringen?

Ich hielt Rückschau auf mein stressiges Leben, die Gefühle der Panik, Unruhe und Hoffnungslosigkeit, die ich im vorhergehenden Jahr erlebt hatte, und ein Weg des Wandels tat sich mir auf.

„Du alleine hast Dich in diese Situation gebracht. Nur Du kannst Dir heraushelfen," schien der Buddhismus mir zu raten. Wenn die Entschlossenheit, das unerschütterliche Vertrauen in die eigenen Heilkräfte da ist, wird der Verfall Ihres Körpers, die Knoten und Schmerzen, im Lauf der Zeit und mit viel Arbeit durch lebenssprühende Gesundheit und einem Gefühl absoluten Wohlbefindens ersetzt werden.

Laut buddhistischem Glauben basiert das gesungene Gebet auf der „Erwartung", daß eintritt, wofür man gebetet hat. Die Grundlage ist nicht blinder Glaube oder Hoffnung. Man erwartet, zu bekommen, worum man gebetet hat.

„Du hattest Vertrauen," sagte David, nachdem er hörte, was ich zuwege gebracht hatte. „Du hattest Kampfgeist," fügte meine Freundin Irene hinzu.

Im Buddhismus erfüllen sich Gebete aufgrund der „Ursachen", die man zugrundegelegt hat (während des Gebets denkt man über viele Möglichkeiten nach, sich und anderen zu helfen) und des „mystischen Gesetzes", das irgendwie unabhängig arbeitet und einen „Glück" haben läßt.

Für welche spirituelle Übung Sie sich auch immer entscheiden mögen - ihre Wichtigkeit kann nicht genügend betont werden. Wir sind von Natur aus spirituelle Wesen, obwohl wir in materieller Gestalt geboren werden. Unsere Energie ist an das Spirituelle gebunden, und wenn diese Vibration blockiert oder ignoriert wird, leiden wir.

Als unsere Kultur Glauben und Religion vernachlässigte, verloren wir ein für die Heilung wertvolles Werkzeug. Krankenhäuser sind heutzutage eine sterile Umgebung, die auf Wissenschaft, Maschinen und Tests basieren. Wir haben völlig vergessen, daß Hippokrates ein Priester war, sein „Krankenhaus" ein Tempel. Das Heilen war kein wissenschaftlicher, mechanischer Prozeß mit Medikamenten und Operationen, sondern eher ein Vorgang, bei dem die spirituelle Gesundung mit Hilfe heißer Mineralquellen, Gemüsesuppe und Tempelschlaf, dessen Träume interpretiert wurden, vorangetrieben wurde. Er lehrte, daß man tiefen spirituellen Nutzen aus dem Kampf um eine verfallende Gesundheit ziehen kann.

„Man kann im Krankenhaus nicht schlafen," erzählte Kimberly mir. „Ständig kommt jemand ins Zimmer, um irgend etwas zu richten oder zu tun. Um sechs Uhr in der Frühe erneuern sie die Infusionen! Ich wache jedesmal auf, wenn jemand das Zimmer betritt." Sie mußte schließlich darauf zurückgreifen, ihrem Körper noch mehr Medikamente, nämlich Schlafmittel, zuzuführen, um schlafen zu können. „Wenn ich entlassen werde, rühre ich keine Pillen oder Medikamente mehr an," schwor sie. Leider schaffte sie es nicht, diesen Schwur zu halten.

Ich statte ihr einen weiteren Besuch ab. Ihre Beschreibung der Behandlung durch das Klinikpersonal erinnert mich an Lawrence LeShans Darstellung eines Krankenhauspatienten als „eine Krankheit, an der irgendwie eine Person hängt."

Inzwischen sitzt sie aufrecht und sieht etwas besser aus. Immer noch hat sie dieses sehr alte, müde Aussehen. Mittlerweile hat sie weder ein Immunsystem noch Haare auf dem Kopf. Gelegentlich bekommt sie von allen möglichen Infektionen, die in der Luft hängen, Fieber.

Ich habe beschlossen, für sie zu beten. Nachdem sie eingewilligt hat, beginne ich den Betgesang durch meine Plastikmaske hindurch, die ich anlegen mußte, bevor ich die Abteilung für Knochenmarkstransplantationen betreten durfte.

Als ich am Ende angekommen bin, lautet ihr Kommentar: „Du siehst komisch aus, wenn Du mit dieser Maske singst."

Diese kritische Bemerkung (sie lacht sogar) zeigt mir, daß sie noch nicht bereit ist für diesen spirituellen Ort. So seltsam ich auch aussehen mag - ich spüre, daß das spirituelle Gefühl, das ich vermitteln wollte, immer noch da ist.

„Es ist ein Gefühl," versuche ich zu erklären. „Wenn Du an den spirituellen, transzendentalen Ort gelangst, wirst Du Dich verändert finden."

Ich verspreche, es bei meinem nächsten Besuch noch einmal zu probieren. Und beim nächsten Mal habe ich mehr Erfolg. Sie sitzt im Freien auf einer Wiese in der Sonne und ähnelt einem buddhistischen Mönch mit ihrem haarlosen Kopf und dem einfachen weißen Gewand. Sie sieht sogar spirituell aus. Ich erzähle von Donnas Geschichte. Daraufhin stimmt sie zu, mit mir zu beten.

Die Mormonen und Adventisten des Siebten Tages haben die niedrigste Brustkrebsrate in den USA. Was machen sie anders? Davon abgesehen, daß sie Vegetarier sind, sind die Adventisten eine engmaschige Gemeinschaft, die sich regelmäßig zu Gebeten und spirituellen Übungen trifft. Sie unterstützen einander in jeder, sogar finanzieller Hinsicht. Der Glaube ist die Grundlage ihres Lebens.

Die Mormonen essen Fleisch. Aber sie trinken und rauchen nicht. Ihr Leben basiert auf ihrem Glauben und gemeinschaftlichen Aktivitäten. Spirituelle Übungen in der Gruppe, Gebete, Gesang und das Helfen anderer durch Hausbesuche und missionarische Arbeit bilden die Grundlage ihres Lebens. Sie geben sich einer höheren Macht hin: sie sind dazu in der Lage, sich vor Gott zu erniedrigen. Die Enthaltsamkeit von „weltlichen Gelüsten" wird hervorgehoben. Statt dessen werden Werte wie Mut, Ehrlichkeit, Loyalität und Vertrauenswürdigkeit betont. Glauben, Treue und Familiensinn bestimmen diese Lebensart. Die Mormonen sind eng miteinander verstrickt und an der Gemeinschaft ausgerichtet. Die Hingabe für Gottesdienste, spirituelle Aktivitäten und die Abgabe eines Zehnten beschreiben den Lebensstil der Mormonen. Sie verlassen sich darauf, daß Glaube und Gebete sie durch das Leben führen. Sie bleiben bei guter Gesundheit und vermeiden irgendwie die hohe Brustkrebsrate ihrer amerikanischen Schwestern, die im allgemeinen nicht religiös oder spirituell orientiert sind.

Was ist die Ursache dafür, daß eine andere spirituelle Gruppe, die jüdische Gemeinde Amerikas, im Vergleich zu den Mormonen ein so hohes Risiko für Brustkrebs hat? Die jüdische Ernährungsweise ist eine osteuropäische und sehr reich an Hühnerfett (Schmalz), Hefegebäck mit Käse mit Butter, Rahmkäse und Saurer Sahne. Aber ist die jüdische Ernährungsweise so viel fettiger als die der Mormonen, die größtenteils typisch amerikanisch ist? Eine mögliche Theorie ist, daß die Mormonenfrauen mit ihrer Rolle als Mutter und Ehefrau zufrieden zu sein scheinen (sie haben eine „Hilfsgesellschaft", an die sie sich wenden können, wenn sie genug haben und eine Pause einlegen möchten), im Gegensatz zu manchen jüdischen

Frauen, die mit dieser Rolle oft unzufrieden sind. Oft sehnen sie sich nach einem kreativen oder intellektuellen Leben. Die Rolle als Ehefrau und Mutter läßt sie „am Zaumzeug zerren". Sie fühlen sich angebunden und unbefriedigt. Vielleicht beginnt diese unbefriedigte Frustration, an ihrer Gesundheit zu nagen? Es kann nicht alles an den Genen liegen, nicht wahr? Obwohl die Forscherin Mary-Claire King kurz davor ist, das schuldige Gen zu identifizieren (es befindet sich auf dem Chromosom 17q), könnte uns diese Information nur dann helfen, wenn wir perfekte innere Röntgenaugen hätten und sagen könnten: „Okay, Siebzehn, reiß' Dich zusammen!"

Was können wir in der Zwischenzeit als all dem lernen, das uns bei der Vermeidung und Heilung von Brustkrebs hilft?

Es wird als Schutzfaktor gegen Brustkrebs dienen, zwei tägliche spirituelle Übungen, wie Gebete, Meditation oder Betgesänge, in das Alltagsleben einzubauen, auch wenn es nur jeweils fünf - besser 20 - Minuten sind. Es scheint auch einen therapeutischen und vorbeugenden Effekt zu haben, sich einer Gruppe anzuschließen, die sich einmal wöchentlich trifft, um gemeinsam zu beten oder zu singen. Sollten Sie gerade gegen Brustkrebs ankämpfen oder wollen Sie ein Wiederauftreten vermeiden, so ist die spirituelle Übung der Schlüssel zu geistiger und körperlicher Gesundheit.

Buddhisten glauben, daß Geist und Körper eine Einheit sind: shikishin funi, zwei und doch nicht zwei. Sie glauben daran, daß Glaube Krankheit heilen und vorbeugen kann. Die Literatur ist voller Beispiele dafür, was die Buddhisten „tatsächlicher Beweis" nennen - Menschen, die chronische Krankheiten durch Betgesänge und dadurch überleben, daß sie anderen bei der Ausübung des Glaubens helfen.

Wenn Sie sich einfach nicht mit Religion oder Spiritualität anfreunden können, ist die zweitbeste Übung die Meditation. In meinen Augen ist die Meditation nicht ganz so gut, da ihr die wesentliche spirituelle Komponente fehlt und das Meditieren zu passiv ist. Wenn man sie aber mit der Visualisierung kombiniert, hat sie sich nicht nur als höchst wirkungsvoll bei der Heilung von Krebs erwiesen, sondern auch bei der Vorbeugung.

Hören wir uns zur Illustration einer Meditation zur Umkehrung von Krebs an, wie der Guru der Visualisierung, O.Carl Simonton, die Brustkrebspatientin Jill Ireland bei ihrem Besuch instruiert. Sie beschreibt folgendes in ihrem Buch „*Life Wish*" (S.64):

„Entspannen Sie sich. Entspannen Sie Ihren Körper. Ich möchte, daß Sie sich auf Ihre Atmung konzentrieren; sagen Sie „ein" beim Einatmen, „aus" beim Ausatmen. Es gibt einem unglaubliche Macht und ist sehr gesund, im Angesicht von Angst fähig zu sein, sich zu entspannen. Entspannen Sie sich ein weiteres Mal, tiefe Entspannung. Beginnen Sie jetzt ganz einfach, über Krebs nachzudenken, gehen Sie sehr sachte dabei vor, und konzentrieren Sie sich vor allem darauf, daß die Krebszelle eine schwache, verwirrte, deformierte Zelle ist. Und da es Energie dazu bedarf, den Glauben in diese Richtung zu lenken, machen Sie jetzt eine Faust und denken Sie darüber nach, daß Krebs eine schwache Krankheit aus schwachen, mißgestalteten Zellen ist, und entspannen Sie Ihre Faust.

Denken Sie nun an Ihre weißen Blutkörperchen. Die sind in Wirklichkeit eine Darstellung Ihrer selbst. Und beginnen Sie damit, sich vorzustellen, wie die weißen Blutkörperchen tun, was sie tun sollen. So wie die Welle tut, was sie tun soll, schon seit Millionen Jahren getan hat, so werden Ihre weißen Blutkörperchen tun, was ihnen eingebaut ist, was sie programmiert sind zu tun. Sie müssen sie mit Energie versorgen, also stellen Sie sich vor, wie sie im Körper unterwegs sind und auf ihn acht geben. Ich möchte, daß Sie das erkennen und über sie nachdenken. Wenn sie auf Krebszellen stoßen, zerstören sie diese. Es ist so einfach, weil es das ist, was ihrer Programmierung entspricht. An diesem Punkt machen Sie eine Faust, und geben ihnen Energie. Sie brauchen Energie. Also geben Sie ihnen die Energie, das zu tun, was sie am besten tun. Sie müssen ihnen nichts beibringen. Sie müssen sie nur mit guter Energie versorgen. Stellen Sie sich vor, wie sie ihren Job auf kompetente Weise und sehr kraftvoll ausführen, und öffnen Sie dann Ihre Faust.

Und jetzt denken Sie daran, wie Ihr Leben in die Richtung geht, in die es gehen soll. Einfach die Idee und das Universum, das Ihnen hilft, Ihrem Leben hilft. Sie müssen es nicht verstehen. Tun Sie, was Ihnen sinnvoll scheint, und öffnen Sie sich für Hilfe. Die Welle sitzt nicht herum und versucht, es zu begreifen. Es ist nicht nötig, daß Sie die Richtung Ihres Lebens verstehen. Tun Sie, was Sie gut können, und öffnen Sie sich für Hilfe. Das Universum will, daß Sie gesund sind. Das Universum will, daß Sie glücklich sind. Öffnen Sie sich für Hilfe, und die Hilfe wird kommen; und das ist etwas, das Sie üben müssen. Einfach, indem Sie sich für Hilfe öffnen und darum bitten und darauf warten, während Sie tun, was Sie gut können."

Nachdem Jill aus dieser Meditation auftauchte, fühlte sie sich, als „sei eine dunkle Wolke über meinem Kopf weggesaugt worden". Bei ihrem ersten Besuch fragt er sie nach ihrem Leben. Sie beschreibt, wie vielbeschäftigt sie damit ist, Dinge für ihren Haushalt zu tun, für ihre Familie, Freunde, Tiere, wie sie Koffein und Schmerzmittel einnimmt, um das Tempo aufrecht zu erhalten, und wie sie, ganz einfach, nicht auf sich achtgibt.

Simonton beschönigt seine Worte nicht. „Ich sage Ihnen, Sie führen einen sehr ungesunden Lebensstil. Wenn Sie nichts daran ändern und nicht damit beginnen, sich selbst mehr zu achten und für sich zu sorgen und Ihre Bedürfnisse zu befriedigen, werden Sie sterben."

Jill führte einen mutigen Kampf und liefert uns darüber einen detaillierten und humorvollen Bericht. Letztendlich war ihr Lebensstil aber etwas, das sie nicht ändern konnte oder wollte. Der tragische Tod ihres Sohnes war der Stressor, mit dem sie schließlich nicht mehr fertig wurde. Sie starb in ihren frühen fünfziger Jahren trotz orthodoxer medizinischer Behandlung, die mit alternativen Methoden kombiniert war, an einem Rückfall.

Meditation, Gebete, Sprechgesänge und Visualisierung sind Werkzeuge, die wir in unserem Alltag dafür verwenden können, den Stress und die Sorgen des modernen Lebens aufzulockern. Wir leben in einer schnellen, spannungserfüllten Welt, die oft voller Gefahren ist. Ein Weg, damit ohne Schaden an der Gesundheit fertig zu werden, ist die Hingabe an eine spirituelle oder meditative Übung.

„Ich wüßte nicht weiter ohne meine Verbindung zu Gott und seinen Schutz und seine Liebe," sagt Eleanore, eine Nachbarin, die den Mormonen angehört. „Ich würde mich einsam, entfremdet und verloren fühlen."

Die Buddhisten glauben, daß das Beten vor einem Gohonzon ihnen Schutz bietet, da sie mit dem Rhythmus des Universums verbunden sind.

Beim Meditieren, Beten oder Sprechgesang verlangsamen sich unsere Hirnwellen, bis man einen Zustand der sogenannten Alpha-Wellen erreicht. Unter Hypnose gelangt man durch Entspannung in einen tranceähnlichen Zustand, der mit dem Übergangszustand kurz vor dem Einschlafen vergleichbar ist. Das entspannte Gehirn ist sehr leicht durch Suggestion zu beeinflussen. Wir schaffen es plötzlich, das Rauchen aufzugeben, abzunehmen, oder gesund zu werden, indem wir unser Unterbewußtsein in diesem entspannten, „offenen" Zustand programmieren.

Im meditativen Zustand sinkt unser Blutdruck, das Verhältnis von Säuren und Basen in unserem Körper verändert sich und gleicht sich an. Max Gerson stellte fest, daß viele seiner Krebspatienten auch einen abnormen Blutdruck hatten - gewöhnlich war er zu hoch. Meditative Übungen können den Blutdruck wieder normalisieren.

Auf dem Krebskonvent berichteten Geronimo Rubio und Bill Fry vom *„American Metabolic Institute"*, einer alternativen Krebsklinik in Tijuana, Mexiko, daß 95 Prozent ihrer Krebspatienten einen viel zu sauren pH-Wert aufwiesen. Man kann den pH-Wert mit Lackmuspapier, pH-Teststreifen, an einer Urinprobe feststellen. Der pH-Wert ähnelt den Gezeiten, und bewegt sich im Verlauf des Tages auf und ab. Ideal ist es, ein Gleichgewicht anzustreben. Das tägliche Meditieren, Beten oder Intonieren von Sprechgesängen hilft dabei, diese Homöostase, dieses Gleichgewicht zu erreichen.

Die große Belohnung regelmäßiger Meditation, Gebete und Sprechgesänge ist die Freisetzung von Stress, während wir lernen, unseren Geist entweder auf unsere Atmung, eine Schriftrolle oder auf Gott und fort von Alltagssorgen und -problemen zu lenken.

Laut Dr. James Privitera, einem weiteren alternativen Krebsforscher, ist Stress die Hauptursache von Krebs. Er stellte fest, daß Stress die Adrenalinproduktion des Körpers anregt, was zu einem Zusammenkleben der Blutplättchen und der Ausschüttung eines „Wachstumsfaktors" führt, der das Immunsystem beeinträchtigt. Wir wissen, daß Michael Landon sich über ein Blutgerinnsel in seinem Bein beklagte, bevor die Ärzte den Pankreas- und Leberkrebs diagnostizierten, an dem er starb. Die Ärzte erzählten ihm, daß kein Zusammenhang zwischen dem Gerinnsel und seinem Krebs bestünde. Dean Ornish schreibt in seinem Buch *„Dr.Dean Ornish's Program for Reversing Heart Disease"*, daß Blut während der Kampf- oder Fluchtreaktion verklumpt, um Blut für den Fall offener Wunden zu konservieren, an denen der Betroffene möglicherweise sonst verblutet.

Das könnte ein neuer Ansatz in der Krebsforschung sein. Dr. Privitera rät, das Blut auf exzessive Gerinnsel zu untersuchen, um Herzinfarkte und Krebs vorhersagen zu können. Er empfiehlt blutverdünnende Substanzen: Heparin, Niacin, Fischöle, Knoblauchöl, Vitamin B_6, Bromamin, Magnesium, Ingwer, Ginseng und Nachtkerzenöl.

Gebete bieten eine weitere Möglichkeit, Stress abzubauen und die chemische Zusammensetzung des Blutes auszugleichen. Betet man regelmäßig, schmelzen Unruhe und Anspannungen dahin und ertrinken in den vom Gehirn freigesetzten Endorphinen.

Ich leide an Gicht und kann Fette nicht verdauen, da mir ein Enzym fehlt. Ich muß sowohl übermäßiges Fett als auch Stress vermeiden. Mein Körper produziert unter Stress zu viel Harnsäure, was denselben Effekt hat, als nähme ich zu viel fettreiche Nahrung wie z.B. Garnelen zu mir,. Das Resultat ist übersäuertes Blut, was wiederum zu einem Gichtanfall führt, bei dem mein Körper „Kalziumsteine" in meine Gelenke ausstößt. Viele der durch Mammographien entdeckten frühen Brustknoten stellen sich als Kalziumablagerungen heraus, die sich in Krebs verwandeln oder auch nicht.

Es besteht jedenfalls ein Zusammenhang. Das einzige Mittel, das den Gichtanfall „abstellt", ist „*Colchizin*", das man in der Herbstzeitlosen findet; es ist kein Medikament, aber schon seit der Zeit der Römer als Anti-Gichtmittel bekannt. Diese kleine Pille scheint mein Blut zu „verdünnen" und es zu beruhigen. Der Anfall läßt nach und mein Körper hört damit auf, Kalziumstein auszustoßen. Ich habe festgestellt, daß diese Steine nicht operativ entfernt werden müssen. Obwohl sie in den Gelenken extreme Schmerzen auslösen, verschwinden sie doch nach einiger Zeit - falls der Stress nachläßt. Früh in meiner Karriere als Künstlerin hatte ich zwei Gichtanfälle, als ich unter schwerem finanziellen Stress stand. Seit ich gelernt habe, den Stress durch Betgesänge unter Kontrolle zu halten, habe ich keine weiteren Anfälle mehr und muß weder Colchizin noch andere Medikamente zur Vermeidung der Anfälle einnehmen.

Im Buddhismus gibt es zehn Welten. Diese Welten sind in uns. Die *Hölle* ist kein Ort, an den wir im Falle eines sündigen Lebens nach unserem Tod gelangen, sondern ein „Lebenszustand", den wir gegenwärtig hier auf Erden erleben. Es ist ein Zustand äußersten Leidens, beherrscht von dem Impuls, sich selbst und alles andere zu zerstören. Die zweitniedrigste „Lebensbedingung" ist *Hunger* - ein Zustand, in dem wir von der Gier nach Ruhm, Reichtum, Annehmlichkeiten, Macht etc. kontrolliert werden; dieser Hunger ist nie wirklich gestillt. Die drittniedrigste „Lebensbedingung" ist *Animalität* - ein vom Instinkt beherrschter Zustand, der weder Vernunft noch Moral kennt. Es besteht eine Tendenz, die Schwächeren zu übervorteilen und die Stärkeren zu hassen. Die nächste Stufe ist *Wut* - hier herrscht das selbstzentrierte Ego. Jemand, der immer und in allen Dingen über anderen stehen muß, lebt auf dieser Stufe.

Zu den höheren Welten gehören *Menschlichkeit, Himmel, Realisierung, Bohisattva,* und *Buddhaschaft.* Diese Zustände beinhalten die Kontrolle von Gelüsten, Urteilsfähigkeit, Moral und Ethik und die Fähigkeit, **ruhige zwischenmenschliche Beziehungen** aufrechtzuerhalten. Überwältigende Freude, auch wenn sie nur kurze Zeit anhält, die Suche nach Wahrheit, Mitgefühl für das Leiden anderer, der Wunsch, daß andere glücklich sein mögen, und schließlich Buddhaschaft - das Verschmelzen mit der höchsten Wahrheit, das Wahre Ich, absolute Freiheit, grenzenlose Weisheit, und unendliches Mitgefühl bilden die oberen Sphären der „Lebensbedingungen“.

Jeden Tag bewegen wir uns innerhalb dieser zehn Welten auf und ab. Wir befinden uns im Himmel, wenn wir den lang erwarteten Scheck mit der Post erhalten, oder in der Hölle, wenn wir unseren Partner des Fremdgehens verdächtigen. Unser Leben hat somit positive und negative Aspekte. Es ändert sich von Moment zu Moment. Durch spirituelle Übungen ist es möglich, die Weisheit und Macht zu erreichen, unsere eigene Lebensbedingung aus den niedrigeren Sphären in die höheren zu heben. Wir stimmen Sprechgesänge an, um den „unerschütterlichen, hohen Lebenszustand“ zu erreichen, so daß wir nicht mehr so sehr von den Höhen und Tiefen des Lebens gebeutelt werden.

Die Hölle ist die niedrigste der zehn Welten und wird im Japanischen „jigoku“ genannt. „Ji“ bedeutet wörtlich „die Erde oder der Grund“, während „goku“ „eingesperrt, angebunden, Freiheitsverlust“ bedeutet. Anders ausgedrückt: Die Hölle ist ein Zustand des Lebens, in dem die Menschen leiden und nichts dagegen unternehmen können. Sie können ihm nicht entfliehen. Jeder Moment ist unerträglich. In der Welt der Hölle haben die Menschen keinen Einfluß auf ihre Umgebung, keine Hoffnung für die Zukunft, und leiden unaufhörlich entweder geistig oder körperlich oder beides.

Die Hölle ist voller Wut, Entrüstung und Schmerz. Nichiren Daishonin, der östliche Weise des Buddhismus, konstatiert: „Zorn ist ein Zustand der Hölle.“ Wenn wir in unserem Alltag an unseren Lebensumständen verzweifeln und uns von unserem Leiden und unserer Agonie kontrollieren lassen, leben wir in der Welt der Hölle.

Dieses permanente Leben in dem höllischen Zustand, dieser lebende Tod ist es, der unser Immunsystem zusammenbrechen läßt. Meiner Meinung nach gibt ein solcher Zustand den Krebszellen die Möglichkeit, zu wachsen und überhand zu nehmen.

In diesem äußerst gestressten Zustand ist der Lebenswille einfach nicht stark genug oder vorherrschend. Es ist uns egal, ob wir leben oder sterben. Vielleicht sehnen wir uns in Wirklichkeit sogar nach dem Tod. In einem interessanten wissenschaftlichen Experiment wurde eine Gruppe von Krebspatienten im letzten Stadium unter Hypnose befragt, ob sie gerne leben würden. Siebzig Prozent verneinte die Frage!

Der Geist ist das beste Medizinschränkchen. Indem wir lernen, den Geist durch einen meditativen oder tranceähnlichen Zustand zu kontrollieren, lernen wir, unsere Lebensbedingung zu verbessern. Wir können uns darauf konzentrieren, glücklich zu werden. Wir können beten oder singen, um anderen zu helfen und Gutes zu tun. Andere glücklich zu machen, wirkt sich sehr positiv auf unser eigenes Glück und unsere eigene Gesundheit aus.

Das oberste Ziel besteht darin, glücklich zu sein.

Frohe Menschen erkranken nicht an Krebs. Das scheint die goldene Regel zu sein, die wie ein roter Faden durch die wissenschaftliche, medizinische Literatur läuft. Indem wir lernen, täglich zu beten, singen oder zu meditieren, unterstützen wir die Aufrechterhaltung unserer Gesundheit und unseres Glücks.

In der medizinischen Literatur zitiert Dr. Max Cutler eine 78-jährige, an Brustkrebs erkrankte Frau, die 10 Jahre ohne Operationen, Bestrahlung oder Chemotherapie überlebte. (Sie hatte eine medizinische Behandlung abgelehnt). Sie war eine religiöse Fanatikerin, die kurz nach dem Auftreten des Krebses eine (von der Medizinergemeinde so genannte) „schwere paranoide Reaktion" entwickelt hatte. Sie „benötigte keine Behandlung, weil Gott sie rettete." Sie tadelte das Ausdrücken von Wut. „Welche Rolle könnte diese Charakterstruktur in diesem an ein Wunder grenzenden Lebensabschnitt mit Krebs gespielt haben?" fragte Dr. Cutler sich.

Er fand auch eine kleine Gruppe von Menschen, die trotz des Krebses weiterzuleben schien. „Sie alle zeigten dasselbe ruhige, friedvolle Auftreten und Verhalten; oft habe ich gespürt, daß sie sich über meine Besorgnis um ihren Zustand wunderten. Diese kleine Patientengruppe, der es gut ging, schien eine ganz besondere Einstellung zu haben: ein überwältigendes Vertrauen, daß **alles gut ist und weiterhin sein wird.**"

Sein herausragendstes Beispiel, eine Patientin mit ausgedehntem Brustkrebs, der nach einer radikalen Mastektomie Metastasen in den oberen clavikularen und zervikalen Lymphknoten gebildet hatte, lebte in bemerkenswert guter Gesundheit und Laune weiter. Als ich sie fragte, ob sie nach Verkündung der Diagnose vor 9 Jahren sehr besorgt oder aufgeregt gewesen sei, schien sie überrascht über die Frage; sie versicherte mir, sie habe gewußt, daß sie völlig in Ordnung sein würde, weil „die Sterne" ihr das „gesagt" hatten.

IN ANDEREN WORTEN: ES WAR EHER IHRE EINSTELLUNG ALS DIE OPERATION, DIE DIESE FRAU AM LEBEN ERHIELT! WÄHREND DIE OPERATION DIE AUSBREITUNG DES KREBSES NICHT AUFHIELT, GAB IHR DAS VERTRAUEN DIE NÖTIGE GESUNDHEIT, UM AM LEBEN ZU BLEIBEN.

Lassen wir einen Buddhisten zu Wort kommen, der gleichzeitig Arzt ist: Dr. Chris Lawrence, ein Neurologe aus Seattle, Washington:

„Einige der Krankheiten (meiner Patienten) kommen von einfachen Dingen, wie schlechter Körperhaltung, mangelnder sportliche Betätigung, oder unangemessenen Strategien der Stressbewältigung. Diese gehen einher mit einigen der körperlichen Krankheitsursachen. Es ist gleichgültig, wie weit sich die medizinische Wissenschaft entwickeln wird - es wird immer die Notwendigkeit nach buddhistischer Praxis bestehen, um die karmischen Ursachen der Krankheit zu ändern.

Ich schätze meine buddhistischen Übungen sehr, und bitte täglich um die Weisheit und das Mitgefühl, um die richtigen Entscheidungen für meine Patienten treffen zu können. Die Medizin ist immer noch eine Kunst, und dieser Teil ist am besten im Daimoku (Sprechgesang) verwirklicht. Wie Präsident Ikeda auf dem zwölften jährlichen SGI Treffen bemerkte: „Die Essenz des Buddhismus liegt im Verhalten einer Person."

In meinem Fall hatte ich keine Ahnung, daß meine eigene Gesundheit unter dem Stress meiner höllischen Lebensbedingung zusammenbrach, bis Dr. Furr den Knoten in meiner Brust fand und seine frenetische Kampagne startete, um mich unter das Messer zu bekommen. Durch die Sprechgesänge war ich dazu in der Lage, die Lebenskraft, den Lebenswillen, heraufzubeschwören und die Entschlossenheit, meinen hoffnungslosen, sich zunehmend verschlechternden Zustand in einen Zustand strahlender Gesundheit und des Glücks umzuwandeln. Ich konnte mein Leben drastisch ändern und in die Richtung lenken, die Gesundheit versprach. Ruhig und ohne Ärger (ich habe dieses Charakteristikum von Krebspatienten - Schwierigkeiten, negative Gefühle auszudrücken) löste ich mich aus einer Beziehung, die keine Zukunft hatte und mich auf schnellem Wege in eine Co-Abhängige verwandelte, die immerzu darauf wartet, bis die Reihe an ihr ist, um einen Mann zu treffen, der ihr immer fremder wurde. Ich entzog mich einer emotionalen Beziehung zu ihm, machte ihn statt dessen zu einem Freund und fuhr fort mit meinem Leben. Ich war in der Lage, einen meiner wohlhabenden Sammler um finanzielle Unterstützung zu bitten. Er half mir gerne, da er sah, daß ich unter der Rezession zu leiden hatte. Ich entstaubte meine Talent zu schreiben. Langsam konnte ich erkennen, daß das Leiden und die Sorgen, die ich durchgemacht hatte, in Wirklichkeit ein „Plus" waren, da ich nun anderen Frauen vermitteln konnte, wie meine zielstrebige Entschlossenheit, mein Leben zu ändern, einen Brust- und Gebärmuttertumor ohne Operation ausgetilgt hatte.

Mein selbstzentriertes Künstlerdasein drehte sich hauptsächlich um mich alleine, und ich hatte eine Krankheit heraufbeschworen und andere egozentrische Menschen angezogen. Als ich begann, an andere zu denken und daran, wie ich ihnen helfen konnte, änderte sich mein Leben. Meine Freundin Marlene schleppte mich zu einem Single-Abend, und obwohl ich mich mit Händen und Füßen sträubte und am liebsten kehrtgemacht hätte, traf ich dort einen liebevollen, freundlichen und großzügigen Mann, der mir Blumen bringt und mit mir Reisen unternimmt.

Als ich damit aufhörte, mich selbst zu mißbrauchen, zog ich eine andere Sorte Menschen an - Menschen, die mich nicht mißbrauchten. Die Buddhisten sagen: Wenn Du Dich änderst, ändert sich Deine Umgebung.

Mit der Verbesserung meines Lebens durch Sprechgesänge und Gebete gelang es mir, die Selbstzerstörung aufzuhalten, die mein Leben ruinierte. Ich schaffte es, aus der Hölle zu entkommen. Langsam kam ich auf dem Pfad der Gesundheit voran. Die Tumore gaben auf, verschwanden, und kamen nicht mehr wieder. Mein geschwächter Zustand verwandelte sich langsam aber sicher in sprühende Gesundheit.

Spirituelle Aktivität - alleine oder in einer Gruppe - ist also ein wichtiger Bestandteil des OMPAT - Programms. Die Integration von Vertrauen in Ihren Alltag - sei es nun Religion, Meditation oder Gebete - wird Ihnen helfen, Brustkrebs zu vermeiden. Sollten Sie einen Knoten finden, so ist Spiritualität ein Element des Programms, mit dessen Hilfe sie ihn wieder loswerden.

„Was war der wichtigste Schritt für Sie?" Diese Frage wurde mir von Frauen gestellt, die ihren Brustkrebs entweder aus eigener Kraft oder aber in Verbindung mit medizinischer Behandlung zu heilen versuchen. „Ich hatte eine Frist. Setzen Sie sich eine Frist und arbeiten Sie täglich mit Gebeten und Visualisierung daran, bei Fristende krebsfrei zu sein. Wann werden Sie gesund und ohne Krebs sein?" fragte ich zurück. Ich höre, wie sie ein Datum festlegen. Danach habe ich eine andere Person vor mir. Ich sehe einen veränderten Gesichtsausdruck - einen Ausdruck voller Entschlossenheit. Ich sehe eine Person mit spiritueller Überzeugung und Stärke, die zuvor eher wie ein verwirrtes und verängstigtes Opfer aussah.

Das ist der wichtigste Teil des OMPAT - Programms - die spirituelle Erwartung, daß Sie in zwei Monaten (oder was auch immer Ihre Frist sein mag) gesund zu sein. Was die Vorbeugung betrifft, so ist es die spirituelle Überzeugung, gesund zu bleiben. Sie werden vom Universum, von Gott oder einer höheren Macht beschützt. Sollten Sie krank werden, so werden Sie in der Lage sein, sich zu sammeln und Ihre eigenen mächtigen Heilkräfte freizusetzen in dem Vertrauen, bald wieder bei sprühender Gesundheit zu sein.

Kapitel 12:
Stress - legen Sie eine Pause ein!

Ein geheimnisvoller Schleier umhüllt das Thema Brustkrebs. Angst, Unruhe und Frustration begleiten jede Unterhaltung darüber. Es ist ein schwarzes Geheimnis, dessen wir uns irgendwie schämen. Und dennoch gelangt das Thema jetzt an die Öffentlichkeit.

„Brustkrebs hat seit 1974 um 24 Prozent zugenommen", gab Diane Feinstein auf einer Wahlkampfkampagne bekannt. Sie hatte sich für das Amt einer U.S. Senatorin aufstellen lassen, eine Kampagne, die von Erfolg gekrönt sein würde. Sie fände es begrüßenswert, wenn mehr Forschungsgelder in den Kampf gegen die Krankheit investiert würden. Was die rasante Zunahme dieser modernen Epidemie betrifft, so kann sie nur fragen: „Warum?" Fran Visco, eine ehemalige Krebspatientin, die sich inzwischen in Remission befindet, gründete die Bürgerinitiative *The National Breast Cancer Coalition*. Die von ihr verschickte Broschüre beginnt mit dem folgenden düsteren Satz auf der Titelseite: „In der Zeit, die Sie zum Lesen dieser Broschüre benötigen, wird man eine weitere Frau in diesem Land mit der Diagnose Brustkrebs konfrontiert haben." Auf der letzten Seite findet man diese hoffnungslose Information: „Es gibt kein Heilmittel für Brustkrebs. Die Ursache ist unbekannt." Sie würde gerne sehen, daß der Kongreß 300 Millionen Dollars für die Brustkrebsforschung zur Verfügung stellt. Diese Gruppe hat den Kongreß erfolgreich beeinflußt und dazu überredet, die Summe der freigestellten Forschungsgelder für Brustkrebs zu verdoppeln (133 bis 197 Millionen Dollar).

Trotz der Ausgabe enormer Geldsummen bei der Suche nach einem äußerlichen Heilmittel hat man im langen Lauf der Geschichte des Krebses weder klare Antworten noch Abhilfe gefunden. Paradoxerweise schrumpft die Chance, ein „Heilmittel für Krebs" zu finden, je mehr wir „**da drau-ßen**" danach suchen.

Es ist an der Zeit, den Blick nach innen zu richten.

„Wenn ich an meine Schwester denke, spüre ich eine Schwere in meiner Brust," gestikuliert Nan, eine wunderschöne Frau in den vierziger Jahren, während sie beschreibt, wie sie die Anspannung und Sorgen bei dem Gedanken an ihre Schwester (die zum zweiten Mal an Brustkrebs erkrankt ist) in ihrem Inneren einschließt. Ihre Mutter starb an der Krankheit, während sie in ihren vierziger Jahren war. Auf spontane Weise hat sie eine wichtige Information preisgegeben, die sich möglicherweise unheilvoll auf ihre zukünftige Gesundheit auswirkt: wo sie die Trauer und den Stress angesichts der Situation ihrer Schwester trägt und aufbewahrt. Ist das ein familiäres Merkmal? Liegt die gesamte Verantwortung für diese Familienkrankheit ausschließlich in den Genen? Sie erklärt ihre Schwierigkeiten bei der Aufrechterhaltung irgendeiner Beziehung zu ihrer Schwester, die in einem anderen Staat lebt und mit der sie nicht auskommt. Das Verhältnis zwischen den beiden war schon immer kompliziert und distanziert. Als ich mich einige Monate später mit ihr unterhielt, war die Schwester gestorben. Es war zu spät, die Beziehung zu reparieren.

Wäre Nan in der Lage gewesen, ihre Sorgen und ihren Stress der Schwester mitzuteilen, statt ihren Oberkörper unter der Belastung anzuspannen und den Stress in sich hineinzufressen, wo er sich möglicherweise festnagen würde, hätte sie vielleicht nicht nur zur Rettung ihrer Schwester beitragen, sondern auch ihren eigenen emotionalen Schmerz stillen können. Jetzt war jede Chance, ihre Gefühle zu vermitteln, verloren.

Wenn wir uns den möglichen externen Ursachen für Brustkrebs oder Gründen für die erschreckende Eskalation zuwenden, so finden wir eine beliebige Anzahl möglicher „Verdächtiger". Und trotzdem erkrankt nicht jeder, der mit den in unserer modernen Umgebung unmöglich zu vermeidenden Karzinogenen in Kontakt kommt, an Krebs. Diese Tatsache muß zu der Schlußfolgerung führen, daß der Ansturm äußerer Stressfaktoren - mit denen wir alle tagtäglich konfrontiert sind - nicht den Ausschlag gibt, sondern die Art und Weise, wie wir sie verinnerlichen.

Man könnte sicherlich behaupten, daß die Brustkrebsepidemie einen ausschließlich iatrogenen Ursprung hat, und mit dem Finger auf Mammographien, hormonelle Familienplanung, Implantate und Östrogenersatztherapie, die Hormone und Steroide ausschütten, zeigen. Da Östrogene chemische Botenstoffe sind, muß man sich einmal überlegen, welch enormem Stress der Körper ausgesetzt ist, dem man in Form der Antibabypille die Fehlinformation, er sei schwanger, zukommen läßt. Und was ist mit dem Stress, der durch die Östrogenersatztherapie entsteht? Dem Körper wird mitgeteilt, er sei nach wie vor fruchtbar, während er versucht, seiner normalen Aufgabe nachzukommen - nämlich die fruchtbare Phase abzuschließen und in eine neue, unfruchtbare überzugehen. Mit jedem Versuch, den Körper zu täuschen, ihn zu manipulieren oder zu verwirren, bringen wir ihn aus dem Gleichgewicht und machen ihn empfänglich für Krankheiten.

Die Forschung hat sich in letzter Zeit verlagert. Wissenschaftler betrachten nun eher Hormone statt Fett als die Verursacher von Brustkrebs. Ist irgend jemandem aufgefallen, daß die Einnahme von Hormonen zum Zwecke der Geburtenkontrolle oder dem Aufschieben von Alterseffekten als Möglichkeit für Männer immer schon strikt abgelehnt wurde? Sportlern ist die Einnahme von Steroiden streng verboten, da sie zu schweren körperlichen Schäden wie dem Verlust von Gliedern führen kann! Und dennoch lassen wir uns von Ärzten dazu überreden, Östradiolpflaster gegen Wechseljahressymptome auf unsere Hinterteile zu kleben. Östradiol ist ein Steroid! Ohne die Verschwendung eines weiteren Gedankens implantieren wir jungen Frauen ein Mittel zur Geburtenkontrolle (Norplant) in den Arm - in 20 Jahren sind diese Frauen möglicherweise Brustkrebspatientinnen!

Was exogene Krankheitserreger betrifft, so ist unser Körper zu einer, wie Norman Cousins es ausdrückt, „erstaunlichen Reaktion" angesichts von Bakterien, Viren, mutierten Zellen und Krankheit imstande. Unser Immun- und Heilsystem hat allerdings Schwierigkeiten, wenn wir unter Langzeitstress stehen. Das scheint der überwältigende Faktor zu sein, der dazu führt, daß die Waage in Richtung Krankheit ausschlägt.

Was genau ist Stress? Und wie trägt er zur Entstehung von Brustknoten bei?

Das Stresskonzept wurde von Hans Selye erfunden, der zwischen Stress und Distress unterscheidet. Während Stress in unserem Alltag allgegenwärtig ist, ist es Distress, welcher der Gesundheit seinen Tribut abverlangt. Er weist darauf hin, daß der Alltagsstress nicht schädlich, sonder eher das „Gewürz des Lebens" ist, und unbedingt notwendig für unser menschliches Wachstum. Dies wurde mir von meiner Kollegin und Freundin Jackie demonstriert. Sie ist eine brilliante Frau, die Fremdsprachen, Kunstgeschichtsunterricht und Literatur liebte. Aber sie hatte Ziele, die einander widersprachen. Auf der einen Seite wollte sie reisen - vor allem nach Europa, um Kunst zu studieren, Umgang mit Schriftstellern zu pflegen, und vielleicht selbst zu schreiben. Ihr Vater war Innendekorateur, der gerne mit reich gemusterten Stoffen und Tapeten arbeitete. Sie arbeitete in ihrer Freizeit mit ihm und entwickelte ein Auge für aufregende Interieurs.

Auf der anderen Seite, so vertraute sie mir eines Abends an, wollte sie einfach nur einen reichen Mann zum Heiraten finden. Auf diese Weise würde sie die stressigen Aspekte vermeiden können, die ein unabhängiges Leben möglicherweise mit sich brächte.

Bald hatte sie ihren reichen Ehemann gefunden, einen Bauunternehmer, der Häuser der gehobenen Klasse fertigte. Da er das Bauen liebte, befand er sich auf dem Weg in einen anderen Staat und zu einem neuen Projekt, sobald das vorhergehende beendet war. Jackie zog so oft um, daß sie jeden Versuch einer Innendekoration bald aufgab. Sie brachte ein Kind zur Welt und verlebte ihre Zeit in einem leeren Haus nach dem anderen. An die Stelle ihres Traumes von Reisen in fremde Länder und dem Umgang mit Künstlern trat das Leben in diversen neuen, leeren Häusern mit kahlen Wänden.

Als ich sie besuchte, war ich von der Leere ihres Hauses schockiert. Keine Kunst an den Wänden, nicht einmal Teppiche auf dem Boden. Mir schien, als habe sie viele ihrer Interessen und Träume aufgegeben und lebte ein leeres Leben in einer unbedeutenden Umgebung.

Später schrieb sie mir, daß ihr Arzt ihr die Diagnose einer Krankheit mit einem sehr langen Namen gestellt habe. Als ich dieses seltsam klingende Gebrechen in einem medizinischen Fachwerk nachschlug, war ich nicht sehr erstaunt darüber, daß diese Krankheit oftmals das Resultat eines sehr langweiligen Lebens war!

Im Alter von 51 Jahren bekam sie Brustkrebs.

Es ist ganz klar, daß Stress an sich nicht schädlich für uns ist. In der Tat ist er notwendig für die Aufrechterhaltung unserer Gesundheit: „Zu Tode gelangweilt" ist ein Ausdruck, der einen Kern medizinischer Wahrheit enthält. Wir könnten das den „**Stress durch Stressvermeidung**" nennen.

Lawrence LeShan verbrachte seine Karriere mit Krebspatienten, die seiner Meinung nach genau in diese Kategorie fielen. Er beschreibt in seinem Buch ”*Cancer as a Turning Point*" verschiedene Fälle von Brustkrebs, bei denen die Frauen ihre Träume aufgegeben hatten, um ein Leben der Selbstaufopferung anzustreben.

Maria, zum Beispiel, ist eine Ärztin, die ihren Ehemann (von Beruf

Dichter) und ihre Zwillingstöchter unterstützte, während sie einer Arbeit nachging, die ihr keinen Spass machte, und in einer Stadt lebte, in der sie sich nicht wohlfühlte, damit ihre Töchter eine spezielle Ausbildung genießen konnten.

Im Alter von 48 Jahren entdeckte sie einen Knoten in ihrer Brust, den sie ein Jahr lang ignorierte, bis er soweit metastasiert war, daß eine Operation nicht mehr in Frage kam.

LeShan, ein auf Krebspatienten spezialisierter Psychologe, unterhielt sich eine Stunde lang mit ihr. Er schreibt:

„Sie sah keine Möglichkeit, Arbeit zu finden ,die ihr Freude bereitet, in einer Stadt zu leben, in der sie sich wohlfühlen könnte, oder ein Leben zu führen, das sie jeden Morgen froh und aufgeregt dem Tag entgegen sehen ließe. Ihr Mann und ihre Kinder waren mit ihrem Leben sehr glücklich, und sie war erfolgreich genug, um ihnen dieses Leben auch weiterhin gewähren zu können.

Ich glaubte, sie schockieren zu müssen, damit sie endlich etwas für sich selbst tun würde, und fragte sie ziemlich brutal, welchen Plan sie für den Fall ihres Todes parat habe, da ihre Krebsprognose so miserabel war - einen Plan, der ihrer Familie den Lebensstil erlaubte, an den sie gewöhnt war. Sie schien völlig geschlagen.

Nach einer langen Pause sagte sie: 'Ich weiß, daß ich so nicht weitermachen kann. Ich hatte gehofft, Sie wüßten einen Ausweg.' Ihre Traurigkeit und Verzweiflung bewegten mich zutiefst, und wir saßen einige Minuten einfach still."

Als sie schließlich den Entschluß faßt, ihr Leben in die eigene Hand zu nehmen, ihrer Familie Teilzeitjobs zuzuweisen, die Hausarbeit aufzuteilen, eine berufliche Position anzunehmen, die ihr Freude bereitet, und in den Sommerferien Urlaub in Südamerika zu machen, schrumpft ihr Tumor und stabilisiert sich. Vier Jahre später ist sie noch immer am Leben und froh über die Tatsache, daß sie ihr Leben endlich in die eigene Hand genommen und auf ihre eigene Freude und Erfüllung ausgerichtet hat.

LeShan berichtet von einem anderen Fall, in dem eine Krebspatienten seine Hilfe abgelehnt hatte. Er stellte diese Patientin zur Rede und fragte sie, ob er etwas falsch gemacht habe. Sie antwortete, daß sie sehen könne, in welche Richtung die Therapie ginge - sie würde sie letztendlich dazu zwingen, ihre Eheprobleme zu konfrontieren. Sie befürchtete, die Ehe dadurch zu verlieren. Vor diese Wahl gestellt, erzählte sie ihm, würde sie sich lieber für den Tod entscheiden. So kam es dann auch.

Nachdem ich diesen düsteren Bericht gelesen hatte, sann ich darüber nach. Wenn sie vorausgedacht hätte, wäre ihr vielleicht aufgegangen, daß sie mit dem Tod auch automatisch ihre Ehe verlor!

Nach LeShan ist es nicht die Lärmbelästigung oder der alltägliche Stress der Problemlösung und Überwindung von Hindernissen zu Hause und am Arbeitsplatz, der unsere Gesundheit am meisten bedroht und den Weg für Krankheiten bereitet. Es ist die Verzweiflung.

„Diese Verzweiflung war in den meisten Fällen, die ich gesehen hatte, so tief und hoffnungslos, daß kaum noch Emotionen damit verbunden waren. Es gab keinen Zorn oder Schmerz - sie war Teil ihrer Welt und immer schon dagewesen, so lange sie zurückdenken konnten."

Diese Patienten setzten ihr Leben fort, behielten ihre Routine bei, ohne zu glauben, daß das Leben eine echte Befriedigung oder Bedeutung für sie bereithielte. Ihrem Leben fehlte persönliche Verwirklichung, Selbsterfüllung.

LeShan zitiert W.H. Audens Krebsdefinition als „gelöschtes kreatives Feuer".

Als LeShan mit diesen Menschen arbeitete, ihnen bei der Suche nach „ihrem Lied" half, sie beim Versuch zu singen unterstützte, erzielte er oft an ein Wunder grenzende Resultate bei der „Heilung" ihres Krebses. Wenn wir LeShans Ansichten, die sicherlich glaubwürdig sind, in Betracht ziehen, müssen wir auch die Unterdrückung der Frauen in unserer Gesellschaft und die Hindernisse, die ihnen bei der Erfüllung ihrer Ziele in den Weg gelegt werden, als eine der Ursachen von Brustkrebs dazuzählen. So lange die Gesellschaft sich nicht verändert - Einrichtung von Kindertagesstätten, flexibleren Arbeitszeiten, gleicher Lohn für gleiche Arbeit, gleiche Möglichkeiten und Anerkennung für geleistete Beiträge - so lange werden Frauen frustriert sein und leiden, manchmal bis zu dem Punkt, an dem sie krank werden.

Da wir nun wissen, wie der „Stress der Stressvermeidung" uns schädigt, lassen Sie uns umkehren und den Stress selbst betrachten.

Jede wichtige Veränderung in unserem Leben verursacht Stress. Die Skala der Veränderungen, die sogenannten „Change Units", wurde von Dr. Tom Holmes und Dr. Richard Rahe erstellt und wird dazu verwendet,

Punkte im Stressleben einer Person aufzusummieren. Obwohl auch Punkte für Veränderungen wie Umzug oder Verlust des Arbeitsplatzes vergeben werden, sind die großen Lebensereignisse, welche die meisten Punkte erbringen, EMOTIONAL, EMOTIONAL, EMOTIONAL.

Der Tod des Lebenspartners steht an erster Stelle, gefolgt von Scheidung und ehelicher Trennung. Der nächste Punkt auf der Liste ist eine Gefängnisstrafe! Hinter Gittern zu sitzen ist immer noch weniger schlimm als der Verlust des Partners.

Während ein gesunder Körper gut mit kurzfristigem Stress umgehen kann, ist es der **chronische Langzeitstress**, der die Gesundheit zusammenbrechen läßt. Der Körper reagiert auf stereotype Weise auf jede übermäßige Anforderung.

Hans Selye beschrieb diese Reaktion im Jahre 1936 als G.A.S. (Generelles Adaptions - Syndrom), das drei Stufen aufwies:

1. Alarmreaktion
2. Widerstand
3. Erschöpfung.

Die Nebennierendrüse produzierte Adrenalin. Der in der Brust lokalisierte Thymus, die wichtigste und mit den Lymphknoten zusammenarbeitende Immundrüse, schrumpfte (ebenso wie die Lymphknoten). Daraufhin bildeten sich gastrointestinale Geschwüre.

Es ist eine sehr interessante Beobachtung, daß Selye diese Reaktion bei Ratten auslöste, die er zur Unbeweglichkeit gezwungen, oder, in einem anderen Experiment, mit Extrakten der Eierstöcke injiziert hatte. Da die Eierstöcke die wichtigsten Hersteller von Östrogen sind, zeigt dies einen definitiven Zusammenhang zwischen überschüssigem Östrogen und Stress auf. Somit könnte zu viel Östrogen im Körper zu Krankheiten führen.

Der Körper verstärkt die Hormonausschüttung, um auf die notwendige Kampf- oder Fluchtreaktion vorbereitet zu sein. Der beängstigende Stimulus hat eine Notfallreaktion ausgelöst. Der Körper hat Sie darauf vorbereitet, schnell auf die Bedrohung zu reagieren, so daß Sie sich schützen und mit dem Leben fortfahren können. Wenn die Bedrohung jedoch über einen längeren Zeitraum hinweg anhält - **sei sie eingebildet oder real** - , so werden das Adrenalin, Noradrenalin, Kortisol und andere Hormone und Steroide zu einem Zusammenbrechen des Körpers an seiner schwächsten Stelle führen. Im weiblichen Körper, vor allem dem alternden, ist dieses schwache Zielorgan die Brust - Zielorgan auch für das Östrogen.

Ein starkes Immunsystem wird mutierte Tumorzellen einfangen und sofort zerstören. T - Zellen spritzen tatsächlich ein Gift in die Krebszellen, B - Zellen zerstören Tumorzellen, Makrophagen saugen seltsame Zellen auf, und natürliche Killerzellen kämpfen mit mutierten Zellen. Steht der Körper jedoch unter Stress, verringert sich die Anzahl natürlicher Killerzellen, die Lymphozyten verschwinden; mutierte Zellen können sich dann ungehindert vermehren und einen Tumor bilden. Weitere Verteidigungsmechanismen des Körpers werden ins Spiel gebracht. Der Tumor wird von einer Proteinhülle abgeschirmt (deshalb der Stein in der Brust). Interferon, Interleukin und Tumornekrosefaktor werden als Waffen eingesetzt. Wenn der Körper entgiftet und gestärkt ist, kann er mit Hilfe einer entzündlichen Reaktion den Tumor isolieren; Zytokine, schnell und summend wie aufgeregte Bienen, greifen den Tumor an.

Aber all diese Waffen des Körpers können ihre Aufgabe nicht erledigen, wenn wir vor Stress angespannt sind. Es besteht die Chance, daß sie den Kampf verlieren, wenn wir es nicht schaffen, in uns selbst ein Gefühl der Ruhe und des Wohlbehagens auszulösen.

Zum besseren Verständnis des neuen Gebiets der Psycho - Neuro - Immunologie bzw. dem Zusammenhang zwischen Geist und Nervensystem ist Kenneth R. Pelletiers *"Mind as Healer, Mind as Slayer"* absolute Pflichtlektüre. Er beschreibt den technischen Zusammenhang zwischen Gefühlen und Stress:

„Es gibt zwei wichtige physiologische Systeme, die durch Stress aktiviert werden. Eines ist das autonome bzw. unwillkürliche Nervensystem, das andere ist das endokrine System (Hormone). An diesem Punkt wird die Rolle des Hypothalamus im Mittelhirn zunehmend wichtig. Diese bescheidene Struktur scheint sowohl über das autonome als auch das endokrine System Entscheidungsbefugnis zu haben. Der Hypothalamus ist eng verbunden mit den limbischen Hirnstrukturen, die wiederum mit emotionalem Verhalten in Zusammenhang stehen."

Kortikale Hormone sind so potent, daß sie zu irreparablen Nierenschäden führen können, wenn sie sich zu lange im Körper befinden. (Kortisol ist außerdem ein Steroid). Diese Nebennierenhormone sind ausschließlich *für die kurzfristige Kampf- oder Fluchtreaktion gedacht.* Ein einziger Tropfen kann unseren Herzschlag, den Stoffwechsel und die Körpertemperatur verändern!

Zwischen dem Immunsystem und dem Gehirn besteht eine konstante Kommunikation. Immunzellen wie die Lymphozyten haben Neurotransmitter und -rezeptoren, mit deren Hilfe sie Botschaften von und zum Hirn übermitteln können. Das Immunsystem hat ein Nervensystem!

Diese neue, aufregende Information erklärt, warum Krebspatienten, denen der Arzt gesagt hat, daß sie todkrank sind und nur noch zwei Jahre zu leben haben, oftmals genau zur festgesetzten Frist sterben. Im Gegensatz gab ich meinem Immunsystem die positive Botschaft, daß ich innerhalb von zwei Monaten unbedingt zwei Tumore loswerden mußte - und mein Immunsystem hielt die Frist prompt ein. Diese Nachricht ist für Ärzte, die Krebspatienten behandeln, von entscheidender Bedeutung. Die positive oder negative Botschaft, die sie ihren Patienten übermitteln, wird zu einer sich selbst erfüllenden Prophezeiung.

Nach sieben Jahren mit finanziellem Stress erfuhr Diane Hinton durch eine Operation zur Entfernung eines grapefruitgroßen Tumors in ihrem Unterleib, daß sie Eierstockkrebs hatte. Sie und ihr Mann steckten wegen finanzieller Verluste während der Rezession von 1982 in tiefen Schulden und hatten ihr Café verloren. Sie erholten sich finanziell, aber Diane wurde krank. Der über sie geschriebene und im „Los Angeles Times Magazine" vom Oktober 1991 veröffentlichte Artikel bringt ihren zeitlich ausgedehnten Stress nicht mit ihrer Erkrankung in Verbindung. Statt dessen konzentriert er sich auf eine neue, dramatische Behandlungsmethode, die an der UCLA von einem durch Dennis Slamon angeführten Team aus Ärzten und Wissenschaftlern getestet wurde. Nachdem operative Eingriffe (eine Hysterektomie und mehrmalige Tumorentfernung) und zwei Runden Chemotherapie über mehrere Monate hinweg den Krebs nicht aufhalten konnten (die Tumore waren zahlreicher als zuvor), wandte sich Diane dieser neuen, experimentellen Genbehandlung zu; daran sind Mäusen entnommene monoklonale Antikörper beteiligt, die eine bestimmte Substanz ausschütten, wenn sie mit Onkogenen injiziert werden, die denen von Dianes Tumor ähneln: Her-2 neu Gen, das den Code für die Herstellung eines Wachstumfaktor - Rezeptors trägt.

Der Antikörper knüpft nach dem Schlüssel - Schloß - Prinzip an das Gen in der Tumorzelle an, um das Tumorwachstum zu reduzieren. Diese Methode ist ganz neu und experimentell und muß seinen therapeutischen

Wert bei Menschen erst noch beweisen; bei Mäusen wurde damit das Wachstum der Tumore reduziert. Im Moment wird an der UCLA an jeweils zehn Patientinnen mit Eierstockkrebs und Brustkrebs damit experimentiert.

Wir haben Dr. Priviteras Ansichten schon besprochen; er meint, daß das Blut unter Stress mit einer exzessiven Menge an Wachstumsfaktor versorgt wird, was zu einer Blutverklumpung und verstärktem Tumorwachstum führt.

Wir haben also gesehen, daß das Wachstum von Tumoren abhängig ist von Hormonen wie dem Östrogen oder Wachstumsfaktor; beide finden sich bei chronischem Langzeitstress vermehrt in unserem Blut. Die Tumore haben tatsächlich Rezeptoren für Substanzen dieser Art. Dieser Stress kann emotionaler, finanzieller oder körperlicher Art sein, oder eine wichtige Veränderung im Leben stellt übermäßige Ansprüche an die Reserven des Körpers. Sogar ein positives stressiges Ereignis kann sich übel auf den Körper auswirken. Der seltene Fall eines Bräutigams, der bei seiner Hochzeit stirbt, ist ein Beispiel dafür.

Möglicherweise profitiert Diane von dieser innovativen Behandlungsmethode. Andererseits wurden die möglichen Vorteile dieser Methode noch nicht bewiesen, und sie hätte vielleicht den gleichen Nutzen, wenn sie sich vom Stress befreien, ihren Körper entgiften und andere Methoden der Selbstheilung, wie sie zum Beispiel im OMPAT - Programm dargestellt wurden, anwenden würde. Sie könnte eine ehrliche Innenschau halten, um herauszufinden, auf welche Weise sie selbst an der Entstehung der Krankheit beteiligt war, was sie VERURSACHT hat. Bei ihrer zielstrebigen Suche nach dieser **Wunderpille** ignoriert die auf Wissenschaft basierende moderne Medizin nicht nur die Ursachen, sondern auch die Selbstheilungskräfte. Aber alles Heilen basiert letztlich auf Selbstheilung: *es muß von Innen kommen*.

Die Technologie ist etwas Wunderbares. Die neuartige Gentechnik klingt vielversprechend. Aber die Tatsache bleibt bestehen, daß unser Gehirn immer noch besser ist als jeder Computer, und unsere Heilkräfte, sofern man sie angemessen unterstützt und ihnen eine Chance gibt, können jede operative, medikamentöse, Bestrahlungs- und Wunder - Gentechnik übertreffen.

Unsere Zellen können nur unser Leben, unsere Lebensereignisse und den Umgang damit widerspiegeln. Wie können wir erwarten, daß unsere

Zellen ruhig und gesund sind und sich auf die normale Weise vermehren, wenn wir verzweifelt und hoffnungslos sind, unser Leben ständig chaotisch und außer Kontrolle ist, unser täglicher Gemütszustand von extremer Aufregung, Depression, Pessimismus, Trübsal und Zweifeln bestimmt wird? Wenn wir unseren Körper vor Angst und negativen Gedanken anspannen und unsere Atmung verflacht, erhalten die Zellen nicht den nötigen Sauerstoff und Bewegungsspielraum. Von Stresschemikalien überschwemmt, werden sie möglicherweise blockiert; das Resultat kann ein Tumor sein. Der Organismus beginnt, sich für den Tod statt das Leben zu entscheiden. Wenn der Stressor den Hypothalamus an der Schädelbasis mobilisiert, wird die Hirnanhangsdrüse alarmiert, die wiederum die adrenokortikale Aktivität reguliert. Die Nebennierenrinde produziert ACTH (adrenokortikotrophes Hormon) und setzt es in den Blutstrom frei. Dadurch werden die Nebennierendrüsen, die sich über den Nieren befinden, zur Adrenalinproduktion angeregt. Adrenalin ist ein hoch wirksamer chemischer Stoff, der uns in einem Notfall zusätzlich Stärke verleihen soll, in hohen Mengen über einen langen Zeitraum hinweg jedoch gefährlich ist.

Es ist eine interessante Beobachtung, daß die Untersuchung des Blutes auf Adrenalin eine anerkannte Methode der Diagnose von Depression ist. In letzter Zeit wurde auch ACTH in diesen Test aufgenommen. Eine ursprüngliche Reaktion auf Angst und Wut wandelt sich möglicherweise im Lauf der Zeit in eine Depression. Diese Langzeitdepression, während der diverse potente Chemikalien - gedacht für kurzfristige Reaktionen - im Körper freigesetzt werden, gefährdet uns und macht uns zu Kandidaten für verschiedene Krankheiten, wie z.B. Erkältungen, aber auch Krebs.

Vor kurzem wurde im *„British Journal of Medical Psychology"* von einer Studie berichtet, nach der Lebensereignisse und Gemütszustände eine größere Rolle bei Erkältungen spielen als Viren und naßkaltes Wetter. In anderen Untersuchungen bildeten eingesperrte Mäuse, denen Tumorzellen injiziert wurden, schneller und größere Tumore; bestand die Möglichkeit, dem Schock zu entfliehen, waren diese Effekte nicht zu beobachten. Mäuse, die man in einem tiefen Wasserbottich schwimmen ließ, starben schnell, während Mäuse, die man in Intervallen aus dem Wasser nahm, weiterlebten. Das deutet daraufhin, daß Tiere extremen Stress bewältigen können, wenn sie sich in ihrer Lage nicht hilf- und hoffnungslos fühlen, sondern eine gewisse Kontrolle darüber haben.

Sind wir depressiv, nimmt die Zahl der natürlichen Killerzellen tatsächlich ab. In einer Folgeuntersuchung nach drei Monaten zeigten Patienten, die über depressive Ermüdungserscheinungen und einen Mangel an familiärer Unterstützung klagten, eine Tendenz zu einer verringerten Aktivität natürlicher Killerzellen. Brustkrebspatientinnen, die sich bezüglich Müdigkeit, Depression und Wahrnehmung sozialer Unterstützung im Risikobereich befanden, konnten durch Zählung der Killerzellen als biologisch anfällig eingestuft werden.

Dieser Bericht stellt ebenfalls fest, daß es **passiven Patienten schlechter geht**, und diese Tatsache ist schon seit Jahrzehnten Bestandteil des medizinischen Wissens.

Kiecolt-Glaser demonstrierte die Zunahme der Aktivität der Killerzellen bei älteren Personen, die mit Entspannungsmethoden vertraut waren.

Forscher des National Cancer Institutes fanden eine Varianz der Killerzellenaktivität bei 51 Prozent der Patienten auf der Basis der folgenden drei „Stressfaktoren":

1. Patienten, die als „angepaßt" eingestuft wurden (also als passiv, stoisch).
2. Patienten, die über den Mangel an sozialer Unterstützung in ihrem familiären Umfeld beklagten
3. Teilnahmslose und apathische Patienten.

Levenson und Bemis stellten fest, daß Trauer als psychologische Reaktion auf den Verlust einer Beziehung einige Aspekte des Immunsystems verändert. Nagetiere mit unterdrücktem Immunabwehr entwickeln Tumore. Menschen mit unterdrücktem Immunsystem können Tumore an allen möglichen Stellen bilden, und das kann passieren, wenn sie entweder unter Stress stehen oder an einer tiefen Depression leiden.

Ein großer Teil der wissenschaftlichen Literatur bringt eine kürzere Überlebensrate von Patienten mit deren depressiven, zurückgezogenen Merkmalen in Verbindung, verglichen mit Patienten, die in der Lage waren, negative Gefühle wie Ärger auszudrücken.

Greer et al. berichten, daß Krebspatienten, die Kampfgeist oder Verdrängung an den Tag legten, eine höhere Überlebensrate hatten als Patienten, die stoische Akzeptanz oder Hilf- und Hoffnungslosigkeit demonstrierten.

Es wird somit klar, daß der Zusammenhang zwischen chronischem Langzeitstress bzw. Depression und Brustkrebs und -tumoren in der medizinischen Literatur gut definiert ist. Chronischer Langzeitstress und Depression senkt die Aktivität unserer natürlichen Killerzellen, läßt das Wachstum von Tumoren zu und überflutet unser System mit den chemischen Substanzen, von denen sich diese Tumore ernähren.

Schon vor der Lektüre all dieser medizinischen Schriften konnte ich meine Situation als schweren Stress einschätzen. Mein Körper war davon verkrampft, mein Schlaf gestört. Meine erste Aufgabe bei der Auslöschung der Tumore bestand darin, meinen Körper von Stress zu befreien. Dazu war positive Aktion nötig.

Ich begann, einmal im Monat an einer Gruppentherapie teilzunehmen. Ich beschloß, daß ich es nicht meinen Körper ausbaden lassen würde - egal, wieviel Stress ich hatte, welch schlechte Nachrichten mein Leben mir zuspielte. Ich trennte einfach meine extrem stressige Situation streng von mir selbst und hielt sie auf Distanz. (Ich konnte der Situation nicht einfach entfliehen; zuerst mußten sich meine Lebensumstände ändern - und sie änderten sich tatsächlich nach meinem Beschluß). **Ich zwang mich zu einem Gefühl des Wohlbefindens** - auch wenn es einer eingebildeten subkutanen Injektion bedurfte!

Im folgenden sind einige STRESSBEKÄMPFER aufgelistet, die Sie bei der Vorbeugung gegen und im Kampf mit Krebs einsetzen können:

1. Unterziehen Sie Ihr Leben in regelmäßigen Abständen einerUntersuchung. Tun Sie, was Sie schon immer tun wollten? Welche neue Richtung können Sie einschlagen, wenn Sie mit Ihrem gegenwärtigen Beruf unglücklich, frustriert oder gelangweilt sind? Selbstaufopferung mag auf den ersten Blick anziehend erscheinen, aber auf lange Sicht können die erzeugten Gefühle Ihren Körper bis zur Krankheit stressen.

2. Sind Ihre Beziehungen gesund und unterstützend? Der Umgang mit negativen oder depressiven Menschen kann ansteckend wirken. Jeder hat von Zeit zu Zeit Beziehungsprobleme, aber ständige Probleme und das Gefühl, die eigenen Bedürfnisse nicht stillen zu können, bedeutet möglicherweise, daß es an der Zeit ist, die Beziehung zu beenden und zu neuen Ufern aufzubrechen.

3. Begeben Sie sich nach einem schweren emotionalen Trauma in Therapie. Nach dem Verlust des Partners, nach eine Scheidung oder Trennung von einer langjährigen Beziehung sind wir anfällig für schwere Krankheiten oder Tod. Wir mögen uns einreden, daß wir damit umgehen können, aber die Tatsachen sprechen eine andere Sprache. Gruppen- oder Einzeltherapie für die Dauer von 1-2 Jahren im Anschluß an ein schweres Trauma kann unser Leben retten. Indem wir im Angesicht von Stress etwas aktives und positives tun - zum Beispiel unsere Trauer ausdrücken oder unsere Probleme mit Menschen teilen, die ähnliches erlebt haben - können wir eine schwere Lebensphase mit intakter Gesundheit und tumorfreien Brüsten überleben.

4. Treiben Sie regelmäßig Sport. Energischer körperliche Betätigung für jeweils eine Stunde an fünf bis sechs Tagen der Woche hilft dabei, Sorgen und überschüssigen Stress abzubauen, regt die Blutversorgung an, und verbessert ganz allgemein die Gesundheit und Disposition.

5. Achten Sie darauf, ausreichend zu schlafen. „Meine Maschine arbeitet Überstunden, ohne zu ermüden. Ich brauche nur vier Stunden Schlaf pro Nacht," sagte Michael Landon, kurz bevor er an Bauchspeicheldrüsen- und Leberkrebs starb.

6. Seien Sie kein Einzelgänger. Wir alle brauchen andere Menschen um uns, sogar Künstlertypen wie ich. Gestehen Sie sich Ihre Bedürfnisse ein und planen Sie andere Menschen in Ihr Leben ein. Je mehr Liebe Sie austeilen, desto mehr bekommen Sie zurück.

7. Lachen Sie viel. Wenn wir das Leben etwas weniger ernst nehmen und über unsere eigenen Schwächen lachen können, sind wir einem stressfreien Leben einen großen Schritt näher. **Versuchen Sie einmal zu lachen, wenn Ihr Körper ängstlich verkrampft ist.**

8. Halten Sie jeden Morgen und Abend eine bestimmte Zeit für Meditation, Betgesänge oder Gebete frei. (auch wenn es nur 5 Minuten sind).

9. Nehmen Sie wahr, wenn Sie depressiv sind oder sich mehr aufgela-

184

den haben, als Sie verarbeiten können, oder wenn Ihr Leben nicht funktioniert. In diesen Zeiten sind Sie am anfälligsten für Brustkrebs und andere Krankheiten. Arbeiten Sie daran, die Depression umzukehren, indem Sie positive Schritte in Richtung Veränderung einschlagen: Streben Sie spirituelle Aktivität, Gruppentherapie, Kontakt zu Mitmenschen an, bitten Sie um finanzielle Hilfe, finden Sie eine neue Beziehung, belegen Sie Kurse in einem Feld, das Sie wirklich interessiert, gehen Sie auf Kurzurlaub, so daß Sie nicht zu einem „Workaholic" werden. Drücken Sie Ihre Bedürfnisse aus; sie sind von allergrößter Wichtigkeit!

Wenn ich mich deprimiert fühle, denke ich an all die wundervollen Dinge, die ich habe. Ich beginne mit der Phrase: „Ich bin froh, daß...", und gehe zehn Vorteile laut durch. Ein Beispiel wäre: „Ich bin froh, am Leben zu sein!"

Daisaku Ikeda sagt:

„Wenn Sie nichts anderes tun, als sich wegen eines Rückschlags in einem Bereich des Lebens zu sorgen und zu stöhnen, können Sie damit Ihr gesamtes Leben zum Einsturz bringen. Eine Niederlage sollte zum Aufbau von Energien genutzt werden; Sie müssen die Niederlage zu einem Ausgangspunkt für die darauffolgenden Siege machen. Wenn Ihnen das gelingt, kennen Sie das Geheimnis des Lebens."

Kapitel 13:
Die Krebspersönlichkeit: Aus Gift wird Medizin

Während ich mich auf dem Krebskonvent auf einer Yogamatte niederließ, um mich auszuruhen, traf ich zufällig Joy. Sie beschrieb gerade einen Traum über das dritte Wiederauftreten des Brustkrebs; der Krebs saß jetzt in den Schultern und im Genick. Ich konnte nicht anders; ich spitzte die Ohren, als ich hörte: „...ein großes, herrliches Tier auf meiner Schulter, wunderschön! Sieht aus wie ein süßer Welpe; eine Brücke aus warmem Flausch, die ich mir selbst baute."

Ich führte eine schnelle Bestandsaufnahme durch. Joy war eine wunderschöne, sprühende Frau mit goldfarbenem Haar, die eine heimtückische, bösartige und lebensbedrohliche Krankheit als etwas beschrieb, das sie nicht nur willkommen hieß, sondern stolz darauf war und es tatsächlich zu mögen, ja, zu lieben schien! Zuerst war ich entsetzt. Meine Instinkt riet mir, sie zu vermeiden, aber meine Neugier überwog. Ich mußte die Geschichte dieser jugendlich wirkenden Frau hören; später erfuhr ich, daß sie 50 Jahre alt war. Ich fragte sie, ob ich sie für mein Buch interviewen dürfe.

Sie stellte sich als sehr freundliche, wenn auch zerstreute Frau heraus, die in ausgezeichneter körperlicher Verfassung war. Sie willigte ein, sich zwischen Demonstrationen diverser Yogapositionen auf Matten, die sie zum Kauf anbot, interviewen zu lassen. Einige dieser Positionen umfaßten handstandartige Stellungen - offensichtlich war es nicht der sportliche Aspekt, der ihrem Leben fehlte. Was war es dann?

Während des Interviews sprach sie über ihr Leben, und in ihren Augen quollen Tränen auf. „Ich habe die Sucht, mich für nicht gut genug zu halten", gab sie zu.

Die Geschichte ihres Brustkrebs liest sich folgendermaßen: Im Alter von 45 Jahren hatte sie sich einen Brusttumor entfernen lassen. Zu der Zeit ging sie auch nach Mexiko, um sich entgiften, massieren und mit einer speziellen Diät und Vitaminpräparaten behandeln zu lassen. Danach ging es ihr zwei Jahre lang gut. Aber dann tauchte der Tumor an der Stelle des operativen Eingriffs wieder auf. Außerdem hatte sie einen Satellitentumor. Als nächsten Schritt unterzog sie sich einer weiteren Operation, diesmal einer Quadrantektomie - ein kuchenstückförmiger Teil ihrer Brust wurde entfernt.

„Das letzte Jahr war schlecht für meine Psyche und vernichtend für meine Gefühlswelt", erzählte sie. „Ich habe zu viel gearbeitet und nicht auf meine Ernährung geachtet. Dann tauchte der Krebs in der Schulter und dem Genick wieder auf. „

Nach der Operation und Chemotherapie änderte sich ihre Einstellung. Ihr ging auf, daß es kein „Zaubermittel" zur Heilung ihres Krebses gab. Sie mußte darauf achten, an welcher Stelle ihre Lebensenergie blokkiert war. Sie befand sich inzwischen im vierten Krebsstadium, das die Ärzte zwar als unheilbar, aber kontrollierbar einschätzen. Basierend auf den Werken John Bradshaws begann sie, mit dem „inneren Kind" zu arbeiten. Sie merkte, daß sie eine Co-Abhängige war. Sie hatte zu viel überschüssige Energie, die sie einfach verschluckte. Außerdem vernachlässigte sie ihren Körper. Ihre Tumore verschwanden, als sie die Trauer und die Ressentiments „über Menschen, die mir weh getan haben" ablegte, kehrten aber wieder, als sie weiterhin schmerzhafte Beziehungen mit Männern einging, die sie mißbrauchten und ausnützten.

Sie beschrieb ihren gegenwärtigen Partner, mit dem sie schon seit sieben Jahren befreundet ist. „Der Mann will nicht erwachsen werden, will sich nicht binden, und respektiert und akzeptiert mich nicht so, wie ich bin." Sie hatte zwei Jahre mit ihm zusammengelebt und ihm dabei geholfen, ein Haus umzubauen, das er gekauft hatte. Als die ganze Arbeit erledigt war, sagte er zu ihr: „Ich will keine Kranken hier haben; ich will niemanden, der alt und häßlich ist." Daraufhin zog sie aus und mietete ein kleines Zimmer in einem riesigen Gebäude, das sie als „zu klein" beschreibt.

Sie trifft ihn immer noch an einem Tag in der Woche. Ich erzählte ihr, daß ich in einer ähnlich co-abhängigen Beziehung steckte, als Dr. Furr den Brustknoten fand. Ein Aspekt meiner Gesundung bestand darin, dieses Verhältnis abzubrechen, bzw. es ihn eine Freundschaft umzuwandeln, die emotionalen Mißbrauch ausschloß. Ich riet ihr, dasselbe zu tun. Aber sie weigerte sich, über diesen Vorschlag auch nur nachzudenken. Aus irgendwelchen Gründen schien sie eine mißbräuchliche Beziehung zu wollen und nötig zu haben. Sie sprach wiederholt von „Selbstbestrafung". Sie hatte beschlossen, mit diesem Mann zusammenzubleiben - obwohl sie ihn als

„emotional verkorkst" beschrieb, der zwar nie verheiratet gewesen war, aber immer Frauen als Co-Abhängige um sich gehabt habe. „Er nützt mich aus", gab sie zu. „Er weiß, wie man Frauen ausbeutet."

Aber er war nicht der erste Mann, der Joy ausnützte. Ihr Ehemann, von dem sie zwei Söhne hatte, hatte sie ebenfalls schlecht behandelt. Nach ihrer Scheidung traf sie einen charmanten Mann, den sie während seiner chiropraktischen Ausbildung unterstützte. Nachdem er seine Lehrjahre abgeschlossen hatte, konnte er aber keine Arbeit finden und verließ sie. Durch die Finanzierung seiner Ausbildung hatte sie Schulden angehäuft und verlor ihr Zuhause. Nach ihrer eigenen Beschreibung fühlte sie sich noch zwei Jahre lang nach dieser Erfahrung zutiefst verletzt. „DAS RESSENTIMENT WIRD DICH UMBRINGEN." „Der Preis dafür, voller Groll zu sein, ist die Selbstzerstörung", fügte sie hinzu.

Ich teilte den Schmerz und die Tränen dieser Frau, konnte aber nicht umhin, ihr Leiden als eine Art Selbstbelohnung zu empfinden; als ob sie es nötig habe oder denke, sie verdiene selbstzerstörerische Situationen in ihrem Leben und hänge von ihnen ab, um den Minderwertigkeitsgefühlen Nahrung zu liefern. Wie konnte ich ihr das klarmachen?

Ihre Probleme hatten ihren Ursprung in ihrer Kindheit; sie war das älteste von vier Kindern. „Dad machte es uns allen schwer. Aber ich nahm es zu persönlich, zu ernst. Ständig kämpfte ich um seine Anerkennung. Seiner Meinung nach war ich nie gut genug. Auf die Anerkennung wartete ich vergeblich."

Ihr gegenwärtiger Freund war ein Ebenbild ihrer „giftigen Familie", wie sie es ausdrückte, da auch er ihr ständig erzählte, sie sei nicht gut, reich oder groß genug. Sie nannte diesen Mann „das Beste in meinem Leben". „Glück ist die Wurzel aller Gesundheit," erklärte sie mir unter Tränen.

Ich begann mich verantwortlich dafür zu fühlen, zu Joy durchzudringen, deren Name so langsam ironisch klang. Am nächsten Tag gab sie mir diese Gelegenheit.

„Was ist das Wichtigste, das Du auf diesem Konvent gelernt hast?" fragte sie mich.

Ich antwortete, daß es nicht etwas sei, das ich auf dem Konvent gelernt hatte. Das allerwichtigste, das ich während meines Selbstheilungsprogramms gelernt hatte, war das Setzen einer Frist; am Fristende würde ich meinen Tumor los sein. In meinem Fall hatte Dr. Furr die Frist gesetzt.

Das Datum bedeutete für ihn eine Nachfolgeuntersuchung, während der er wieder versuchen würde, mich zu einer Operation zu überreden. Für mich jedoch war es ein zeitlicher Vorsatz, den ich als Ziel für meine Heilung anstrebte.

„Wann wirst Du Deinen Krebs los sein?" fragte ich sie geradeheraus.

Sie überlegte einen Moment und schien sich bei der Entscheidung schwer zu tun; aber schließlich wählte sie „die Iden des März". Ich war überrascht, daß sie sich für ein so weit entferntes Datum entschieden hatte - es war gerade mal Anfang September. Widersetzte sie sich auf diese Weise dem Gesundwerden, wollte sie es aufschieben? Hatte sie Gründe dafür - wie unbewußt diese auch immer sein mochten - krank bleiben zu wollen? Vielleicht war Mitleid immer der Weg gewesen, auf dem sie die nötige Liebe erhalten hatte. Vielleicht gab es einen Grund dafür, weshalb sie den Unmut über die Behandlung durch ihren Freund verinnerlicht hatte. War dieser Krebs ein Ersatz dafür, ihren Ärger auf ihn auszudrücken; eine körperliche „Anklage" gegen ihn? War der Krebs ein stummer Protest, eine eingesperrte Pantomime ihrer Wut? Was auch immer der Grund war - auf jeden Fall hatte sie einen dafür, an ihrem Krebs festzuhalten und jede wesentliche Anstrengung in Richtung Heilung hinauszuschieben.

Aber ich wurde damit überrascht, eine „neue Joy" zu sehen, kurz nachdem sie einen Termin festgelegt hatte. Die vergnügte, sorglose Fassade, die unbekümmerte Einstellung gegenüber ihrer Krankheit, die zu Tage trat, wenn sie darüber sprach, wie der Krebs sich in ihrer Visualisierung in Zauberstaub der Fee Tinker-Bell auflöste, wurde durch eine grimmige Entschlossenheit ersetzt. Sie hatte die Fassade der Leichtfertigkeit und falschen Fröhlichkeit verwandelt; sie war jetzt eine Frau, die es ernst meinte. Vielleicht befand sie sich auf dem Weg zur Gesundheit. Vielleicht konnte sie jetzt einen Grund dafür sehen, ihre brutalen Abkommen und selbstzerstörerischen Zwänge gegen den Willen zu leben einzutauschen.

„Du leistest gute Arbeit," sagte sie später zu mir.

Ich bin keine Therapeutin; ich bin Künstlerin. Und dennoch fand ich es notwendig, viel an mir zu arbeiten und auch eine Gruppentherapie zu machen, um mich von meinem Brustknoten zu befreien. Auch ich „bestrafe" mich selbst. Auch ich hatte sehr kritische, strafende Eltern, die ich als Kind nicht zufriedenstellen konnte. Aber im Gegensatz zu Joy hatte ich einfach nicht das Bedürfnis, mich an destruktiven Zwängen festzuklammern. Als der körperliche Beweis meiner gestörten Gesundheit in Form zweier Knoten auftauchte, gelang es mir, meine selbstzerstörerischen Zwänge umzukehren. Um das zu erreichen, mußte ich zuerst **den Entschluß fassen.** Ich mußte im „Hier und Jetzt" leben, wie es der Psychologe Fritz Perls auszudrücken pflegte. Ich mußte mein Leben so sehen, wie es war. Ich redet mir zu: 'Ich bin bereit für jede Veränderung. *Ich werde mein ganzes Leben umkrempeln*, um gesund zu werden.' Das war der allerwichtigste erste Schritt. Danach begann ich, systematisch alles aufzugeben, was mich verletzten oder zum Zerbröckeln Gesundheit beitragen könnte. Schritt für bewußten Schritt tauschte ich den Zwang zur Selbstzerstörung aus gegen den Willen zu leben.

Mein Leben funktionierte nicht. Wenn es anders wäre, hätte ich nicht dieses Stück Granit in meiner Brust. Das war die grundlegende Schlußfolgerung, zu der ich gelangt war. Mein Körper litt. Wenn der Mann, mit dem ich ging, mich frustrierte, eifersüchtig machte und ein Gefühl der Einsamkeit hinterließ, würde ich hart sein, mir eingestehen, daß ich mich an etwas wertlosem festhielt, und einen anderen Mann finden, der mehr auf meine emotionalen Bedürfnisse einging. Wenn die Rezession mit ihrem düsteren finanziellen Bild meine Stärke durch alltägliche Sorgen darüber, wie ich meine Rechnungen bezahlen sollte, zermürbte, würde ich um Hilfe bitten. Ich bin so halsstarrig in Bezug auf meine Eigenständigkeit als Künstlerin, daß die Bitte um Hilfe in meinen Augen beinahe dem Eingeständnis einer Niederlage gleichkommt.

Aber die Tatsache blieb bestehen, daß ich Hilfe brauchte, um diese schreckliche, an eine Depression grenzende Rezession in der USA zu überstehen. Der „Sickereffekt" war eher eine Beschreibung meiner momentanen Gesundheit als eine politische Strategie, die Ronald Reagan sich ausgedacht hatte; er hoffte, daß es auf gewundenen Pfaden irgendwie den Armen und dem Mittelstand zugute käme, wenn man die Reichen unterstützte. Es hatte nicht funktioniert. Die Reichen kauften weniger oder gar keine Kunst mehr.

Wenn wissenschaftliche Studien zeigten, daß ich bessere Chancen hatte, meine Knoten loszuwerden, indem ich halbvegetarisch und generell weniger aß, dann würde ich mich eben zusammenreißen und eine neue Ernährungsweise aufnehmen - so sehr ich Fleisch auch genossen hatte. Wenn Sport mir helfen könnte, so würde ich mich eben in ein energisches

Programm stürzen, früh aufstehen und eine Meile schwimmen. Das Visualisieren hatte mir schon einmal geholfen; also mußte ein Programm mit Visualisierungen und Betgesängen aufgestellt werden. Ich benötigte psychologische Hilfe, also suchte ich mir eine Therapiegruppe aus. Der Wille, sich zu verändern, zu wachsen und sich zu disziplinieren war der Beginn meines Selbstheilungsprogramms. Mit Worten und Taten teilte ich meinem Körper mit, daß es an der Zeit war, gesund zu werden. Ich trat eine innere Reise an, suchte in meinem Inneren nach der Stärke, mich umzuwandeln.

Dr. Frederick B. Levenson theoretisiert in seinem Buch „*The Causes and Prevention of Cancer*", daß jeder Krebs seinen Ursprung in der Kindheit hat.

Mit den Armen und Beinen strampelnde Babys setzen Spannung frei, die von den erlebten Irritationen stammt. Wenn die Mutter aufgrund liebloser Konditionierung in der eigenen Kindheit oder eines nicht hilfsbereiten Ehemanns nicht in der Lage ist, auf den Hilfeschrei des Kindes zu reagieren, lernt das Baby, diese Irritationen innerlich wegzuschließen.

Dr. Levenson stellt fest, daß er ein grundlegendes Merkmal bei allen seinen Krebspatientinnen sehen konnte: „Sie wird alle möglichen emotionalen Verteidigungsmechanismen aufgebaut haben, um nicht bedingungslos geliebt und akzeptiert zu werden. Wenn man sie mit Liebe konfrontiert, wird sie sich unwohl fühlen, peinlich berührt sein und manchmal sogar gereizt scheinen."

Wenn ihre emotionalen Bedürfnisse im Kindesalter nicht befriedigt werden und sie lernt, sich zu beherrschen, Gefühle für sich zu behalten und das Leben als überwiegend irritierend zu empfinden, ist sie dadurch im späteren Leben möglicherweise anfällig für Krebs. Wir wissen, daß Krebs durch Irritationen ausgelöst wird, gleichgültig, ob es sich um eine externe karzinogene Substanz handelt oder um innere Karzinogene durch überschüssige Streßhormone oder andere Körperchemikalien, die der Körper nicht rechtzeitig ausstoßen kann, um Zellschäden zu vermeiden. Wenn wir an Streß oder negativen Gefühlen festhalten, könnten widrige chemische Veränderungen im Körper zu unkontrollierter Zellvermehrung führen.

Jill Ireland beschreibt in ihrem Buch ”*Life Wish*" genau diese Art der Kindheit (S.74). Mit Hilfe ihres Therapeuten kehrte sie in der Erinnerung zurück zu „der Verzweiflung und Trauer, die ich als zehn Monate altes

Baby spürte, als ich an der Pinkus - Krankheit litt und einige Monate lang isoliert in einem Brutkasten im Krankenhaus gelassen wurde. Bei Besuchen ihrer Mutter weinte sie und streckte ihre Arme nach ihr aus, aber ihre Mutter durfte sie nicht halten. Ihre Mutter entschied schließlich, daß ihre Besuche das Kind zu sehr verstörten, und kam nicht mehr in die Klinik.

Michael Landon beschreibt seine Mutter als „geisteskrank". Sie hatte mehrmals auf dramatische Weise versucht, ihrem Leben ein Ende zu setzen. „Als ich in die Highschool kam, war mein Selbstbewußtsein am Boden," erzählte er.

„Ist dieser Krebs meine Mutter in mir?" schreibt Gilda Radner mit ihrer rechten Hand. „Sie will nicht, daß ich existiere," antwortet ihre linke Hand. Gilda füllte die hohle, lieblose Leere mit Kettenrauchen und übermäßigem Essen, das zu Bulimie führte. Wir sehen in Joys Fall, wie sie es schaffte, ständig die Rolle des Opfers zu spielen. Immer und immer wieder hatte sie ausgeteilt, und nichts für sich erbeten. Das unbewußte Ziel schien, von anderen „genommen zu werden", ständig sich und ihren Körper zu mißbrauchen, sich und anderen ihre Wertlosigkeit zu beweisen und die Wahrnehmung, nicht liebenswert zu sein.

Ihre Angst davor, mit anderen ein gesundes Verhältnis des Gebens und Nehmens einzugehen, ist offensichtlich. Es war in ihren Beziehungen fast so, als bitte sie Männer darum, sie zu mißbrauchen oder auszunutzen.

Trotz ihrer beeindruckenden Fähigkeit, ihre Probleme zu artikulieren, schien ihr die Gabe, diese tatsächlich auch zu konfrontieren und eine echte Veränderung herbeizuführen, fast völlig zu fehlen.

Mit meiner Bitte, ihrem Krebs eine Frist zu setzen, hatte ich versucht, ihr Hoffnung zu geben. Als ich vorbrachte, daß sie die totale Kontrolle über ihren Körper haben und ihn zum Gesundwerden zwingen könne, veränderte sich ihre gesamte Einstellung. Mit dieser neuen Hoffnung und Entschlossenheit könnte sie es sehr wohl schaffen, ihren „unheilbaren" Krebs zu heilen.

Norman Cousins beschreibt eine Frau, die sich selbst von einem lebensbedrohlichen Tumor befreien konnte, nachdem er ihr mitgeteilt hatte, daß sie ihren Geist zur „Selbstprogrammierung" einsetzen könne. Er bezog sich dabei in Wirklichkeit auf die guten Resultate, die sie von der Operation erwarten konnte. Sie hatte sich mit der Erklärung gegen die Operation aufgelehnt und sie verweigert, daß die Chirurgen ihrer Meinung nach „zu lässig" mit der Brustamputation von Frauen umgingen. Nachdem sie Biofeedback - Methoden gelernt hatte, mit denen sie die Temperatur ihrer Hand erhöhte, indem sie sich vorstellte, wie das Blut in ihre Extremitäten floß, ging sie nach Hause und machte einen Termin für die Operation. Aber sie hatte wohl mit dem „Programmieren" experimentiert und es auf ihren Brusttumor angewendet, denn als es an der Zeit war, ins Krankenhaus zu gehen, war der Knoten verschwunden, und ihre Brust war wieder weich und geschmeidig. Cousins beschreibt seine Sprachlosigkeit angesichts dieses Resultats. Aber er hatte ihr etwas brandneues beigebracht, er hatte ihr Kontrolle beigebracht. Als sie herausfand, daß sie ihren Körper mit Hilfe ihres Geistes kontrollieren konnte, muß sie mit diesem neuen Wissen experimentiert und sich selbst beigebracht haben, wie man einen Knoten auflöst. Sie setzte ihren Geist zur Selbstheilung ein und umging somit den operativen Eingriff, von dem sie nicht glaubte, daß er ihr helfen würde.

Das Konzept der Auflösung von Knoten durch eigene Kraft existierte in Cousins Vorstellung nicht. Ganz bestimmt war in keinem medizinischen Textbuch davon die Rede. Als Cousins das Wort „Heilsystem" in der medizinischen Literatur, in Enzyklopädien, und sogar in medizinischen Lehrplänen nachschlug, konnte er es nicht finden. Medizinisches Wissen und Systeme sind auf Diagnose, Prozeduren und Behandlungen aufgebaut. Was das Wissen darüber betrifft, wie der Körper sich wieder aufbaut und selbst repariert, so findet man nur das Immunsystem - ansonsten gähnende Leere.

Lebenserfahrung hat mich gelehrt, daß die Austilgung von Knoten aus eigener Kraft nicht nur sehr wohl möglich, sondern vielleicht sogar wesentlich bei der Gesundung ist.

Eine Kindheit, die von Gefühlen der Isolation und Depression geprägt ist, erhöht unsere Anfälligkeit für Krebs, vor allem in Situationen, in denen man diese Gefühle wieder zuläßt. Jemand mit dieser Art Kindheit muß belohnende Beziehungen anstreben, in denen man gewollt und gebraucht, nicht ignoriert, frustriert und eingeschränkt wird. Für Frauen mit dieser Persönlichkeitsstruktur ist es äußerst wichtig, warme und liebevolle Menschen zu finden, mit denen ein ausgeglichenes Geben und Nehmen möglich ist. Therapie ist ein wertvolles Werkzeug während schwierigen Zeiten. Sich selbst lieben zu lernen ist eine grundlegende Komponente für

Gesundheit.

Manchmal benötigen wir Hilfe, das zu lernen.

Eine isolierte Kindheit führte dazu, daß ich mich in eine Ecke verzog und mit meinen Buntstiften malte. Ich wurde nicht autistisch, sondern künstlerisch. Sehr früh in meinem Leben lernte ich, Gefühle der Einsamkeit und Isolation in Ausdruck und Kreativität umzulenken. So konnte ich alleine sein und doch auf eine stille Art und Weise kommunizieren. Diese Toleranz gegenüber Isolation durch innere Ausdrucksfähigkeit gab mir die Fähigkeit, lange, einsame Stunden in meinem Studio zu verbringen, und diese Aktivität sogar dem Umgang mit Freunden vorzuziehen. Viele meiner Kommilitonen aus der Kunstschule, die damals gut waren, konnten die Einsamkeit nicht tolerieren, die man als professioneller Vollzeitkünstler während langer Stunden des Alleinseins ertragen muß.

Aber die Isolation muß durch soziale Kontakte ausgeglichen werden, da man sonst krank werden kann. Es dauerte sehr lange, bis ich erkannte, daß ich Menschen um mich brauche. Anfangs empfand ich das Schließen von Freundschaften merkwürdig. Ich arbeite immer noch schwer an diesem Aspekt meines Lebens, da ich mich alleine am wohlsten fühle.

Als Dr. Furr den Stein in meiner Brust entdeckte, suchte ich zuallererst eine Therapiegruppe. Ich erfaßte instinktiv, daß eine warme, liebevolle Gruppe von Menschen, mit denen ich meine Erfahrungen austauschen konnte, ein wesentlicher Punkt in meiner Gesundung war.

An einem Abend während unseres Gruppentreffens beschlossen wir, die Spannung etwas zu erhöhen und eine andere Gangart einzulegen, indem wir Runenkarten um unsere Zukunft befragten. Diese illustrierten, übergroßen Spielkarten sind eine uralte Methode der Vorhersage und gehen auf die Wikinger zurück. Ich ging diesen Zeitvertreib mit großer Angst an, da mein Gesundheitszustand zu dieser Zeit extrem fragwürdig war. Niemand in meiner Gruppe erkannte das. Jeder mußte zwei Karten wählen.

Meine erste Karte war eine wunderschöne Darstellung zweier Schwäne, die langen Hälse liebevoll ineinander verschlungen. Auf der Rückseite war erklärt, daß ich bald einen Partner haben würde. Die alleinstehenden Frauen in meiner Gruppe seufzten sehnsüchtig und nickten zustimmend.

Die zweite Karte jedoch war ein Schock. Sie zeigte einen grell erleuchteten Operationsraum in einem Krankenhaus, mit einem langen, leeren Tisch, über dem ein Chirurg, angetan mit einer Maske, Kopfbedek-kung und Gummihandschuhen, bedrohlich aufragte. Untertitel der Karte: „Der Patient auf dem Operationstisch sind Sie!" Die Frauen sagten später, daß ich erbleichte und verstummte.

Die Erklärung bestand darin, daß es etwas in meinem Leben gab, daß herausgeschnitten werden mußte. Der Rat lautete: „Operiere an Dir selbst!"

Ich war damals so froh, die Unterstützung einer warmen, freundli-chen Gruppe zu erfahren. Die Karten lieferten ein Bekenntnis, das ich nicht in Worte zu fassen brauchte. Die Karten hatten mein Problem aufge-zeigt. Die Runen, in ihrer uralten Weisheit, kannten mein Geheimnis. Ich war nicht nur über die Botschaft der Karte entsetzt, sondern auch über ihre unheimliche Treffsicherheit. Ich saß da, überwältigt. Während der langen Heimfahrt intonierte ich immer wieder: „Operiere an Dir selbst!"

Die Zeitschrift „Vogue" berichtet in *Mind/Body Medicine* (Sept.1991), daß Gruppentherapie die neueste Waffe im Kampf gegen Krankheit ist. Dr. David Spiegel von der Stanford University fand das zu-fällig heraus, als er für fünfzig Frauen mit metastasiertem Brustkrebs eine zwölfmonatige Gruppentherapie ins Leben rief. Jede dieser Frauen wußte zu Beginn dieser Gruppentreffen, daß sie im Begriff war zu sterben. Diese Studie sollte nur zeigen, daß Gruppentherapie Nervosität und Depression reduzieren und Bewältigungsstrategien von Patienten im letzten Stadium von Brustkrebs verbessern konnte. Um so verblüffter war der Doktor, als er in einer nachfolgenden Studie (die Gruppentherapie wurde bis 1977 durch-geführt) herausfand, daß zwei der Frauen überlebt hatten , eine davon sogar bis 1991!

Frauen, die an den Gruppensitzungen teilnahmen, lebten doppelt so lange wie Frauen, die nicht daran teilnahmen. „Soziale Unterstützung scheint ein immer wiederkehrender Faktor zu sein, der viele verschiedene Krank-heiten zu beeinflussen scheint," sagt Steven Locke, Autor von *The Healer Within*. Spiegel sagt außerdem, daß „ offen gesagt, Unterstützung durch eine Gruppe vielleicht einen stärkeren Einfluß hat als viele der körperli-chen Eingriffe, die wir vornehmen." Und er ist der Meinung, daß Grup-pentherapie Teil jeder Behandlung von schweren Krankheiten sein sollte: „Eine Gruppe, in der man Schmerz, Lachen und Ängste teilen kann, ist sehr einflußreich."

In seiner weiteren Forschung stellte er fest, daß es männlichen Krebspatienten besser ging, wenn sie verheiratet waren, während Frauen länger lebten, wenn sie starke Verbindungen zu ihren **weiblichen Freunden** pflegten.

Der Drang zur Selbstzerstörung ist oft die Wurzel vieler Krankheiten, was einem Selbstmord gleichkommt, laut Karl Menninger in seinem Buch *„Man Against Himself"*. Er schreibt der Selbstbestrafung Hintergedanken zu. Unbewußte Motive schließen Aggression ein (der Wille, jemanden zu verletzten, fällt auf einen selbst zurück), und eine erotische Komponente. Er glaubt, daß diese Aggression gegenüber einer anderen Person aufgrund von Schuldgefühlen nach hinten losgeht. Märtyrern, die sich selbst, wenn auch unterbewußt, zu Invaliden machen - oder Patienten, die sich immer wieder operieren lassen - werden besondere Privilegien und sogar Wichtigkeit und Größe für das Ertragen ihrer permanenten Leiden zugestanden.

Selbstbestrafung kann ihren Ursprung auch in einer Gewohnheit haben, die sich durch regelmäßige Bestrafung durch die Eltern in der Kindheit ausgebildet hat. In diesem Fall sind wir an Selbstzerstörung gewöhnt. Märtyrer machen andere Menschen in ihrer Umgebung zu Märtyrern. Der Wunsch, eine Art „Königin des Leidens" zu sein und somit in eine heroische/tragische Sphäre erhoben zu werden, wurde bei Patienten mit wiederkehrenden Krankheiten und Operationen beobachtet. Was die erotische Komponente betrifft, so wurde das freudlose, gewöhnliche Leiden in eine Ekstase des Schmerzes verwandelt. „Manche Männer und Frauen stellen die unglaublichsten Dinge an, um sich Grausamkeiten zu unterwerfen, und ziehen eine bewußte sexuelle Befriedigung aus dieser schlechten Behandlung."

Diese mystische und ekstatische Erfahrung erleben viele durch Entzug, Erniedrigung, und körperliche Qual als Mittel zum Zweck, was laut Menninger wohlbekannt ist. Während der „orthodoxe Märtyrer" seine Selbstopferung jedoch einem Zweck zuschreibt, leugnet der neurotische Invalide die Suche nach Selbstzerstörung. Da es keinen offensichtlichen „Grund" für sein Opfer gibt, scheint er sich hauptsächlich mit sich selbst zu beschäftigen.

Diese Art des Martyriums ist nutzlos und eine Verschwendung. Welche Befriedigung eine Person auch immer durch eine permanente Krankheit und/oder Hospitalisierung erfahren mag - die damit einhergehenden Schmerzen sind es sicherlich nicht wert. Menninger schreibt den Ersatz von Liebe durch Mitleid Schuldgefühlen zu, denen starke, aber gehemmte Aggressionen zugrunde liegen. Es besteht ein Konflikt zwischen dem Wunsch zu leben und dem Wunsch zu sterben.

Die Opfer- und Patientenrolle, die langsame Selbstzerstörung sind sicherlich Möglichkeiten, Aufmerksamkeit, Mitleid, Liebe, Geld zu empfangen, oder liefern eine gute Entschuldigung dafür, zu entspannen und Zeit freizunehmen. Aber das Opfern der Gesundheit ist ein hoher Preis für diese Aufmerksamkeit. Wenn wir die Opferrolle bewußt ablehnen, schlagen wir den Weg in Richtung Gesundheit ein. Wenn wir uns für die Liebe und gegen Haß in unseren Beziehungen entscheiden, wählen wir Gesundheit. Wenn wir den Haß und Groll gegenüber anderen aufgeben, geben wir eine Waffe tödlicher Selbstzerstörung auf. Wenn wir aufhören, uns selbst zu kritisieren und niederzumachen und wie Versager zu fühlen, und diese Gefühle durch Selbstermutigung, Stolz und Bestärkung ersetzen, wird sich unser Leben und unsere Gesundheit verbessern. Wenn wir davon überzeugt sind, daß wir Erfolg in unserem Leben verdienen, daß unsere Beziehungen gut, positiv und liebevoll sein werden; wenn wir hart daran arbeiten, wird sich unser Leben zum Besseren wenden. Wenn wir aufhören, uns eigennützigen Sorgen über unseren eigenen Zustand hinzugeben und uns statt dessen mehr um andere kümmern, werden wir eine allgemeine Verbesserung unserer eigenen Gesundheit feststellen.

Selbstzerstörung ist letzten Endes ein völlig egoistischer Akt. Sich selbst wieder aufzubauen ist dagegen ein vitaler, gesunder Akt der Großzügigkeit. Wenn wir willens sind, uns selbst zu geben, was wir brauchen und wollen, sind wir eher in der Lage, anderen zu helfen. Auf diese Art wachsen wir als Menschen. Und auf diese Art werden wir gesund bleiben oder werden. Laut Dr. Levenson besteht der einzige Unterschied zwischen Krebspatienten und gesunden Menschen darin, wie sie mit anderen umgehen. DER SCHLÜSSEL LIEGT IN DEN BEZIEHUNGEN. Krebspatienten sind nicht immer in der Lage, mit anderen eine liebevolle Beziehung des Gebens und Nehmens zu haben. Sie haben Schwierigkeiten mit bedingungsloser Liebe.

Der Pathologe Charles Sims untersuchte Gewebeproben von Brustgeschwüren auf ihre Bösartigkeit hin. Er hat darauf hingewiesen, daß Krebszellen zwar leicht vergrößert sind und einen größeren Kern und „harte Ränder" haben, dies aber kein sicherer Weg ist festzustellen, ob der Patient Krebs hat. Als ich ihn fragte, was der beste Weg sei, antwortete er: „BEZIEHUNGEN SIND DER SCHLÜSSEL." Krebszellen vertragen sich nicht mit anderen Zellen. Er erwähnte des weiteren, daß sie Abtrünnige seien, Gesetzlose, die nicht dem Gang gewöhnlicher Zellen folgen, sondern auf anderen herumtrampeln, sich irgendwo im System breitmachen, und andere Zellen mißbrauchen und ausnützen, während sie den Körper zerstören.

Vielleicht ähneln diese selbstzentrierten, selbstzerstörerischen Zellen einem selbstzentrierten oder in sich gekehrten Lebensstil, der den Körper mit Gefühlen der Angst und Isolation unter Druck setzt. Möglicherweise hat die „Ich-Generation" - das „Ich komme zuerst" (während man auf anderen herumtrampelt) - eine große Rolle in der stetig wachsenden Krebsrate gespielt. Die zunehmende Isolation der Menschen in Großstädten und die Unfähigkeit, zu kommunizieren und das Leben mit anderen zu teilen, trägt vielleicht auch einen Teil dazu bei.

Ich bin jetzt viel vorsichtiger im Umgang mit anderen. Ich sehe meine eigene Grobheit und die anderer in einem völlig neuen Licht, nämlich als Teil des Weges zu Streß, möglichem Versagen, und Krankheit.

Dies alles mag ein Hinweis sein, daß die Krebsvorsorge und Remission im wesentlich damit zusammenhängt, sich mit positiven Menschen zu umgeben sowie „Ausnützern" und depressiven, nicht kommunikativen Menschen aus dem Weg zu gehen, und unsere Fähigkeit auszubauen, bedingungslos zu lieben und geliebt zu werden. Indem wir das Lieben und Geliebt werden üben, und nicht an Ärger und alten Ressentiments festhalten, die unsere Gesundheit zermürben, können wir die bösartigen Fallen der Selbstzerstörung vermeiden. Karzinogene kommen nicht nur von außen, sondern auch von innen.

Dr. O.Carl Simonton, der im Alter von 17 Jahren Krebs überlebte und während seiner gesamten Karriere mit Krebspatienten zusammenarbeitete, bemerkte die folgenden Merkmale, die sein „Krebspersönlichkeitsprofil" ausmachen:

- Eine starke Tendenz, an Ressentiments festzuhalten und eine bemerkenswerte Unfähigkeit zu verzeihen.

- Eine Tendenz zu Selbstmitleid.

- Eine mangelnde Fähigkeit, bedeutungsvolle Langzeitbeziehungen aufzubauen und aufrechtzuerhalten.

- Ein sehr negatives Selbstbild.

Als all dem zugrundeliegenden Faktor betrachtet er eine „grundsätzliche Ablehnung".

Der antike Arzt Galen stellte fest, daß verinnerlichte, melancholische Frauen eher zu Brustkrebs neigen als fröhliche Frauen.

Die Buddhisten haben eine Redensart: „ Gift wird zu Medizin" (Hendaku lyaku); damit gemeint ist das Umwandeln einer schmerzhaften, irritierenden und sogar tödlichen in eine lebensspendende und hilfreiche Situation. Laut der buddhistischen Methode besteht der erste Schritt darin, die Schuld für eigene Probleme nicht mehr anderen in die Schuhe zu schieben. Wenn wir die Verantwortung für unser eigenes „Karma" übernehmen, wissen wir, daß jede schlimme Situation, in der wir uns wiederfinden, auf unser eigenes Tun zurückgeht, auf vergangene „Ursachen", die wir selbst produzierten. Dann, und nur dann, haben wir die Macht, die Situation zu ändern. Und wir müssen uns verändern, wenn wir eine chronische Krankheit haben. Es gibt nur eine trübe Alternative dazu.

Die Buddhisten glauben, daß Körper und Geist eins sind. Gefühle des Chaos, der Aufregung, des Ärgers und Ressentiments und der Feindseligkeit können zu Unordnung in unseren eigenen Zellen und zu Krankheit führen, vor allem dann, wenn diese Gefühle unterdrückt werden.

Dr. Max Cutler fragt: „Welches sind die Faktoren, die den Wechsel von zellulärer Ordnung in zelluläres Chaos auslösen? Ist die emotionale Macht der Finger am Abzug?"

Er fand heraus, daß Krebspatienten eine selbstaufopfernde Einstellung und eine in hohem Maße ungelöste Abhängigkeit in der Kindheit haben. Beinahe alle Frauen hatten eine pathologische Beziehung zu ihrer Mutter - sie fühlten sich ihnen extrem verpflichtet und opferten sich sehr für sie auf. Dieser Einstellung lag Feindseligkeit zugrunde. Nur wenige waren in der Lage, ihre Wut abzureagieren. Aus Verhaltensstudien an vierzig Patientinnen leitete er folgendes ab:

- Eine masochistische Charakterstruktur.

- Gehemmte Sexualität.

- Ein ungelöster, feindseliger Konflikt mit der Mutter, überdeckt von einer Fassade der Freundlichkeit.

- Verhinderte Mutterschaft.

Er schloß daraus: „ Man muß einen verinnerlichten, selbstzerstörerischen Trieb annehmen."

Morgens R. Jensen berichtete in *„The Journal of Personality"* (Juni 1987 317-42), daß die Verbreitung von Brustkrebs mit einem repressiven Persönlichkeitsstil zusammenhing. Eine Studie mit 52 Frauen, die Brustkrebs hatten, und 34 Kontrollpersonen (die krebsfrei waren) zeigte, daß die Krebspatientinnen zu reduziertem Ausdruck negativer Gefühle, Hilfs- und Hoffnungslosigkeit, chronischem Streß und besänftigenden Tagträumen neigten. Er fand weiterhin einen Hang der Frauen, Streß auszublenden. Er berichtet von Abwehrmechanismen und niedrigen Diskrepanzniveaus zwischen Selbsteinschätzungen und Vorstellungen vom idealen Selbst. Die Frauen versuchten, jegliche Hinweise auf eine psychologische Störung zu vermeiden.

Er fand, daß sie verarmte Beschreibungen emotionaler Erfahrungen gaben. Sie schenkten Streß keine Aufmerksamkeit. Fast nie verspürten sie den Drang, jemandem die Meinung zu sagen. Sie nahmen innere Erfahrungen gestört wahr. Sie zeigten sowohl mehr Selbsttäuschung als auch Täuschung anderer. Sie berichteten eher davon, ruhig und mit Selbstvertrauen zu agieren und von ihren Problemen scheinbar unbesorgt zu sein, während sie gleichzeitig farblos und gefühlsmäßig flach schienen. Sie schienen sich mehr Gedanken über ein angenehmes und attraktives Äußeres als über die Lösung ihrer Probleme zu machen. Sie stellten sich eher als verantwortungsvoll, konformistisch und kooperativ dar, während sie ihre Gefühle für sich selbst behielten und versuchten, anderen den Eindruck von Diszipliniertheit und Ernsthaftigkeit zu vermitteln. Sie zeigten Blockiertheit, Vermeidung und Verdrängung.

Patienten, die gute Beziehungen mit anderen Menschen hatten und Intimität mit Freunden und der Familie aufrechterhielten, überlebten länger. Es war ihnen möglich, um emotionale Unterstützung zu bitten und diese auch zu erhalten. Ihre Wut schreckte andere nicht ab, sondern erregte eher deren Aufmerksamkeit. Sie ließen es nicht zu, daß die anderen sich ihnen entzogen.

Frauen, die unbefriedigende soziale Kontakte hatten, starben früher. Diejenigen, die eine frühe Trennung von der Familie erfahren hatten und wiederholt destruktive Beziehungen eingegangen waren, hegten oft den Wunsch zu sterben.

Weisman und Worden lieferten den Nachweis, daß erhöhter emotionaler Streß zu verkürztem Überleben beitrug. Demnach tendierten die längerfristig überlebenden Patienten zu kooperativen Beziehungen, in denen man aufeinander einging. Dagegen starben diejenigen Krebspatienten früher als erwartet, die einen Todeswunsch hegten, depressiv und apathisch waren und in langjährigen destruktiven Beziehungen lebten.

„Diejenigen, die im Streit mit anderen leben, sind mit sich selbst nicht einig", sagte William Hazlitt. Wir können nicht erwarten, daß unser ureigenes Selbst, unsere ureigenen Zellen friedlich nebeneinander existieren, während wir uns permanent im Streit mit uns selbst und anderen befinden.

Alle Beziehungen beinhalten sowohl Haß als auch Liebe; wenn das Pendel jedoch zu stark in Richtung Haß ausschlägt, ist es möglicherweise Zeit für Erste Hilfe in Form einer Therapie. Vielleicht ist das Beenden der Beziehung die einzige Lösung. Es ist möglich, liebevolle und unterstützende Menschen zu finden. Man muß sich nur die Zeit nehmen, sie zu suchen.

Liebe gewinnt man am besten, indem man sie gibt. Menschen, die großzügig mit sich selbst und anderen sind, werden großzügige Menschen anziehen, die fürsorglich sind und Liebe schenken können, statt sie egoistisch zurückzuhalten. Scheuen Sie nicht davor zurück, andere wissen zu lassen, was Sie brauchen und wollen. Die sich aufopfernde Frau, die immer nur gibt und nichts dafür verlangt, aber gleichzeitig Ärger und Groll nährt für die Art und Weise, wie sie behandelt wird, riskiert Unglückseligkeit und Krankheit. Wenn Sie sich Ihr gegenwärtiges Leben vor Augen führen und feststellen, daß Sie nur noch jammern und/oder weinen, funktionieren Sie nicht in optimaler Gesundheit, und Krankheit lauert vielleicht schon um die Ecke. Ein hohes Maß an Aufregung und ein chaotischer Lebensstil gleicht möglicherweise schnellem, unkontrollierten Zellwachstum.

Der Schlüssel zur Aufrechterhaltung unserer Gesundheit liegt darin zu lernen, auf sich aufzupassen und sich selbst zu fördern und zu lieben.

Der nächste Schritt ist dann, andere zu lieben und sich um sie zu kümmern. Jedes Problem kann als Chance gesehen werden, das eigene Schicksal zu wenden. Sogar Krebs kann ein „Wendepunkt" sein. Streben Sie immer nach Glück. Versuchen Sie, Selbstmißbrauch zu vermeiden.

Suchen Sie nach positiven, warmen, liebevollen Menschen und arbeiten Sie an authentischen Beziehungen. Zeigen Sie sich anderen so, wie Sie sind, statt einer aufgesetzten Fassade, die Ihnen vielleicht leichter zu akzeptieren scheint. Vermeiden Sie Selbstmitleid und Selbstbestrafung. Vermeiden Sie negative innere Dialoge, in denen Sie ständig mit anderen streiten oder aber sich selbst kritisieren und heruntermachen. Sorgen Sie dafür, daß Sie in Beziehungen sowohl geben als auch nehmen. Niemand respektiert einen Fußabstreifer, den man mißbrauchen kann. Wenn Aufregung Sie überwältigt, so meditieren oder singen Sie zur Selbstberuhigung. Erkennen Sie den Streß, unter dem Sie stehen, und gestehen Sie ihn ein, aber verwenden Sie ihn nicht als Mittel zur Selbstzerstörung. Wir haben alle unsere Grenzen, und es ist besser, sie einzugestehen als daran zu erkranken, unrealistischen Zielen nachzujagen. Unterdrücken oder verleugnen Sie emotionale Probleme nicht - davon werden sie weder gelöst, noch verschwinden sie. Geben Sie zu, daß Sie ein Problem haben, und arbeiten Sie an seiner Lösung. Sollte Ihr Leben ein chaotisches Durcheinander sein, so legen Sie eine langsamere Gangart ein. Arbeiten Sie an Ihrem inneren Frieden, was auch immer es dazu braucht. An einer Gesundung müssen wir tagtäglich arbeiten. Der Umgang mit all dem Streß im Leben ist hart für den Körper. Obwohl ich grundsätzlich hart wie Eisen bin, benötigte es nur ein bis zwei Jahre extremen Streß und das Ignorieren meines Körpers, um anfällig für eine chronische Krankheit zu werden.

Es ist von äußerster Wichtigkeit für Ihre Gesundheit, daß Sie gut zu sich selbst und anderen sind. Liebe ist das Mittel, das Gift in Medizin verwandelt.

Kapitel 14:

Die gute Nachricht: Vermeiden und eliminieren Sie Brusttumore ohne entstellende und schädliche Operationen, Bestrahlung oder Chemotherapie

Der Heiler Anoush öffnete die Tür. Seine dunklen Augen strahlten eine magnetische Energie aus, die mir sofort auffiel.

Nance Mitchell, die Hautspezialistin, hatte mich zu dem Heiler geschickt. Meine Mission war angeblich, ihn für mein Buch zu interviewen, aber ich war auch äußerst neugierig, da man mir gesagt hatte, er könne Brustknoten ausschließlich mit der Energie heilen, die sein Körper ausströme. Das schien mir natürlich unglaublich. Wie die meisten Ärzte daran glauben, nur sie könnten Knoten mit operativen Methoden entfernen, so hatte auch ich meinen eisernen Glauben, daß die einzige permanente Entfernung von Tumoren im Körper selbst liegt, in seinen eigenen Gesundungsmechanismen. Wie könnte er Tumore verschwinden lassen, indem er ausschließlich die Energie seines Körpers einsetzte?

Anoush bat mich, Platz zu nehmen, da er mit einem Klienten beschäftigt war, einem kleinen Mädchen, das mit dem Gesicht nach unten im Schoß der Mutter schlief. Ich wurde Zeuge einer verblüffenden Prozedur, während ich auf der anderen Seite des Zimmers saß. Anoush zirkulierte seinen ausgestreckten Arm über dem Baby, ohne es zu berühren. Das Baby ruckte nach oben, als er seine Energie über sie hinwegführte, als wäre sie von unsichtbaren Fäden gezogen. Sogar am anderen Ende des Zimmers fühlte ich einen Energiewelle, als sei das ganze Zimmer unter Strom gesetzt worden. In kurzen Abständen hielt Anoush mit seiner Behandlung inne und schleuderte den Arm aus dem Ellbogengelenk, als würde er ihn neu aufladen. Nach einigen dieser Bewegungen nahm er das Zirkulieren dann wieder auf.

Ein Klopfen an der Türe kündigte das Kommen des Vaters an. Es gab eine hitzige Diskussion, als er den Raum betrat. Ich meinte das Wort „Tumor" vernommen zu haben, zwischen Phrasen in einer fremden Sprache und der heftigen Weigerung, sich mit etwas einverstanden zu erklären, einer Behandlung, welche die UCLA vorgeschlagen hatte.

Nachdem sie gegangen waren, erklärte Anoush, daß das kleine Mädchen einen Nierentumor habe. Es war seine Kunst, wie er sagte, Tumore heilen zu können und sie verschwinden zu lassen.

Ich war immer noch skeptisch. Obwohl ich mich als äußerst offenen Menschen betrachte, der sehr wohl an mystische Erfahrungen glaubt, hatte ich doch stärkste Zweifel. Meinte er es ernst?

Ich erzählte ihm von dem Knoten in meiner Brust, den ich vor einigen Monaten ohne fremde Hilfe losgeworden war. Er sagte, er habe „Hunderte von Knoten" geheilt, „einige davon sehr groß." Er wollte wissen, an welcher Stelle der Knoten gewesen war.

„Finden Sie die Stelle," forderte ich ihn heraus; entschlossen, ihn auf die Probe zu stellen.

Er bat mich, aufzustehen. Wieder verwendete er seinen Arm, diese Mal als diagnostisches Werkzeug, und bewegte ihn in konzentrischen Kreisen vor meinem Körper hin und her, erst vor der einen, dann vor der anderen Brust, dann begann er wieder von vorne. Ich trug mehrere Schichten Kleidung, unter anderem eine dicke Baumwollbluse und einen langen Pullover. Er bat mich nicht darum, einen Teil meiner Kleidung abzulegen. Hin und her. Immer wieder im Kreis herum. Schließlich hielt er auf wundersame Weise genau an der Stelle an, an der sich der Knoten befunden hatte!

Ich war überrascht! „Woher wußten Sie das?" fragte ich ihn.

Er antwortete, daß diese Stelle „schwer" sei. Daraufhin betrachtete er mich etwas besorgt und fragte, ob er eine komplette Untersuchung durchführen könne. Ich war zu geschockt, um zu widersprechen. Ich stand wie erstarrt, während er vom Kopf zu den Zehen um meinem Körper kreiste und feststellte, daß meine Schilddrüse „schwer" sei, ebenso wie mein rechter Eierstock und linke Niere. Inzwischen sah er recht entsetzt aus. Er schien genauso ungläubig wie Dr. Furr, als dieser den Knoten nicht mehr entdekken konnte.

„Sie haben Glück!" rief er aus.

„Es war nicht Glück," erklärte ich ihm. „ Ich habe mich einem radikalen Gesundheitsprogramm unterzogen, das jeden Aspekt meines Lebens abdeckte."

Wenn ich daran dachte, welche Anstrengung in dieses Programm geflossen war, wie viel Eigenwille und äußerste Disziplin nötig gewesen waren, um tagtäglich die Kraft und den Mut aufzubringen, durchzuhalten, schien mir das Wort „Glück" beinahe eine Beleidigung. Natürlich spielt Glück unter solchen Umständen immer eine Rolle. Ich hatte Glück gehabt, daß Dr. Furr die Knoten so frühzeitig gefunden hatte. Es war ein Glück, daß ich schon Erfahrung damit hatte, wie man Knoten selbst entfernt. Ich hatte größtes Glück gehabt, nicht krankenversichert zu sein, so daß es nie eine Option war, mich für dreihundert tausend Dollar mit Hilfe orthodoxer medizinischer Behandlung verstümmeln und vergiften zu lassen. In dieser Situation war es einmal von Vorteil, ein finanziell schwacher, sich durchkämpfender Künstler zu sein. Tatsächlich hatte ich Armut und wirtschaftliche Probleme nie in dem günstigen Licht „Glück" betrachtet. Seltsamerweise schien der Mangel an Geld definitiv von Vorteil zu sein.

Anoush schaute ungläubig drein. Jetzt war er an der Reihe. Er war von seiner eigenen Heilenergie überzeugt. Er hatte den Beweis dafür gesehen, daß er Geschwüre auflösen konnte. Aber durch **eigene Kraft**? Das war etwas neues und magisches für ihn. Ich sann darüber nach, daß es wohl viele Möglichkeiten gab, Brust- und andere Geschwüre zu heilen, die der American Medical Association völlig unbekannt waren.

Ich fragte ihn, was genau er mit „schwer" meinte, dem Begriff, mit dem er die Bereiche meines Körpers beschrieb, die ihm von Krankheit befallen schienen. Er sagte, daß er „blockiert" meinte - die Akupunkturmeridiane seien abgeschnitten. Der Energiefluß in meinem Körper war an bestimmten Punkten blockiert, was in Tumoren resultierte.

Es war mir immer noch nicht klar, was genau er meinte. Aber die Stellen, die er mit seinem Arm aufgezeigt hatte, schienen „schwer", vor allem der Bereich, wo der Brustknoten gewesen war. Auch schien sich jeglicher Streß auf diesen einen Punkt zu konzentrieren. Es brauchte weitere sieben Monate meines OMPAT - Programms, die „Blockaden" loszuwerden.

Als er seine Untersuchung beendet hatte, fühlte ich mich so erfrischt wie nach einem Bad in einem Quellwasserpool. Dieser Energieschub hatte mich irgendwie verwandelt. In dieser Nacht schlief ich wie ein Stein.

Er erklärte mir, daß er Arzt in Armenien gewesen war, als er einen Unfall hatte. Während einer abenteuerlichen Bergtour war er sehr tief gefallen. Als er sich im Krankenhaus erholte, entdeckte er seine heilende Energie. Nach seiner Entlassung wollte er diese Fähigkeit weiter ausbauen, indem er bei einem Heiler in Lehre ging. Er behauptete, daß er jetzt andere Menschen mit seinem Energiefeld heilen könne. Er könne mir so viele tatsächliche Beispiele nennen, wie ich wolle. So hatte seine eigene Frau einen Tumor gehabt, den er mit seiner körpereigenen, magnetischen Energie hatte verschwinden lassen. Zu einem späteren Zeitpunkt hörte ich durch Dr. David Clark von neuen wissenschaftlichen Erkenntnissen, die dies unterstützten: Man hatte magnetische Partikel in den Zellen gefunden.

Ich bedankte mich bei Anoush und ging. Die transzendentale Erfahrung, die ich gerade durchlebt hatte, bestätigte eine grundlegende Tatsache, die ich schon kannte. Der Knoten in meiner Brust war nur ein Symptom, nur ein Hinweis, für den Verfall meines gesamten Körpers. Das Geschwür, ein Tumor im oberen linken Teil meiner Gebärmutter, den der Arzt bei einer Beckenuntersuchung entdeckt hatte, war vielleicht verantwortlich für die Schmerzen im unteren linken Bereich meines Rückens; Schmerzen, die wundersamerweise verschwanden, nachdem sich der Brustknoten aufgelöst hatte. Meine Krankheit oder Degeneration zog viele lebensnotwendige Organe in Mitleidenschaft. Das operative Entfernen der Knoten alleine oder sogar die Entfernung meiner gesamten Brust und eine Hysterektomie hätten nicht funktioniert - genauso wenig, wie die Brustamputation den Krebs aufgehalten hatte, den Kimberly immer noch bekämpfte; Krebs, der sich inzwischen auf ihre Lungen ausgedehnt hatte.

Es ist ein **Trugschluß**, Brustkrebs als „lokalisierte" Krankheit zu betrachten, die nur die Brust betrifft. Dies ist eine teuere Annahme, die Frauen mit ihrem eigenen Leben bezahlen. Man muß operative Maßnahmen als hundertprozentige Heilung für Brustkrebs von neuem überdenken, genauso, wie der Aderlaß letztlich überdacht und als Heilmethode abgeschafft wurde, nachdem zu viele Patienten verblutet waren. Nachdem weniger als zwei Drittel der Frauen, die sich einer Mastektomie und zusätzlichen Chemotherapie und Bestrahlung unterzogen hatten, die nächsten fünf Jahre überlebten, muß man sich fragen, weshalb diese zerstörerische Behandlungsmethode weitergeführt wird. Frauen müssen zu informierten medizinischen Verbrauchern werden!

Was mich betraf, so ließ ich nicht mit meinem Programm nach, trieb weiterhin eine Stunde Sport am Tag, nahm hauptsächlich vegetarische Vollwertkost - ohne Fleisch und Milchprodukte - zu mir, ging nicht mehr mit mißbrauchenden Männern aus, und hielt mich ganz allgemein von negativen Menschen fern. Ich mußte die Sing- und Visualisierungsrituale zweimal am Tag fortführen, härter an der Verbesserung meiner finanziellen Situation und an meinen positiven Beziehungen arbeiten, und half anderen so viel wie möglich. Negative, stille Eigenkommentare wurden im Keim erstickt.

Nun hatte ich eine Mission: dabei zu helfen, die ständig wachsende Brustkrebsrate umzukehren. Heutzutage ist das Risiko der Frauen, diese Krankheit zu bekommen, doppelt so groß wie in den Vierziger Jahren, als ich geboren wurde. Ich habe mir zum Ziel genommen, die Sterberate dieser heimtückischen Krankheit zu reduzieren, andere Frauen vor einem selbstzerstörerischen Lebensstil zu warnen, und über alternative Heilmethoden zu informieren.

Ein Jahr später traf ich Dr. Furr für meine jährliche Untersuchung. Beide Brüste waren knotenfrei; der Knoten war nicht wiedergekehrt. Zu seiner - aber nicht meiner - Überraschung war das Fibrom bzw. der krebsartige Tumor im oberen linken Teil der Gebärmutter ebenfalls verschwunden. Es war an der Zeit, die verschiedenen Stadien meiner Krankheit zu beschreiben. Er war sichtlich ergriffen, als ich ihm von meinem Traum erzählte, in dem meine Brust verrottete und faulig roch, und am folgenden Morgen knallrot und entzündet gewesen war. „Glauben Sie, daß ich Brustkrebs hatte?" fragte ich ihn schließlich.

„Ja, Sie hatten die Symptome."

Bis zu diesem Moment hatte ich mir nie eingestanden, daß ich vielleicht Krebs gehabt hatte. Obwohl ich der Risikogruppe angehörte, zwei Tumore oder Knoten und einen entsetzlichen Krankheitsverlauf durchgemacht hatte, so hatte ich es nie mit einem Namensschild versehen. Die Tatsache, daß ich keine Biopsie oder anderen „wissenschaftlichen" Beweis hatte, ließ mich irgendwie vom Haken. Ich konnte dem Thema ausweichen, und sagen, daß ich die Knoten aus eigener Kraft losgeworden war, statt es als Sieg gegen den Krebs zu bezeichnen. Auf diese Weise vermied ich die Konfrontation mit diesem schrecklichen Wort. Ich vermied es, meiner eigenen Sterblichkeit ins Auge zu sehen. Ich konnte zugeben, eine chronische Krankheit zu bekämpfen, aber den Hauch des Todes zu spüren - das war ein Kampf von einer solchen Ungeheuerlichkeit, daß er jenseits meiner Fähigkeiten lag.

„Unglücklich sind die, die diagnostiziert wurden," kommentierte die

Krankenschwester Lynn Fraley später mir gegenüber. Wäre ich diagnostiziert worden, hätte ich dann die Nerven dazu gehabt, die medizinische Route abzulehnen und mein eigenes Heilungsprogramm aufzubauen? Ich bezweifele das ernsthaft.

Habe ich mich selbst von Krebs geheilt? Falls das so ist, so hatte ich es ganz alleine getan, indem ich preiswerte, natürliche Methoden zu Hause und im Fitnessclub angewendet hatte. Ich war zwei Tumore aus eigener Kraft losgeworden, so viel stand fest.

Wenn ich das kann, überlegte ich, warum können es andere Frauen nicht auch?

Krebs scheint untrennbar und eng mit der Persönlichkeit verbunden. Ganz gewiß hatte mein halsstarriger Charakter geholfen. Ob ein Mensch dem Krebs unterliegt, ob er „spontan" geheilt wird oder sogar mit Hilfe von Behandlungen gesundet, scheint mit Willenskraft und Kampfgeist zusammen zu hängen. Entschlossenheit und ein positiver Glaube in die körpereigenen Heilprozesse sind fundamental. „Die Gesundung ist ein dynamischer Prozeß, in dem man der Schöpfung erlaubt, nach den eigenen Rhythmen zu fließen," meint der visionäre Kommunikationsspezialist Michael Glock. Es braucht Erfahrung, Mut und ein ungeheures Selbstvertrauen, alle eigenen Kräfte zu vereinigen. Es braucht völlige Hingabe.

Ich entwickelte diese Charaktereigenschaften als Teenager, als ich die jüngste Rettungsschwimmerin im neuen Hallenbad wurde. Bei der ersten Rettungsschwimmerprüfung versagte ich, und wäre beinahe dabei ertrunken. Ich hielt an meiner Kunst und einer Schule fest, die mich als Studentin durchfallen ließ, und mich später als Lehrkraft einstellte. Das erst großflächige Gemälde, das ich in New York aus dem Fenster einer noblen Galerie auf der Madison Avenue heraus verkaufte, war der dritte Versuch, eine Idee zu verwirklichen. Zwei andere Versionen befanden sich zur gleichen Zeit im Abfalleimer in L.A.. Mein völlig „schutzloses" Leben als Künstlerin ohne regelmäßiges Einkommen hatte eine eiserne Stärke in mir geschaffen, auf die ich in fast jeder Notfallsituationen sehr schnell zurückgreifen kann.

Bob Dylan singt vielleicht, daß man „als Künstler nie stolpert, weil man keinen Platz hat, auf den man fallen kann", aber die Wirklichkeit ist die, daß ich immer wieder gefallen bin. Der Unterschied besteht darin, daß ich wieder aufstehe. Ich stand oft auf der Todesschwelle oder habe meine Leben als Künstlerin riskiert. Es ist nichts ungewöhnliches. Die Brustkrankheit war für mich mehr oder weniger eine routinemäßige Herausforderung.

Es hat alles in allem neun Monate gebraucht, meinen Körper von einem degenerierten, kranken Zustand in einen Zustand absoluter, tatkräftiger Gesundheit zu verwandeln. Die bekannte Autorin Joan Borysenko weist darauf hin, daß Gesundung eine „Wiedergeburt" ist. Mit allem nötigen Respekt für meine Mutter, die gute Arbeit geleistet hatte - aber ich mußte mich komplett neu auf die Welt bringen und neu erschaffen. Die „Geburtswehen", die ich durchmachte, indem ich mich jeden Tag durch mein Programm schwitzte, waren all die Mühen wert. Ich brachte meinem Körper bei, wie man eine schreckliche Krankheit heilt. Diese Lektion wird mir dabei behilflich sein, ein Wiederauftreten zu verhindern.

Kimberlys Persönlichkeit ist das völlige Gegenteil von meiner. Obwohl sie in mancher Hinsicht stark ist, ist sie doch eher ein Konformist. Ihre Einstellung gegenüber ihrem Arzt gibt diesem völlige Kontrolle, Carte blanche, und sie tut, „was der Doktor sagt". Ihre Einstellung gegenüber ihrem Krebs zeigte sich in einer Unterhaltung, die wir neulich hatten. „ Ich habe alle diese Bücher vor drei Jahren gelesen, als ich mit Krebs diagnostiziert wurde. Ich weiß alles über das Kämpfen, und habe mich dagegen entschieden. Mein Standpunkt ist, daß ich lernen werde, damit zu leben."

Und trotzdem interessiert es sie, was ich zustande gebracht habe. Wir gehen miteinander zum Essen, und sie bestellt Fisch und Gemüse statt Hamburgern und Pommes Frites. Sie trägt eine modische Perücke, die ihr gut steht und ihre Glatze völlig bedeckt. Jetzt sind zwei ihrer Rippenknochen, beschädigt durch intensive Bestrahlung, durch den simplen Akt des Atmens gebrochen worden. Die heimtückische Knochenmarksübertragung, die ihr Immunsystem schwächte, hat den Lungenkrebs in keiner Weise verändert. Der Krebs ist genauso weit fortgeschritten wie vor der Transplantation. Zum ersten Mal in unserer zehnjährigen Beziehung erwähnt sie den Tod. Wie würde ich mich fühlen, sollte sie sterben?

Ich betone so stark ich kann, daß ich ihren Tod nicht wünsche. Ich sage ihr, daß es sehr wichtig für mich ist, daß sie weiterlebt. Ich versichere ihr, daß Krebs reversibel ist. Sie sieht aus, als befinde sie sich auf dem Weg zur Gesundheit. Ich sage ein stilles Gebet, direkt dort, im Restaurant.

Ich denke über die Unterschiede nach, die unsere Persönlichkeiten ausmachen, und den Leim, der uns in Form einer engen Freundschaft trotz allem während dieser Jahre verbunden hat.

Was mich betrifft, so hat sich mein Leben in vielerlei Hinsicht verändert. Ich führe meinen Kampf als Künstlerin weiter während dieser Rezession, in welcher der Kunsthandel sehr schwerfällig ist. Ich habe mein tägliches Leben jedoch um eine Dimension erweitert: das Schreiben. Ich habe herausgefunden, daß ich das Schreiben wirklich liebe. Das Thema Brustkrebs hat für diese Bemühung so viel Interesse und Unterstützung gewonnen. An wen ich mich auch wende: Man bietet mir sofort Empfehlungen und Hilfe an. Ein wundervoller, fördernder Literaturagent ist scheinbar aus dem Nichts aufgetaucht, gemeinsam mit einigen Verlegern, die dem fertigen Manuskript gespannt entgegen sehen.

Die Blumen auf dem Tisch sind von dem neuen Mann in meinem Leben. Er ist so freundlich und rücksichtsvoll, daß ich mich frage, wie ich jemals mit jemand anderem ausgehen konnte. Gestern abend besuchten wir ein Konzert des 72jährigen Bluessängers John Lee Hooker in einem alten spanischen Auditorium in der Stadtmitte. Dies war derselbe Tag, an dem Dr. Furr mir das Okayzeichen gegeben hatte, und ich empfand es als ganz besonderen Anlaß zu feiern. John Lee Hooker hatte den Blues mit erfunden und viele junge Künstler beeinflußt, und während wir das unglaubliche Talent des älteren schwarzen Mannes auf der Bühne bewunderten, konnte ich nicht umhin, darüber nachzudenken, was hinter all diesen Jahren und all dem Talent stand. Wie oft war dieser Mann diversen Krankheiten, Tragödien und Katastrophen nahe gewesen? Wie viele Jahre hatte er nur von Hoffnung und seinem Talent, seiner Liebe zur Musik gelebt, über Wasser gehalten von einem gelegentlichen Auftritt. Wie oft war er kritisiert, abgewiesen und ausgeschlossen worden? Durch wie viele Jahre der Armut hatte er sich gebissen? Was war die Geschichte hinter dieser Säule der Stärke und Kraft? Was befähigte diesen etwas gebrechlichen Mann, vor seinem Mikrophon auf einem mexikanischen Stuhl sitzend, sein größtenteils jugendliches Publikum gefangen zu halten, während er den Blues schmetterte?

Und hier saß ich, 47 Jahre alt, und dachte darüber nach, wie stark und glücklich ich war, daß ich am Leben und gesund war und hier neben meinem bevorzugten Mann saß, während Hooker mit seinen 72 Jahren genauso jugendlich schien wie sein Publikum. Ich konnte nicht umhin, über die Unverwüstlichkeit des menschlichen Körpers nachzusinnen, wenn der Geist von der Liebe zu seiner Berufung getragen wird.

George Burns erzählte im Alter von 95 Jahren, wie sich jemand bei ihm beklagte: „ George, Du trinkst, Du rauchst, Du treibst eine Menge Unsinn. Was meint Dein Arzt dazu?"

„Ich habe keine Ahnung. Er ist tot."

George wiederholt in seinem Buch sein Credo für ein langes Leben: **Liebe Deine Arbeit.**

Es ist ein unglaubliches Jahr gewesen. Obwohl ich schon immer eine eigene Meinung und Theorien über die Behandlung von Krebs gehabt hatte, so war dies das Jahr, in dem ich mein Leben riskiert und all meine Theorien auf die extremste Probe gestellt hatte: die Probe des Lebens selbst. Der Gewinn, den ich daraus gezogen hatte, ist ein besseres Verständnis der Selbstheilung und Funktionen des Körpers. Es liegt eine unglaubliche Macht in diesem Wissen. Ich habe einen ganz neuen Respekt für den menschlichen Körper und sein großartiges Selbstheilungspotential. Ich weiß jetzt, daß der Körper gedeiht und sich selbst erfolgreich von fast allem heilen kann, wenn man ihn angemessen ermutigt und die richtige Umgebung schafft.

Ich habe keine Angst mehr vor Brust- oder irgendeinem anderen Krebs. Ich habe für mich selbst herausgefunden, daß man wahrhaftig um sein Leben kämpfen kann. Und gewinnt! **Die gesamte Apotheke, um Brustkrebs zu heilen, liegt im menschlichen Körper und seinem Gehirn.**

Was ich über Krebs gelernt habe

Ich war auf einer Reise zur Gesundheit. Es war gleichzeitig eine Forschungsreise. Ich habe viel gelernt auf diesen Reisen; unter anderem: Emotionaler Streß kann das Wachstum von Tumoren auslösen. Das kann tödlich sein.

Unter extremem Streß verkleinern sich die Organe des Immunsystems, was die Entwicklung von Tumoren fördert.

Knoten und Tumore des Körpers können ein Signal für eine generelle, den ganzen Körper betreffende Verschlechterung des inneren Systems sein.

Die Unterdrückung von Ärger kann Geschwüre im Körper auslösen.

Glückliche Menschen erkranken im allgemeinen nicht an Krebs.

Möglicherweise gibt es den „lokalisierten Brustkrebs", beschränkt auf nur einen Teil des Körpers, gar nicht.

Bevor die Antibabypille auf dem Markt erschien, war bekannt, daß sie Brusttumore und andere Krebsarten in Mäusen auslösten.

Nach 10 Jahren der Östrogenersatztherapie steigert sich das Risiko einer Frau, an Brustkrebs zu erkranken, um beinahe 100 Prozent.

Das in Brustimplantaten verwendete Silikon ist in Wirklichkeit ein Industriematerial für elektronische Platinen, für die Weltraumindustrie, und zur Kachel- und Fensterverfugung.

Der regelmäßige Verzehr großer Mengen Fleisches kann Krebs verursachen, da die Enzyme der Bauchspeicheldrüse nicht gleichzeitig große Fleischbrocken verdauen und Krebszellen bekämpfen können.

Exzessiver Genuß von Milchprodukten verursacht möglicherweise Krebs. Das ist seit 4000 Jahren bekannt.

Der Verzehr von Vollkorn hilft bei der Ausscheidung von überflüssigem Östrogen, das mit Brustkrebs in Verbindung gebracht wird. Das ist möglicherweise besser als die Einnahme des Medikaments Tamoxifen zur Prävention oder Rückfallprophylaxe von Brustkrebs, da dieses Medikament Gebärmutterkrebs verursacht, wie in einer neuen Untersuchung festgestellt wurde.

Ein hoher Anteil an Körperfett wird bekanntermaßen mit Brustkrebs in Verbindung gebracht.

Fettzellen produzieren und/oder speichern ihr eigenes Östrogen.

Man bringt das Immunsystem auf Touren, indem man für kurze Zeit weniger ißt als nötig.

Regelmäßiges "Überessen" macht uns für Krankheiten, sogar Krebs, anfällig.

Das übermäßige Salzen unseres Essens verursacht möglicherweise Krebs.

Mit der Ausnahme von Olivenöl sind die in Supermärkten angebotenen Öle zu sehr raffiniert und mangeln an den lebensnotwendigen Nährstoffen, die durch Überhitzung zerstört wurden. (siehe Anhang und John Finnegans "Fats and Oils - A Consumer's Guide").

Religiöse Fanatiker erkranken seltener an Brustkrebs.

Frauen in Ländern der Dritten Welt, die in jungen Jahren Kinder bekommen, stillen, schlank sind und sich nicht überessen, vermeiden Brustkrebs.

Die FDA und AMA setzen ihre Hexenjagd auf alternative Heiler fort - Jimmy Keller, der eine Klinik in Mexiko eröffnete und vielen Menschen bei der Heilung geholfen hat (ich habe mit einigen gesprochen), befindet sich inzwischen im Gefängnis.

Ein Zahnarzt, der ein Buch über alternative Behandlungsmethoden für Krebs schrieb, wurde von der AMA wegen des „Praktizierens der Medizin ohne Lizenz" rechtlich verfolgt

Lätril, die mysteriöse „alternative Droge", ist in Wirklichkeit Vitamin B_{17} und befindet sich in 1200 verschiedenen Nahrungsmitteln (siehe unvollständige Liste im Anhang); es enthält natürliches Zyanid, das die normalen Zellen zur Vernichtung von Krebszellen verwenden.

Über 40 Jahre Forschung von Kanamatsu Sugiura vom Memorial Sloan-Kettering, in denen die Fähigkeiten von Lätril analysiert wurden - das Aufhalten von Tumorwachstum und der Metastasierung von Brustkrebs zu den Lungen, und sogar die Verhinderung von Brustkrebs bei Versuchstieren - wurden vom „Krebs - Establishment" (NCI und ACS) unterdrückt, um den Verkauf ihrer Chemotherapie - Medikamente fortsetzen zu können.

Vitamin C ist eine großartige Waffe im Kampf gegen den Krebs.

Beta-Karotin wird vom Körper in Vitamin A umgewandelt und ist ein bekannter Tumorkiller.

Es gibt nur wenige Doppelblindstudien über die Chemotherapie.

Nur sehr wenige Studien wurden ausgeführt, um festzustellen, ob Chemotherapie das Überleben von Krebspatienten über einige Monate hinaus fördert.

Obwohl sich herausgestellt hat, daß Chemotherapie nur bei der Heilung seltener Krebsarten, wie z.B. Burkitt - Lymphom hilft - aber bei den hauptsächlichen Killern wie Brust- , Lungen- und Darmkrebs unwirksam ist - wird sie doch beinahe allen Krebspatienten verabreicht, um sie „auf die medizinische Behandlung einzustellen".

Man bestrahlt Krebspatienten als Teil der Behandlung, obwohl man weiß, daß Bestrahlung Krebs auslöst. Dies ist ein klarer Fall, in dem das medizinische Establishment die Krankheit verursacht, die sie zu heilen hoffte.

Eine weitläufig akzeptierte Operation, die Entfernung der Eierstöcke hysterischer Frauen (man glaubte, daß die Eierstöcke Quelle weiblicher Emotionen sind) wurde erst langsam abgeschafft, als Psychotherapie als Behandlung emotionaler Probleme um die Jahrhundertwende anerkannt wurde.

Frauen, die Brustkrebs in der Familie haben, lassen sich häufig beide Brüste als „Vorbeugemaßnahme" operativ entfernen. Für mich ist das gleichbedeutend mit der Entfernung des Gehirns, nur weil es Fälle von Geisteskrankheit in der Familie gab. (Dr. Susan Love lehnt diese Operation ab, da es unmöglich ist, das gesamte Brustgewebe zu entfernen).

Hippokrates, Vater der Medizin, ließ Operationen an Krebspatienten nicht zu, weil sie schädlich waren.

Eine Operation wird häufig angewandt, wenn die Krankheit, die man damit zu behandeln versucht, nicht verstanden wird.

Manche Menschen unterziehen sich mehrfachen Operationen, um ihre Schuldgefühle zu beschwichtigen, die sie haben, weil sie andere verletzen wollen.

Indem man Hunderttausende Dollar für „modernste" medizinische Behandlungsmethoden ausgibt, kauft man sich nicht unbedingt eine Heilung für Brustkrebs.

Krebs ist nicht ein geradliniges Fortschreiten von Tumor zum Tod, sondern kann umgekehrt werden. Das kann ohne Operationen und Medikamente erreicht werden.

Entzündlicher Brustkrebs ist möglicherweise keine seltene, heimtückische Form der Krankheit, sondern ein Stadium, das der Körper während des Selbstheilungsprozesses durchläuft. Die Tatsache, daß so wenige Frauen diese Krankheit momentan überleben, liegt möglicherweise an der „medizinischen Intervention", an der Gabe giftiger Chemotherapiemedikamente zu einem kritischen Zeitpunkt in der Selbstheilung.

Ärzte können zu Partnern statt Autoritätsfiguren werden.

Unsere Einstellungen sind die hauptsächlichen Motivatoren für unseren Körper und bestimmen möglicherweise, ob wir krank werden oder bleiben, oder gesunden.

Krebs beginnt möglicherweise in der Kindheit, wenn unsere Mutter nicht auf unsere Bedürfnisse eingeht und wir lernen, unseren Ärger zu verinnerlichen.

Passive Krebspatienten, die „mit der Krankheit zu leben lernen", überleben nicht so lange wie diejenigen, die Kampfgeist zeigen.

Krebs kann innerhalb einer Woche selbst geheilt werden, vorausgesetzt, die Betroffene hat ausreichend spirituelle Energie und kann sie in Richtung Gesundung lenken.

Man kann den Tumor im Körper „fortvisualisieren".

Eine „spontane Regression" von Krebs erfordert meiner Meinung nach eine Menge harter Arbeit. Sie ist das Resultat der Selbstheilung des Körpers.

Brustkrebspatientinnen mit einem starken sozialen Netzwerk leben gewöhnlich länger.

Patientinnen mit Krebs im Endstadium können mit Hilfe von Gruppentherapie viele Jahre überleben.

Ein Heiler kann die Tumore verschwinden lassen, indem er ausschließlich seine eigene Körperenergie einsetzt.

Wenn man den Körper unterstützt, hat er fast unbegrenzte Selbstheilungskräfte. Wenn der Überlebenswille sehr ausgeprägt ist, wird ein kranker Mensch sehr wahrscheinlich gesunden.

Sie können sich selbst heilen. Die Mechanismen zur Heilung von Krankheit liegen im Körper. Ihr Immunsystem kann dazu gebracht werden, härter zu arbeiten.

Eine Gesundung kann eine tiefe spirituelle Erfahrung sein. Sie kann der Wendepunkt sein, an dem man sein Leben zum Besseren kehrt.

Der Körper hat von Natur aus eine großartige Heilkraft. Wissenschaftler beginnen erst jetzt mit der Untersuchung von Zytokinen, Interleukinen und Interferonen, die an der Krankheits- und Wundheilung beteiligt sind. Laut Depak Chopra produzieren wir diese Substanzen massenweise, wenn wir uns während einem angenehmen Erlebnis ekstatisch fühlen.

Bis die Wissenschaft die Mechanismen des Körpers besser versteht (es werden gerade nicht nur einer, sondern Hunderte von Wachstumsfaktoren entdeckt), kann es in einem permanenten Heilungsprozess resultieren, wenn man dem Körper vertraut und ihn dabei unterstützt, sich selbst auf natürliche Weise zu heilen. Der Mut, dem Körper zu vertrauen, daß er sich selbst ohne „medizinische Intervention" heilt, kann gelernt werden.

Medizinische Intervention bei Brustkrebs ist keine bewiesene Routine zur Remission oder Heilung.

Was mich betrifft, so hatte ich keine Lust, die Symptome meiner Malaise (d.h. die Tumore) operativ entfernen zu lassen, da ich glaubte, daß der Körper diese Knoten aus einem bestimmten Grund entstehen ließ. Mein Körper kommunizierte auf diese Weise mit mir. Mein Körper teilte mir mit, daß er nicht länger in der Lage war, den Streß und die negativen Gefühle zu ertragen, denen er ausgesetzt war. Das bloße Entfernen des Knotens hätte keinen Einfluß auf die zugrundeliegenden Ursachen. Ich hatte tiefe emotionale und spirituelle Probleme, die nach Beachtung schrien.

Der Weg zur Gesundheit ist gepflastert mit der Freude und Heiterkeit, wenn man die tiefe innere Stärke findet. Es ist eine großartige Belohnung, mit seinem tiefsten Inneren in Kontakt zu treten, ehrlich zu sich selbst zu sein. Die Goldmine der Selbstheilung wartet auf den Selbstentdecker. Der Eintritt ist frei. Sie brauchen nur Vertrauen, Durchhaltevermögen und Geduld. Wenn wir das Vertrauen haben, wenn wir unserem Körper vertrauen und seine Bedürfnisse unterstützen, wird der Heilungsmechanismus aktiviert. Gesundheit wartet um die Ecke. Wir müssen uns nur darauf einlassen.

Kimberly fragte während eines gemeinsamen Abendessens: „Ich frage mich, was in hundert Jahren geschehen wird. Ich würde wirklich gerne zur Erde zurückkehren, um zu sehen, ob Dein Buch einen Unterschied gemacht hat."

Das war das erste Mal, daß sie sich gegenüber der fortschreitenden Arbeit wirklich positiv geäußert hatte. Ich fühlte mich ermutigt, während ich ins Nichts starrte, und ein Videoband sah, das sich vor meinem inneren Auge abspielte:

Ein Reporter der „Los Angeles Times" interviewt im Jahr 2092(!) einen Gynäkologen aus Glendale, Kalifornien.

REP: "Ich habe gehört, daß es früher einmal eine Epidemie gab, die man 'Brustkrebs' nannte, und die man mit verstümmelnden Brustamputationen, aggressiven Chemikalien und sengender Bestrahlung zu heilen glaubte."

GYN: „Ja!" (lacht). „Ich war noch eine Junge, als ich zum ersten Mal etwas über diese seltsame, altmodische Krankheit und die zerstörerischen, teueren Behandlungsmethoden in *"Ripley's Believe It Or Not"* las."

REP: „Jemand hat mir erzählt, daß eine 'Behandlung' bis zu dreihunderttausend Dollar kosten konnte! Das war damals ein Vermögen. Sehen Sie solche Fälle noch heutzutage?"

GYN: „Nur sehr selten. Und dann verschreiben wir einen Kurs in Selbstheilung, der praktisch kostenlos ist. Zuerst schicken wir die Patientin in die Bücherei. Dort kann sie viele ausgezeichnete Werke über die Krankheit erhalten. Sie kann sich über Entgiftungsmethoden informieren und lernen, den Körper von Streß zu befreien mit einem Programm, das zu ihrem eigenen Lebensstil paßt."

REP: „Woraus bestehen diese Programme, und wie funktionieren sie?"

GYN: „Die neuesten Werke beschreiben ein physisches Entgiftungsprogramm, in dem man sich mit frischem Obst und Gemüse und Säften, Suppen, Vollkorn, Bohnen, Nüssen, und ein wenig Fisch ernährt. Außerdem nimmt man Vitamine und Aprikosenkerne zu sich. Die Patienten ißt für die Dauer eines Monats wenig, um den übermäßig gestreßten und vergifteten Körper von Toxinen zu befreien. Die Patienten erhalten außerdem eine kostenlose medizinische Dauerkarte zum örtlichen Fitnessclub, so daß sie wenigstens eine Stunde am Tag rigoros trainieren können, um das schlappe Immunsystem wieder auf Vordermann zu bringen. Wir schikken sie als Gäste zu mehreren Gruppentherapiesitzungen. Eine spirituelle Gruppe bringt ihnen außerdem das Singen, Meditieren und Visualisieren bei. Falls sie sich in einer schmerzhaften, turbulenten Beziehung befinden, raten wir ihnen, diese entweder zu ändern oder abzubrechen. Das ist von äußerster Wichtigkeit. Wir wollen, daß sie ihre Zeit mit positiven Menschen verbringen und harmonische Beziehungen entwickeln."

REP: „Was geschieht dann?"

GYN: „Nach getaner Arbeit, oft innerhalb eines bestimmten Zeitraumes, wird der Körper mit einer sehr intensiven Reaktion antworten, einem 'Ausbrechen' oder einer 'entzündlichen Reaktion'. Die Brust nimmt ein helles Scharlachrot an und erhitzt sich mit einem Fieber, das die Krebszellen vernichtet. Das war gewöhnlich eine äußerst erschreckende Erfahrung, bis wir herausfanden, daß es ein Stadium ist, das der Körper auf dem

Weg zur Gesundung durchläuft. Vor der Entgiftung war der Körper zu schwach und toxisch, zu 'gestreßt', um dieses Stadium zu durchlaufen. Da die Lymphknoten des Armes involviert sind - sie schleusen die Krebszellen aus und entsorgen sie - hat die Patientin Schwierigkeiten, den Arm zu heben.

Diese Reaktion dauert jedoch gewöhnlich nicht lange, normalerweise nur ein bis zwei Tage. Die Lymphknoten wurden früher bei Brustoperationen routinemäßig zu diagnostischen Zwecken entfernt. Dadurch waren die Frauen späteren Kämpfen mit Infektionen und Krebs schutzlos ausgeliefert.

Wir hatten Patientinnen, deren Tumore innerhalb eines Monats nach der entzündliche Reaktion vollständig verschwunden waren. Natürlich empfehlen wir den Frauen, das Programm mindestens weitere sieben Monate fortzuführen. Oder noch besser, für den Rest ihres Lebens."

REP: „Wie kam es zu diesen Veränderungen der Behandlungsmethoden?"

GYN: „Vor hundert Jahren kam es zu einen Wechsel zu alternativer, holistischer Medizin. Die symptomatische Behandlung eines Teils des Körpers hatte sich als trügerisch herausgestellt, da die gesamte Person erkrankt war. Die Sterblichkeitsrate stagnierte jahrzehntelang, weil man den Krankheitsprozeß nicht verstand. Heutzutage scheint es eher absurd, Operationen zur Heilung von Krankheit einzusetzen. Wir wissen heute, daß Brustkrebs den gesundheitlichen Verfall des gesamten Körpers beinhaltet.

Wir begannen damit, das Leben eines Menschen zu betrachten, seine körperlichen, mentalen, spirituellen, und emotionalen Aspekte, und seine Beziehungen zu anderen, wie auch den allgemeinen Zustand aller lebensnotwendigen Organe des Körpers, statt uns auf Tumore und Körperteile zu konzentrieren. Die symptomatische Behandlung wurde größtenteils aufgegeben. Einige Menschen sprachen auf Operationen an, da die Entfernung des Tumors oder der ganzen Brust die Leber von einem Teil der toxischen Belastung befreite, die daraufhin effektiver mit all den anderen Giften im Körper umgehen kann. Aber dem Großteil der Frauen war damit auf Dauer nicht geholfen. Oft bildeten sich Metastasen in anderen Körperteilen, sogar nach der Entfernung der Brust: in den Knochen, Lungen, oder im Gehirn; sogar in den Augen. Möglicherweise war es ja schon dagewesen, bevor ein Brusttumor offen zu Tage trat."

REP: „Frauen, denen eine oder beide Brüste amputiert worden waren, sahen bestimmt seltsam aus.“

GYN: „Nun, es gab diese Gel - Sandbeutel oder Salzwasserbeutel, die man in die Haut der Frauen oder sogar hinter einem Muskel implantierte. Das Problem war jedoch, daß die Silikonbeutel Löcher bekamen und leckten, was häufig zu schrecklich schmerzhaften arthritischen Problemen führte. Letztendlich verbannte das FDA sie vom Markt.“

REP: „Ist es nicht wunderbar - die Frauen haben gelernt, so gut auf sich aufzupassen, daß alle ihr Leben lang gesunde, natürliche Brüste haben können? Weil wir in unserem Verständnis des menschlichen Körpers und Geistes so weit fortgeschritten sind, können **Frauen nun ihre Brüste retten!**“

Epilog

Kimberly starb am 1.Februar 1993, eine Woche nach ihrem 38.Geburtstag.

Der Gedenkgottesdienst zu ihren Ehren wurde als Anlaß für eine freudige Rückbesinnung genommen. Die Kapelle war überlaufen - ein Zeugnis dafür, wie viele Leben sie beeinflußt hatte. Sie war vielen eine Freundin gewesen, und die ehrlichen und aufrichtigen Reden, die gehalten wurden, trugen zu dem Gefühl der Nähe, Wärme und Fürsorge bei, mit dem sie alle ihre Freunde eingehüllt hatte.

Als ich mich erhob, um zu sprechen, überkam mich ein Gefühl echter Ergriffenheit. Kimberly war eine der wunderbarsten und tatkräftigsten jungen Frauen, die ich jemals das große Glück hatte kennenzulernen. Ich spürte, daß mein Herz dies der Zuhörerschaft vermittelte - und ihrem Geist, der während der Zeremonie allgegenwärtig zu sein schien.

Zu sagen, daß ich sie vermissen werde, ist unzulänglich. Zu sagen, daß sie in einem solch jungen Alter nicht hätte sterben dürfen, ist eine Untertreibung. Ich werde Kimberly immer als eine beste Freundin in Erinnerung behalten.

Ich malte eine Ölstudie auf Papier und auf einer großen Leinwand - „Green Peace" - , die ich ihr widmete. Die Studie sollte als Spende für das „Graphic Arts Council" des „Los Angeles County Museum of Art" bei Butterfields and Butterfields versteigert werden. Das war meine erste Teilnahme an einer großen Auktion. Ich lud alle Besucher des Gedenkgottesdienstes dazu ein.

Sechs Jahre sind vergangen. Dr. Furr hat nach wie vor nicht die **geringste** Spur eines Tumors in meinem Körper gefunden. Ich folge immer noch dem OMPAT - Programm und arbeite jeden Tag an meinem Immunsystem. Dank des Programmes fühle ich mich absolut großartig. Sogar grippale Infekte, Erkältungen und Allergien gehören der Vergangenheit an.

Kimberly hat auf ihre eigene Weise hart gekämpft. Sie hatte sich für den medizinischen Weg entschieden und dazu gestanden. Sie muß für ihren Mut gelobt werden. Trotz ihres ausgezehrten Zustandes unterzog sie sich einer Bestrahlungsbehandlung. Der Krebs breitete sich weiter bis zu ihrem Gehirn und den Eingeweiden aus. Der Tod trat schließlich ein, während sie friedlich schlief.

Widmung

Ich widme dieses Buch dem Andenken meiner guten Freundin Kimberly, und der Zukunft meiner wunderbaren Nichte, Bridget Moss.

Vorbehaltliche Erklärung

Mein Ziel ist es, in diesem Buch so viel erfahrungsmäßige, historische und wissenschaftliche Informationen zum Thema Brustkrebs zu präsentieren, wie ich nur in diesen Computer packen kann.

Ich hoffe, daß das vorgestellte Programm allen Frauen helfen wird, diese lebensbedrohliche Krankheit zu vermeiden und/oder zu heilen.

Ich habe jedoch keinen medizinischen Hintergrund, und kann deshalb keinen medizinischen Rat geben. Jedes Gesundheitsprogramm, jede Heiltherapie sollte unter der Aufsicht eines qualifizierten Arztes und/oder Gynäkologen stattfinden. Die Autorin kann nur für ihre eigene Gesundheit, nicht aber die anderer Verantwortung übernehmen.

Anhang

41 Nahrungsmittel, die Lätril (Vitamin B$_{17}$)enthalten

Im Lauf der Geschichte dazu verwendet, Krebszellen zu bekämpfen und Krebs vorzubeugen (Ernest Krebs)

1. Apfelkerne
2. Alfalfasprossen
3. Aprikosenkerne (nur 2-4 pro Tag)
4. Bambussprossen
5. Gerste
6. Rübenkraut
7. Bittermandeln
8. Brombeeren
9. Boysenbeeren
10. Bierhefe
11. Brauner Reis
12. Buchweizen
13. Cashew-Kerne
14. Kirschsteine
15. Preiselbeeren
16. Johannisbeeren
17. Saubohnen
18. Leinsamen
19. Haselnüsse
20. Garbanzobohnen
21. Stachelbeeren
22. Heidelbeeren
23. Linsen
24. Limabohnen
25. Leinsamenschrot
26. Loganbeeren
27. Macadamia - Nüsse
28. Hirse
29. Hirsesamen
30. Pfirsichsteine
31. Pekannüsse
32. Pflaumensteine
33. Quitten
34. Himbeeren
35. Sorghumsyrup
36. Spinat
37. Sprossen (Alfalfa, Linsen, Mungobohnen, Buchweizen, Garbanzo)
38. Erdbeeren
39. Walnüsse
40. Brunnenkresse
41. Süßkartoffeln

Fette und Öle

Da sie für die Erhaltung der Gesundheit entscheidend sind, rechtfertigen Fette eine Diskussion. Sie sollten nicht einfach zum Zwecke einer Senkung unseres Körperfettgehalts vermieden werden, um schlank zu werden oder zu bleiben, und um das Risiko eines Herzinfarkts und Krebs zu verringern.

Sowohl Omega 3-,6- und 9-Fettsäuren als auch etwas Cholesterin werden vom Körper benötigt. Unser Gehirn, Nerven- und Immunsystem und unsere Hormone setzen essentielle Fettsäuren und Cholesterin als Bausteine ein. Ohne die essentiellen Fettsäuren - vor allem Omega 3 - treten Mangelerscheinungen auf, die möglicherweise zu Krankheiten wie Krebs führen.

Laut John Finnegan, einem Ernährungsspezialisten in Sachen Fett und Öl, sind die schädlichsten Fette die gehärteten, wie Margarine und festes pflanzliches Backfett, da sie so „künstlich" sind, daß der Körper sie nicht mehr als Nahrung verwerten kann; auch alle raffinierten Öle fallen in diese Kategorie. Außerdem bilden Tiere in Käfighaltung mehr Cholesterin als freilaufende, was sie für den menschlichen Verzehr noch unbrauchbarer macht.

Was sind „raffinierte Öle"? Nach Finnegans Buch „*Fats and Oils - A Consumer's Guide*" (Celestial Arts) gehören zu den raffinierten pflanzlichen Ölen alle Öle, die gegenwärtig in den Regalen des Supermarktes verkauft werden - bis auf Olivenöl *extra virgine*! Diese Öle wurden wegen der längeren Haltbarkeit sehr hohen Temperaturen ausgesetzt (bis zu 260 Grad Celsius) , was zur Bildung giftiger trans - Fettsäuren führt und die lebensnotwendigen Nährstoffe in den Ölen schädigt. Raffinierte Öle werden solchen Verarbeitungsmethoden wie dem Deodorieren, Bleichen und der alkalischen Raffinierung unterzogen - diese Methoden entziehen fast das gesamte Vitamin E, Lezithin, Beta-Karotin und die essentiellen Fettsäuren. Die trans - Fettsäuren können zu blockierten Arterien - und dadurch zu Herzproblemen - und auch zu Krebs führen. Raffinierte Öle werden in durchsichtigen Glasflaschen verkauft; das einfallende Licht kann zur Oxidation (Ranzigwerden) führen. Frische, schleudergepreßte Öle sind instabil und halten nicht lange, wenn sie Licht und Luft ausgesetzt sind. Die meisten der gewöhnlich zur Verwendung in Salaten und zum Backen und Braten angebotenen pflanzlichen Öle sind vom Ernährungsstandpunkt gesehen nicht nur wertlos und können beim Verbraucher zu Mangelerscheinungen führen, sie können ihn sogar vergiften!

Im Jahre 1987 begannen einige kleine Firmen in Kanada mit der Herstellung schleudergepreßter Öle ohne Verwendung von Chemikalien oder hohen Temperaturen; abgefüllt wird das Öl in dunkle Glasflaschen. Nach dem Öffnen sollte das Öl im Kühlschrank aufbewahrt werden. Finnegan fand die beste Firma, die Öl aus organisch angebauten Samen gewinnt: „Omega Nutrition", verbreitet unter anderem durch Arrowhead Mills. In Deutschland hat Dr. Johanna Budwig organisches Leinöl bei der Heilung ihrer Krebspatienten eingesetzt. Leinöl hat unter den Ölen den höchsten Gehalt an Omega 3-Fettsäuren. Außerdem enthält es Beta-Karotin und Lätril. Empfohlen wird ein Menge von 1-2 Teelöffeln täglich.

Das richtige Fett kann sogar bei der Gewichtsabnahme helfen! Omega 3 und 6- Fettsäuren stimulieren den Körper, so daß er „braunes Fett" (z.B. Zellulitis) verbrennt, und agieren als Lösungsmittel zur Zersetzung und Entfernung harter Fette, die Krankheiten verursachen. Übergewichtige Menschen haben oft einen Heißhunger auf Fett. Durch den Verzehr geeigneter Fette werden die Gelüste nach fettigem Essen - eines der Probleme übermäßigen Essens - häufig gestillt.

Außer in Leinöl findet man Omega 3-Fettsäuren in Fisch. Sardinen haben die höchste Konzentration. Reich an essentiellen Fettsäuren sind außerdem Makrele, Lachs, Thunfisch und Forelle.

Ich habe diese Information in mein Programm eingebaut und bestelle inzwischen Leinöl bei Omega Nutrition in Vancouver, Kanada. Es kann auch über die meisten Reformhäuser bezogen werden. Ich verwende dieses Öl in meinen Salaten, auf gedämpftem Gemüse und in Brotaufstrichen; außerdem habe ich das Programm um Massagen erweitert, bei denen ich es als Körperöl anwende. Auch meine Brust wird damit eingerieben, wobei ich mit frischer Zitrone abwechsle. Ich habe festgestellt, daß meine Allergien verschwunden sind, ich nicht mehr von jedem umgehenden Grippevirus angesteckt werde, wie es gewöhnlich der Fall war, und eine knotenfreie Brust ohne ein Wiederauftreten der Krankheit habe. Sehen heißt glauben! Als ich John Finnegan traf und seine Seminare besuchte, war ich zuerst sehr skeptisch.

Ich war wie die an früherer Stelle erwähnte Krankenschwester in dem Glauben, daß Fett der „Feind" ist. Die falsche Sorte Fett - die meisten der überall erhältlichen - sind der Feind. Aber schleudergepreßtes Öl von hoher Qualität kann die Gesundheit drastisch verbessern und Krankheiten vorbeugen. Diese Erfahrung habe ich aus erster Hand gemacht.

Bibliographie

KAPITEL 2

AIROLA, PAAVA, *Cancer Causes, Preventions and Treatment;* Oregon: Sherwood 1972

BRINKER, NANCY, *The Race ist Run One Step at a Time;* New York, Simon and Schuster, 1990

BUDOFF, PENNY WISE, M.C.; *No More Hot Flashes an Other Good News,* New York, Warner Books 1984

COWLES, JANE, *Informed Consent,* New York: Coward, McCann, Georghehan, 1976

CRILE, GEORGE, JR, M.D.; *What Women Should Know About the Breast Cancer Controversy,* New York, Macmillan Publishing Co., 1973

BOSTON WOMEN'S HEALTH COLLECTIVE; *The New Our Bodies Ourselves,* New York: Touchstone Book, Simon and Schuster Inc., 1984

CURTIS, LINDSAY R., M.D., CURTIS GLADE et al., *My Body – My Decision: What You Should Know About the Most Common Female Surgeries,* Tucson, Arizona, The Body Press

EPSTEIN, ALICE HOPPER, *Mind, Fantasy and Healing – One Woman's Journey from Conflict and Illness to Wholeness and Health,* New York, Delacorte Press, 1989

HEYDEN, SIEGFRIED, M.D., PITTILO, ELLEN, Ed. D., *Sensible Talk About Cancer: A Physicians Program for Prevention*, New York, Delair 1980

KUSHI, MICHIO and the EAST WEST FOUNDATION, *The Macrobiotic Approach to Cancer*, Wayne, N. J., Avery Publishing Group, 1981

KUSHNER, ROSE, *Alternatives: New Developments on the War on Breast Cancer*, Cambridge, Massachusetts, Kensington Press 1984

LLOYD, ROBERT, *Dr. Anne's Journal,* Cannon Beach, Oregon, Davar, 1990

McCAULEY, CAROLE SPEARIN, *Surviving Breast Cancer,* New York, E. P. Dutton, 1979

SHEEHAN, GEORGE, M.D., *Personal Best*, Emmaus, Pensylvania, Rodale Press, 1989

SIMONTON, CARL O:, M.D., STEPHANIE MATTHEWS-SIMONTON, CREIGHTON, JAMES, *Getting Well Again,* Toronto, Bantam Boooks, 1978

WIGMORE, ANN, *Be Your Own Doctor: Let Living Food Be Your Medicine,* Wayne, New Jersey, Avery 1982

KAPITEL 3

DUKE, MARK, *Acupuncture – The Extraodinary New Book of the Chinese Art of Healing,* New York, Pyramid House, 1972

GORBACH, SHERWOOD L., M.D. and WOODS, MARGO, D.S.C, *The Doctor's Anti-Breast-Cancer Diet,* New York, Simon and Schuster, 1984

LOVE; SUSAN, M.D., with LINDSEY, KAREN, *Dr. Susan Love's Breast Book,* Reading, Massachusetts, Addison-Wesley, 1990

MARCHETTI, ALBERT, M.D., *Beating the Odds: Alternative Treatments That Have Worked Miracles Against Cancer,* Chicago, Contemporary Books, 1988

TERESI, DICK and ADCROFT, PATRICE G, *Omni's Future Medical Almanac,* New York, McGraw-Hill, 1987

WEBER, MARCEA, *Naturally Sweet Desserts,* Garden City Park, New York, Avery Publishing Group, Inc. 1990

Kapitel 8

GORBACH, SHERWOOD L., M.D. and WOODS, MARGO, D.S.C, *The Doctor's Anti-Breast-Cancer Diet,* New York, Simon and Schuster, 1984

LOVE; SUSAN, M.D., with LINDSEY, KAREN, *Dr. Susan Love's Breast Book,* Reading, Massachusetts, Addison-Wesley, 1990

MARCHETTI, ALBERT, M.D., *Beating the Odds: Alternative Treatments That Have Worked Miracles Against Cancer,* Chicago, Contemporary Books, 1988

TERESI, DICK and ADCROFT, PATRICE G, *Omni's Future Medical Almanac,* New York, McGraw-Hill, 1987

WEBER, MARCEA, *Naturally Sweet Desserts,* Garden City Park, New York, Avery Publishing Group, Inc. 1990

KAPITEL 9

GERSON, MAX, M.D., *A Cancer Therapy: Results of Fifty Cases and The Cure of Advanced Cancer by Diet Therapy: A Summary of Thirty Years of Clinical Expermentation*, Bonita, CA, Gerson Instititute, 1958 - 1990

PAULING, LINUS and CAMERON, EWAN, *Cancer and Vitamin C: A Discussion of the Nature, Causes, Prevention, Treatment of Cancer with Special Reference to the Value of Vitamin C*, Menlo Park, CA, Linus Pauling Institute of Science and Medicine, 1979

MINDELL, EARL, *Unsafe At Any Meal*, New York, Warner Books, 1987

SPAIN, JUNE de, *The Little Cyanide Cookbook – Delicious Recipes Rich in Vitamin B17*, Westlake Village, CA, American Media 1976

KAPITEL 10

EVESON, TILDEN C. and COLE, WARREN, H., *Spontaneous Regression of Cancer*, Philadelphia and London, W.B.Saunders, 1966

THEMSON, HENRY J., RONAN, ANNE M., et al. *"Effects of Exercise on the Induction of Mammary Carcinogenesis"*, "Cancer Research" 48, 2720-2723, 15. Mai 1988

HOFFMANN, S.A. and HOFFMANN. K.E., PASCHIKIS et al., *"The Influence of Exercise on the Growth of Transplanted Rat Tumors"*, "Cancer Patient" 22(1962) 597 - 99

EWING, JAMES, *Causation, Diagnosis and Treatment of Cancer*, Baltimore, Maryland, Williams and Wikins Co., 1931, auch zitiert in MARCHETTI, ALBERT, M.D., *Beating the Odds: Alternative Treatments That Have Worked Miracles Against Cancer*, Chicago, Contemporary Books, 1988

KAPITEL 11

LANDON, MICHAEL, „*I want to see my Kids Grow Up*", "Life" – Magazin, Juni 1991

IRELAND, JILL. *Life Wish*, Toronto, Little Brown, 1987

„*Hell is the Codition of Suffering*", "Seikyo Times", Nr. 337, August 1989

LAWRENCE, CHRIS, M.D., *„Reports from Culture Department Representatives"*, "World Tribune" Montag, 7. Oktober 1991

GENGERELLI, JOSEPH, KIRKNER, FRANK J., *„Psychological Variables in Human Cancer"* Symposium, Veterans Hospital, Long Beach, Kalifornien, 23. Oktober 1953

PELLETIER, KENNETH R., *Mind as Healer, Mind as Slayer,* New York, Dell, 1977

KAPITEL 12

SELYE, HANS, *Stress without Distress,* Philadelphia und New York, J.B. Lippincott Company, 1974

LeSHAN, LAWRENCE, Ph.D., *Cancer as a Turning Point,* New York, E.P. Dutton, 1989

CULLIGAN, MATTHEW and SEDLACEK, KEITH, M.D., *How to Avoid Stress Before it Kills You,* New York, Gramcicy Publishing Co. 1979

MARSA, LINDA, *„One Last Chance"* "Los Angeles Times Magazine", 20. Oktober 1991

LEVENSON, JAMES and BEMIS, CLAUDIA, M.D., *„The Role of Psychological Factors in Cancer Onset and Progression",* "Psychosomatics" Vol. 32, ,2, Spring 1991

SKLAR, "Science", Vol. 205, No. 4405, August 1979

LEVY, S. and HERBERMAN, R. et al., "Journal of Clinical Oncology", Vol. 5, # 3, März 1978

IDEKA, DIASOLKU, Seikyo Times Dezember 1987, p. 32

PELLETIER, KENNETH R., *Mind as Healer, Mind as Slayer,* New York, Dell, 1977

KAPITEL 13

COUSINS, NORMAN, *Head First, the Biology of Hope,* New York, E.P.Dutton, 1989, pp. 118 – 119

CUTLER, MAX, *„Psychological Variables in Human Cancer",* Symposium. Veterans Hospital, Long Beach, Kalifornien, 23. Oktober 1953

GRAHAM, BARBARA, "Mind/Body Medicine", "Vogue", September 1991

LANDON, MICHAEL, *„I want to see my Kids Grow Up",* "Life" – Magazin, Juni 1991

LEVENSON, FREDERICK B, DR., *The Causes and Prevention of Cancer,* New York, Stein and Day, 1985

JAMISON, ROBERT N., BURISH, THOMAS G. and WALLSTON, KENNETH A, *„Psychogenic Factors in Predicting Survival of Breast Cancer Patients",* "Journal of Clinical Oncology" Mai 1987, pp. 768 – 782

MENNINGER, KARL, *Man Against HIMSELF,* New York, Harcourt, Brace, 1938

IRELAND, JILL. *Life Wish,* Toronto, Little Brown, 1987

JENSEN, MORGANS R., *„Psychobiological Factors Predicting the Course of Breast Cancer",* "Journal of Personality, Juni 1955, pp. 317 – 42

WEISMAN, A.D., WORDEN, J.W., *„Psychosocial Analysis of Cancer Deaths",* "Omega" 6, 1975, pp. 61 - 75

Index

240

VIER FLAMINGOS

Bücher, die ihr Leben verändern könne n...

Vier Flamingos ist der Medizin- und Gesundheitsverlag, der wie kein anderer das Ziel hat, einzigartige Bücher herauszubringen, die sich durch überragende fachliche Kompetenz, aber einfache und deutliche Darstellungsweise der Themen hervorheben.

Fred W. Koch - Hendrika Fuhrer, "Saure Nahrung macht krank"

Dieses lang vergriffene Buch mit den - häufig provokanten, aber immer interessanten Thesen des Begründers der "säurefreien Kost" ist seit Sommer 1998 nun endlich in einer von Hendrika Fuhrer überarbeiteten Version erhältlich. In einer Zusammenfassung der wichtigsten Schriften des Chemikers Fred W. Koch informiert das Buch über die Auswirkungen von Säuren auf den menschlichen Körper und dessen Gesundheit.
414 Seiten DM 48,- · · · · · · · · · ·

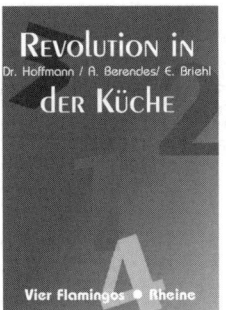

"Revolution in der Küche"

Rheuma, Allergien, Krebs, chronische Erkrankungen: Hoffnung auf Besserung und Heilung oder auch Vorbeugung durch säurefreie und allergiearme Ernährung. In verständlicher Theorie und nachvollziehbarer Praxis zeigt dieses Buch einen Weg aus der Krankheit zur Gesundung. Die logische Ergänzung zu unserer Rheuma- und Immunbuchreihe!
360 Seiten DM 48,- · · · · · · · · · ·

Immunsytem

Schutz vor Erkrankungen, Wohlergehen, längeres Leben - dies alles ist untrennbar mit einem gesunden Immunsystem verbunden. In der bekannten, auch für Laien verständlichen Art informieren die Autoren über das Immunsystem, Gefahren aus Umwelt und Ernährung wie die Wirkung von Pilzerkrankungen oder einer gestörten Darmflora und zeigen Möglichkeiten, das Immunsystem zu schützen und zu stärken.
335 Seiten, DM 42,- · · · · · · · · · ·

244

Krebs: Genauso gefährlich wie diese Erkrankung sind oftmals die „wissenschaftlich etablierten" Behandlungsformen. In gewohnt klar verständlicher Darstellung bietet dieses Buch eine Rundumschau auf Ursachen, Diagnose- und Behandlungsmöglichkeiten konventioneller Art bei Krebserkrankungen. Eine kritisch - provokante Anmerkung zum heutigen Medizinbetrieb, gleichermaßen interessant für Patienten und Ärzte, Gesunde und Kranke. 342 Seiten, DM 42,- · · · · · · · · · · · · · ·

Biologische Medizin bei Krebserkrankungen - mehr als nur eine Verlegenheitslösung! In diesem Buch werden dem „gnadenlosen Zuviel" der schulmedizinischen Krebstherapien biologisch sanfte Alternativen gegenübergestellt, die einen Gewinn an Lebensqualität, Gesundheit und Überlebenszeit versprechen. 368 Seiten, DM 42,- · · · · · · · · · · · · · · · · · ·

"Dem Körper eine Chance" von Toni Mathis

Der Therapeut Toni Mathis hat der „kranken Gesellschaft" den Kampf angesagt. Mit seiner „Gesundheitswoche" verhilft er auch scheinbar aussichtslosen Fällen wieder zum Wohlgefühl im eigenen Körper. Spitzensportler und Topmanager schwören auf den Österreicher genauso wie Hausfrauen oder Senioren. „Geh' zum Toni", sagen viele, wenn der Arzt nicht mehr weiter weiß.

Der renommierte deutsche Journalist Detlef Vetten hat eine „Gesundheitswoche" bei Toni Mathis protokolliert und die Biographie des „Mannes mit den goldenen Händen" aufgeschrieben. Und er zeichnete auf, was Mathis über den Umgang mit dem eigenen Körper zu sagen hat. Tips, die überlebenswichtig sein können. 280 Seiten, zahlreiche Abbildungen DM 38,- · · · · · ·

"Toni Mathis - kein Guru, kein Zauberer, wohl aber Heilender. Ein Therapeut, der lebensnah und naturverbunden seiner Berufung folgt: Mit Demut, Können und Optimismus."

Harry Valerien

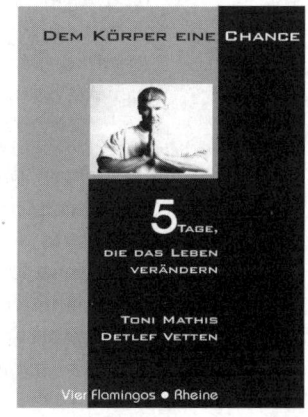

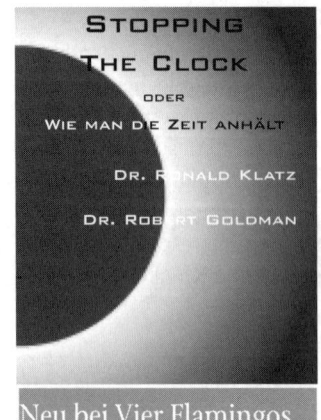

Neu bei Vier Flamingos

Schon seit Anbeginn aller Zeiten sucht der Mensch nach dem "Jungbrunnen", jenem wundersamen Wasser, das uns niemals altern läßt. Zwar hat sich die durchschnittliche Lebenserwartung mit Hilfe moderner medizinischer und biotechnischer Verfahren in den letzten 100 Jahren nahezu verdoppelt und auch eine Lebensspanne von 150 Jahren wird bald nichts außergewöhnliches mehr sein, aber diese Entwicklung hat ihren Preis: So nimmt die Zahl altersbedingter Erkrankungen wie Diabetes, Rheuma, Herzerkrankungen und Gedächtnisstörungen ständig zu.

Wer will schon gerne 150 Jahre alt werden, wenn er seine letzte Lebenshälfte krank oder behindert verbringen muß! Dieses Problem greifen die Autoren und Ärzte Dr. Robert Goldman und Dr. Ronald Klatz in ihrem Buch "Stopping the Clock – Wie man die Zeit anhält" auf.
418 Seiten DM 42,-

Die Nahrungsergänzung von Vier Flamingos:

Unsere Produktreihe „Spezial" erfüllt folgende Voraussetzungen:

- Bestmögliche Qualität
- Höchstmögliche Bioverfügbarkeit
- Verzicht auf alle handelsüblichen, aber überflüssigen und z.T. gesundheitlich bedenklichen Zusatzstoffe wie Zucker, Geschmacks verstärker, Säuerungsmittel, Farbstoffe usw.
- Dadurch bestmögliche Verträglichkkeit für Allergiker

Acerola Spezial ist ein gesundheitsförderndes Lebensmittel, frei von synthetischen Geschmacksstoffen und empfehlenswert als Nahrungsergänzung in Phasen erhöhten Vitamin C-Bedarfs, insbesondere bei Frühjahrsmüdigkeit, Wetterfühligkeit, Streß und allgemeinen körperlichen Belastungen. Acerola Spezial enthält ausschließlich natürliches Vitamin C aus der Acerola - Kirsche.

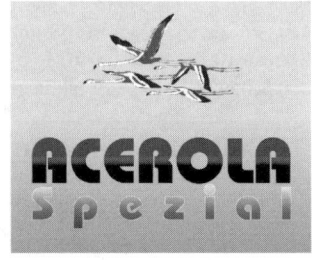

Spirulina Spezial ist ein bedeutsames Nahrungsergänzungsmittel. Es stellt ein basisches Ernährungskonzentrat dar. Spirulina Spezial ist ein einzigartiges pflanzliches, leicht verdauliches Lebensmittel mit einer idealen Kombination wichtiger Nähr- und Vitalstoffe. Seine Besonderheiten sind u. a. der sehr hohe Anteil an allen essentiellen Aminosäuren, Vitamin A, allen B- Vitaminen und Eisen und der höchste pH- Wert aller Nahrungsmittel.

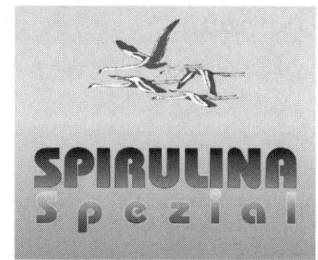

Kalzium Spezial ist ein Nahrungsergänzungsmittel mit sehr hohem natürlichen Kalziumgehalt in Form von Hydroxyapatit (Grundsubstanz von Knochen). Dem Kalziumanteil der Nahrung kommt eine hohe Bedeutung für gesunde Knochen und dem Körper allgemein zu.

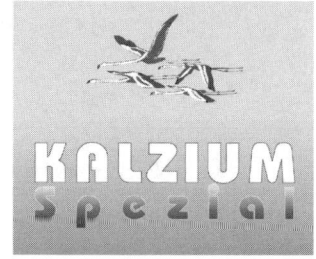

Yucca Spezial ist eine natürliche Nahrungsergänzung, die besonders reich an Saponinen, Enzymen und Vitaminen, Mineralien und Spurenelementen ist, und empfehlenswert auch als Unterstützung bei Fastenkuren und zur Entschlackung.

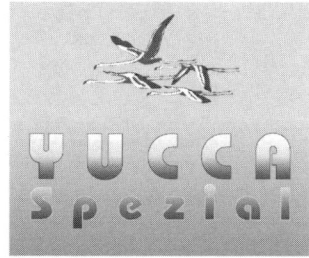

Für nähere Informationen fordern sie bitte unser Verlagsprogramm an!

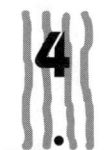

Vier Flamingos Verlag
Münsterstr. 86 D-48431 Rheine
Postfach 1554 D-48405 Rheine
Tel: 05971/13015 + 16 Fax: 05971/ 13017
E-Mail: flamingo@st-oneline.de

Notizen:

Notizen:

Notizen:

Notizen:

Notizen:

Notizen:

Notizen:

Notizen:

Notizen: